ULTIMATE SCIENCE

究極のサイエンス

不老不死

Anti-Aging and Immortality

金子隆一［著］

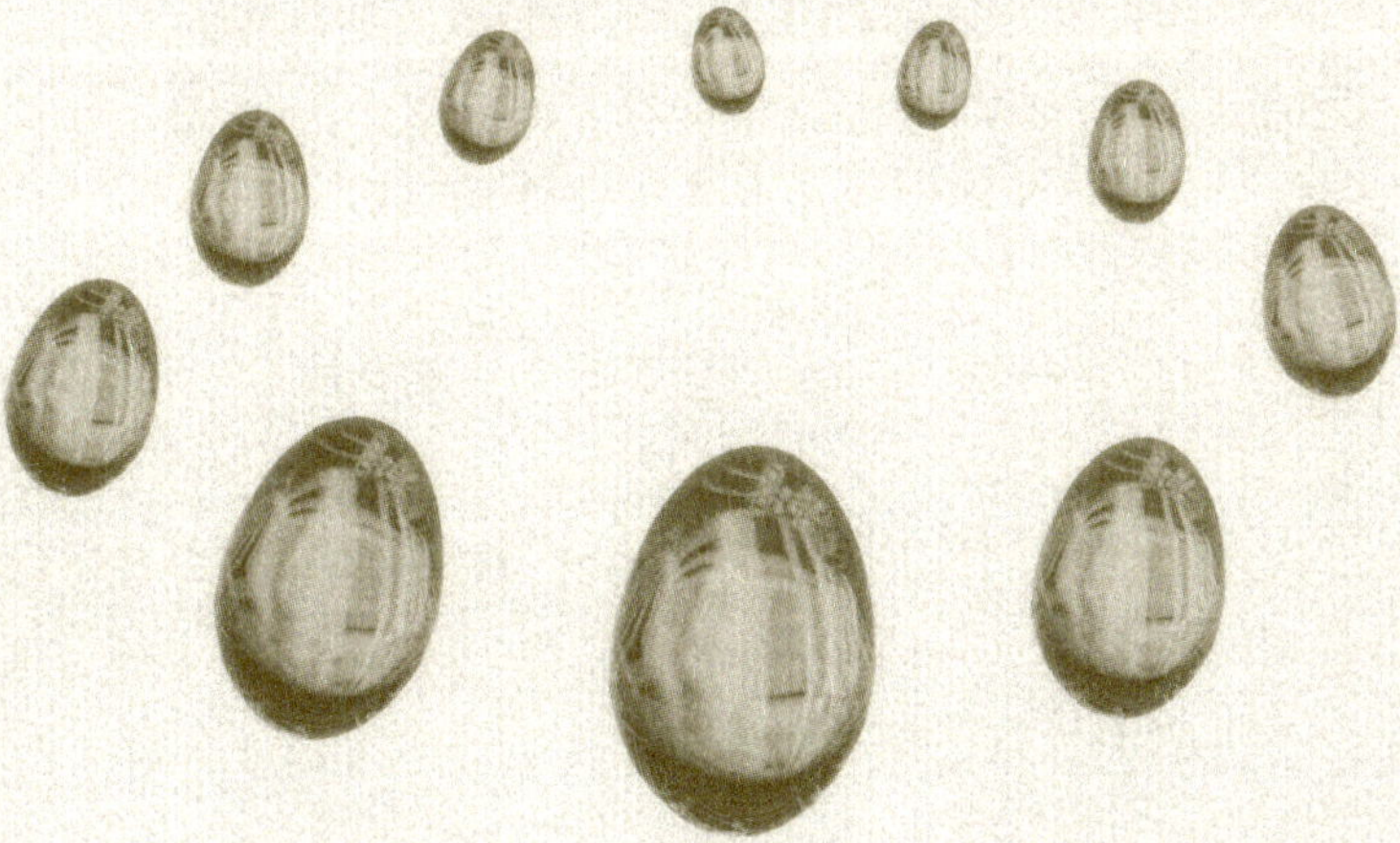

八幡書店

究極のサイエンス　不老不死

目次

第3章　実践・不老化への道

第1章 「不老」と「不死」の文化史

日本の不老不死伝説

現代の日本に生きるわれわれにとって、「死」とはどれほどリアルな概念だろうか。もちろん、いくら日本人の平均寿命が延びたからと言って、われわれの周囲から人の死が消えてなくなったわけではない。ある程度以上の年齢に達した人ならば、かならず身の回りの親しい誰かの死に遭遇したことはあるだろうし、場合によってはその臨終の瞬間に立ち会うこともできただろう。葬儀に参列し、その遺骨を拾ったかも知れない。

しかし、今やそれら一連の出来事は、スーパーの棚に並ぶラップされた魚の切り身や、ファースト・フード店のマニュアル化された店員の応対と同様、清潔に、スムースに、きわめて事務的に処理され、われわれの前を通りすぎて行くだけだ。親しい人と死別する痛みは当然大きいし、死という事実そのものにはやはりそれだけの厳粛さはある。だが、それでも、心の中にぽっかり空いた大きな穴のような喪失感がやがて日常生活の忙しさの中に埋没してしまえば、死は再びわれわれの日常から遠い観念と化してしまう。

過去のいかなる時代の日本人と比べても、今のわれわれには、「死」とは何かという実感、あるいは「死」への畏怖という感覚が希薄になった。この事実だけは疑いようがないだろう。常日頃から自分の死について悶々と考えつづける人、死への恐怖に夜も眠れない思いをする人は、今日では精神を病んだ人としか見なされない。

だが、考えてみれば、日本人が日常生活の中から死の臭いを完全にシャットアウトし、われわれの目の届かないところへ追いやってしまったのは、ほんのここ数十年の話にすぎない。日本の歴史を六〇年も遡れば、日本中の大都市は焼け野原で、焼死体はどこにでも転がっていた。近代、近世、中世とたどるにつれ、死はどこまでも人間の身近にありふれたものとなって行く。ひとたび疫病が流行すれば、京の町中でさえ、賀茂川の河原に死者が山積みにされた時代、飢饉や戦乱がうち続いた時代、ふつうの人間が死の臭いに慣れる事なく日常生活を送ることなどとうてい不可能だっただろう。

中世の人々にとって、死とはいかに生々しく、切実なイメージをともなうものであったか、いかにそれを人々は恐れ、そこからの救済を求めたか、今日のわれわれには想像すら及ばない。中世の社会を覆った、もっとも巨大なムーブメントと言っていい人々の仏教への傾倒、伝世される数多くの地獄絵巻や「小野小町九相図」などの図像から、その心情をわずかにしのぶことができるのみである。

だが、それでは、中世の日本人はどのようにして死の絶対性から逃れようと試みたのだろうか？　何らかの具体的なメソッドにしたがって、老化や死という運命から逃れようとする人間はどれくらいいたのだろう？　そう思って、日本人の死生観を改めて検討してみると、実は日本人は生への執着という面において、相当に淡白な民族であるということにあらためて気づかされる。「不老不死は人類永遠の夢」というようなフレーズが、人間の寿命や老化をテーマとした本には

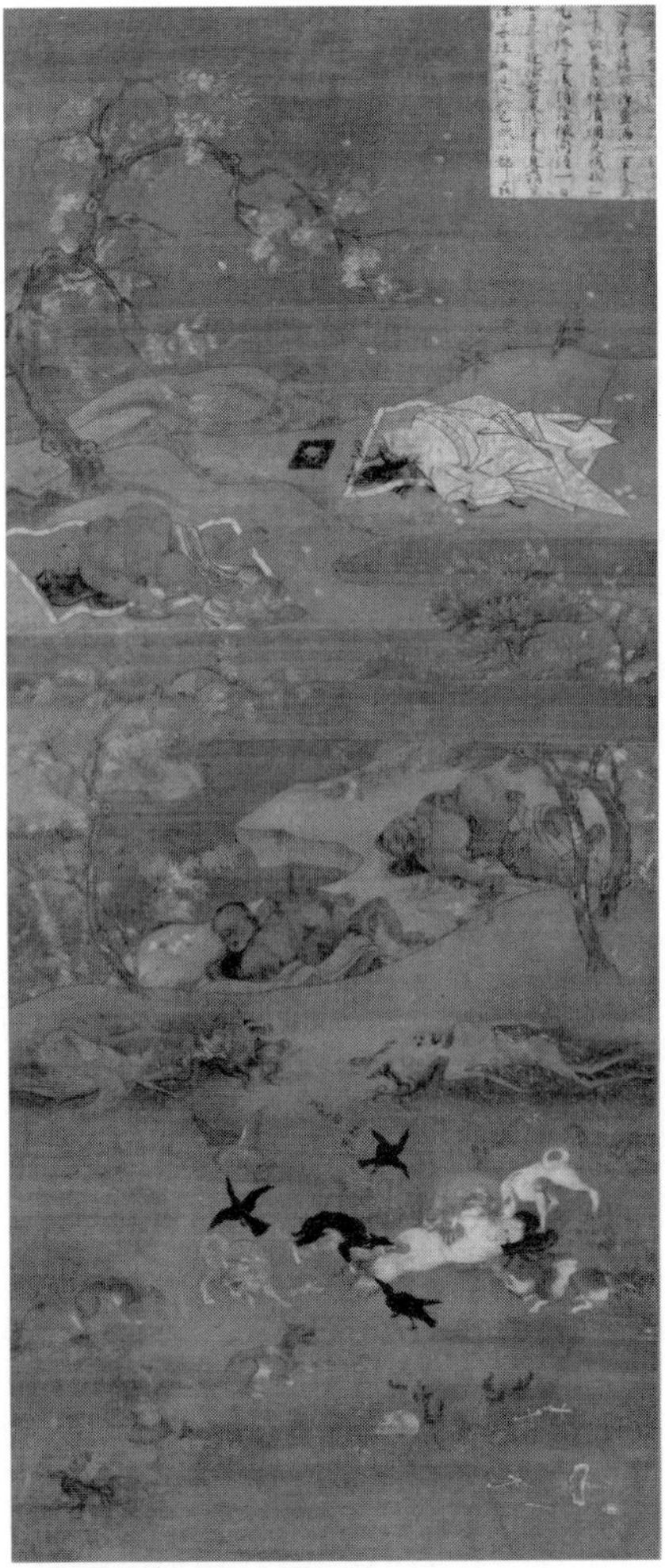

六道絵　人道九不浄相之図
（写真提供：奈良国立博物館／聖衆来迎寺蔵）
若い女性の屍が野に捨てられ、やがて朽ち果て白骨化する様を描いた絵は、当時の日本人の死生観を彷彿とさせる。

判で押したように登場するが、この言葉をそのままうかつに信用するわけにはいかない。人類と言っても、民族や文化によって、現世への執着心には相当な濃淡の差があり、不老や不死をテーマとした伝説・伝承のたぐいも、ある所にはたくさんあるが、ない所にはほとんどない。そして、日本などは後者の典型と言ってよい。

　普通、現世への執着心は権力者ほど強いものだが、日本の歴史上、不老あるいは不死になることを望み、それを実際に追求しようとした権力者は、古代から近代に至るまで、ついに皆無である。史実とも伝説ともつかない領域でただ一人、第一一代垂仁天皇が、不老長寿をもたらすという「非時香菓（ときじくのかぐのこのみ。通常橘の実とされる）」を求めて田道間守（たじまもり）を常世（とこよ）の国に遣わした、という話が思い浮かぶ程度である。これ以降、天皇・将軍から大小名、富豪や学者にいたるまで、不老ないし不死を追い求めたという人間の話が、わが国では不思議なほど見当たらない（最近の研究によると、第三七代斉明天皇も道教思想に共鳴し、不老不死願望をもっていた形跡があるという）。

　本人が意図的に求めてなったのではない不老者ないし不死者の伝承も、日本では片手の指で数えられるほどに少ない。

「古事記」の記述によれば、第一二代景行天皇から第一六代仁徳天皇まで、五代にわたる天皇に仕えたとされるのが武内宿禰（たけうちのすくね）である。この人物は孝元天皇の孫とも、屋主忍男武雄心命（やぬしおしおたけおごころのみこと）の子とも伝えられ、大和朝廷の正史である『日本書紀』にも登場するから、実在の人物である事は確かだろう。記紀に記された初期十数代の天皇の在位期間は、とても額面通りには受け取れないほど長いが、これを常識的な線に修正したとしても、五代の天皇に仕えたという彼の長命ぶりはきわだっている。晩年、宿禰は因幡国に下り、この地で沓一足を残して姿を消したが、誰もその死体は見ていないと伝えられる。『因幡国風土記』によれば、この時、竹内宿禰の年齢は三六〇余歳に達していたという。

民間伝承に登場する長命人でもっとも有名な人物が「八百比丘尼（やおびくに）」だろう。八百比丘尼は中部、北陸から西日本一帯の広い範囲で語りつがれる説話で、その出身地についても若狭、長門、伊勢など諸説ある。伊勢国安濃（現三重県安濃町）に伝わる話では、八百比丘尼は俗名をお里といい、一七歳の頃無尽講の集まりで出された人魚の肉を食べて以来年をとらなくなってしまい、故郷に居づらくなって放浪の旅に出た。その後日本各地をさすらいながら病人の看護や田畑の開墾などを行い、立ち寄った先々で椿の木を植えて回った。最後は故郷に帰り、ある寺で八百年の生涯を閉じたという。——野暮な事を言ってもしょうがないが、民間金融システムとしての無尽講が始まったのは貨幣経済が成熟してきた室町期以降で、この説を採るなら、彼女は今もどこかに生きていることになる。それに、同じ集まりで人魚を食べたはずの他の人はどうなったのだろう？

これと同系の説話として、東北地方に広く行き渡っているのが、源義経の郎党の一人であったとされる（正史にはその名は見えない）常陸坊海尊（ひたちぼうかいそん）の物語である。『義経記（ぎけいき）』によれば、義経らが衣川（ころもがわ）の合戦で藤原泰衡（ふじわらのやすひら）の軍勢に攻められ、討ち死にした当日、海尊ら一一人は近くの山寺へ朝から参詣に行っていてそのまま帰らず、行方をくらましたということになっている。しかし、東北の各地に残る伝説によれば、例えば衣川の戦いの前年、海尊は山中で出会った山伏に勧められて人魚の肉を食べ、不老の身となったという。またある説によれば、奥州から落ちのびた海尊は富士山に身を隠したが、食べるものに窮し、浅間大菩薩に祈ったところ、岩の間から蜜のようなものがしみ出し、これをなめたところ、やはり年をとらなくなった。会津では、天正四年（一五七六）まで生きた残夢という禅僧が実は海尊であったと言われ、平泉では、寛永七年（一六三〇）に没した清悦という人物が、やはり海尊だったとされる。これらの人物は、いずれも義経直筆の書状を所持しており、当事者にしか知り得ないほどくわしく当時の事情に通じ、清悦などはたびたび伊達政宗に呼び出されて義経のことを語り聞かせたという。

さらにこれらのバリエーションとして、筑前芦屋の浜には、ホラ貝の肉を食べて数百年の寿命を得たという女の話が伝わっており、現在でも北九州市若松区の貴船神社にはその貝殻がご神体として祭られているという。恐らく、日本中を丹念に探せば、まだいくつかは似たような話が出てくることだろう。

ただ、とりあえずここでは、こうして異常な長命を得た人が必ずしもうらやむべき存在としては描かれていないこと――八百比丘尼の伝承の中には、最後に彼女は長生きすることに疲れ果て、若狭国小浜の海辺の洞窟にこもり、自ら食を絶って入定したというものもある――、不老の妙薬とされる人魚の肉を血眼で捜し求める人も、少なくとも記録上には現れなかったことを指摘しておけば十分だろう。

呪いとしての不死

不老不死を喜ばしい、望むべきものではなく、むしろ神から与えられた罰ないし呪いとみなす考え方は、西欧の伝説においてより顕著である。その代表的な例が、「さまよえるユダヤ人」伝説であろう。

この伝説は、『新約聖書』の「マルコ伝」第一四章五〇～五二節、「マタイ伝」第九章一節に現れる次のような記述に発している。ゴルゴタの丘で磔刑（たっけい）に処せられることになったイエスが、十字架を担いで（厳密に言えば、この時点ですでにイエスには十字架を担ぐだけの体力も残っていなかったため、ローマ兵に命じられて通りすがりのシモンという農夫がかわりに担いでいたが）エルサレムの通りをよろめき歩いて行く途中、一軒の家の軒先で休もうとしたが、この家の主人はイエスをののしり、こづき回して追いたてた。そこでイエスは、「ならば立ち去ろう。しかしその代わり、お前は私が帰ってくるまで待つがよい」と言った。この一言によって彼は不死となり、イエスが再び帰ってくる最後の審判の日まで、地上をさまよう事となったのである。

このユダヤ人の名は、記録によってさまざまで、一般にはアハスヴェールとされるが、別な伝説ではヨセフであったとも、ブタデウス、あるいはイサク・ラクエデムであったともいう。また、その職業も、靴職人（当時のユダヤ人が靴を履いていたかどうかは知らないが、広義の履物職人だろう）であったともパン屋であったともいう。いずれにせよ新約聖書は紀元二世紀には現在の形で成立しているから、少なくとも一八〇〇年間、この伝説はキリスト教圏に流布されてきたわけである。中世~近世ヨーロッパでは、たびたびさまよえるユダヤ人の目撃談が記録されており、一二四二年以前にはアルメニアに、一五〇五年にはボヘミアに、一五四七年にはハンブルグ、一五七五年マドリード、一六〇一年リューベック、一六〇四年パリ、一六五八年にはイギリスのスタンフォードという具合に、まさしくヨーロッパ中に姿を現している。もっとも、一八世紀以降彼の消息はぷっつりと途絶えているようだ。

この人物は多くの芸術家の創作意欲を刺激し、これまでに数々の絵画、小説、戯曲や詩が発表された。フランスの作家ウージェーヌ・シューは、この伝説を下敷きにした長編『さまよえるユダヤ人』を一八四四年に発表して絶大な人気を博し、日本でも翻訳が刊行された（二〇〇五年現在、まだ書店で入手できる）。日本では、芥川龍之介が大正六年（一九一八年）に短編『さまよえる猶太人』を発表し、この伝説について虚実を織りまぜた考察を展開している。芥川が平戸、天草付近を独自に探索して入手したと称する文禄年間の古文書によれば、なんとユダヤ人（ここではエルサレムの靴屋、ヨセフとされている）は一六世紀に日本に渡来し、フランシスコ・ザビエルにイエスの最後の日のありさまを語ったことになっている。ちなみに、本稿の内容の一部も、芥川からの孫引きである。

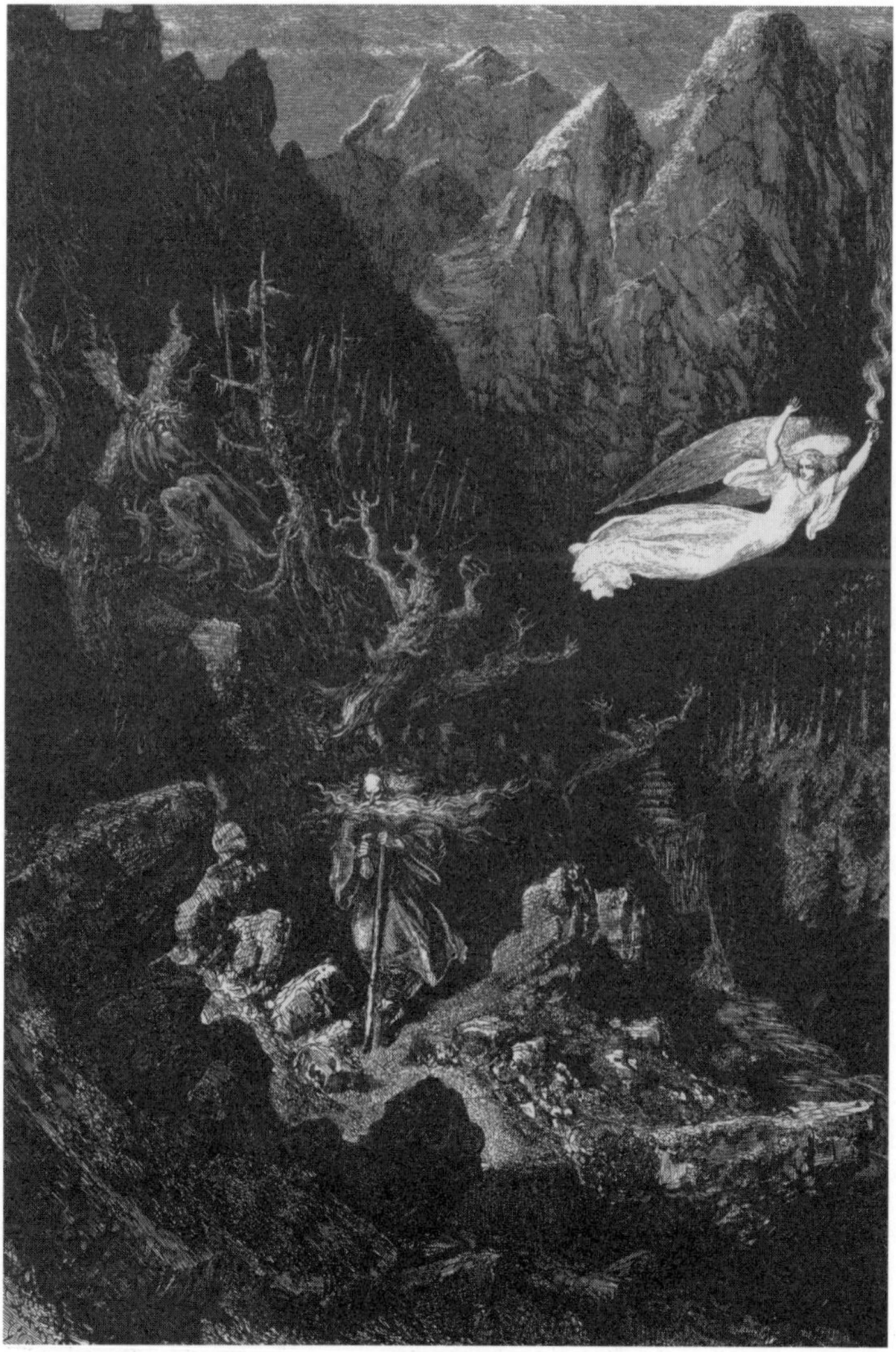
さまよえるユダヤ人（ギュスターヴ・ドレ画）

さまよえるユダヤ人伝説にはもう一つの有名なバージョンがある。こちらの主人公は、イエスに死刑判決を下したローマの総督ポンティウス・ピラトゥスの下役、あるいはエルサレムのサンヘドリム門の門番で、イエスを鞭打ったためにやはり最後の審判の日まで生き続ける罰を与えられた、カルタフィルスという名の人物である。こちらは、一〇〇年ごとに深い眠りにつき、目覚めた時には三〇歳の肉体に戻っているという特異な付帯条件がついている。ある意味で、これは不老不死の理想の形を体現したものとも言える。この人物も、一七七四年にブリュッセルに現れたという記録が残っているが、先のもう一人と混同されているのかもしれない。

神による罰としての不死、という話では、もう一つ忘れてはならないのが、「さまよえるオランダ人」の伝説である。

この物語の起源は比較的新しく、成立したのは一七世紀になってからである。これにもいくつかのバージョンがあるが、中でももっとも有名な話は次のようなものである。多くの研究者が記すところによれば、一六四一年（一説には一六八〇年）、オランダ東インド会社に所属する帆船がアジアからの帰途（また一説にはアムステルダムからバタヴィアへ向かう途中）、アフリカの最南端、喜望峰を回り込もうとした時激しい嵐に遭遇した。この時、旅路を急ぐ船長ヘンドリック・ファン・デル・デッケンは神をののしり、「沈められるものなら沈めてみろ」と挑発の言葉を吐いてしまったため、その罰として最後の審判の日まで海の上をさまよい続けることとなる。以来、喜望峰周辺の海域では、嵐が近づいて海の荒れた日、この船がどこからともなく姿を現すという話が船乗りの間に広まり、この船は「Flying Dutchman（空飛ぶオランダ船。実際に空中を飛んでいたという目撃例もある）」と呼ばれるようになった。

「さまよえるオランダ人」の正体にまつわる異説としては、一人の娘を争ったオランダの貴族の兄弟があり、破れた兄が恋敵の弟とその娘を殺してしまったため、罰として永久に無人の船で海をさまよう運命を与えられたというもの、船の積荷の金銀をめぐって乗組員同士が殺し合い、最後に生き残った者がやはり罰を受けたというものなどが知られている。実際には、喜望峰周辺で見られるオランダの幽霊船は複数あり、同じオランダ東インド会社の帆船「リベラ・ノス」と、その船長ベルナルト・フォッケも、同様に最後の審判の日までこの海域をさまよっているとも伝えられる。

「さまよえるユダヤ人」と同じく、こちらにも多くの目撃談があり、南アフリカを植民地化したイギリス海軍の公式な航海日誌に記載された例も少なくない。中でも、とりわけ有名なものは、一八八一年七月一一日午前四時、イギリス海軍軍艦「バカント」が喜望峰近くで「フライング・ダッチマン」と遭遇した話である。何と言っても、この時の目撃者の一人が、士官候補生として同艦に乗り組んでいたイギリス王室のジョージ王子、後のジョージ五世であったのだから、権威としては申し分ない。この記録はイギリス海軍省に保存され、後にジョージ五世がその目撃談を含む航海記を出版した時にも、イギリス海軍の提督が監修者として原稿に目を通し、どこにも誤りがないことを確認している。

目撃報告は第二次大戦中にもいくつかある。イギリス海軍だけの記録なら、ひょっとして幽霊話とジョークの大好きなイギリス人が海軍ぐるみでシャレとしてやっていた可能性も否定はできないが、戦後、ドイツ海軍Uボート艦隊の司令長官であったカール・デーニッツ元帥が明らかにしたところによると、ドイツ側にも喜望峰沖合でUボートが「フライング・ダッチマン」と遭遇したという公式記録が残っているという。

不老不死願望は宗教に駆逐されるか

少なくとも、西欧においては、キリスト教が諸民族の精神生活のバックボーンとして根を下ろして以来、生身の体で永遠に地上に生き続けることは、もはや祝福されるべきことではなくなってしまった。キリスト教徒にとっての救済は地上にではなく神の国にある。死は単に過渡的な現象であり、文字通りの「眠り」にすぎない。キリストが再び降臨する最後の審判の日、すべての死者は墓からよみがえり、裁きを受け、神を信じる者は神の国へ入ることを許される。そこにおいて、人間は初めて真の意味で永遠の命を授かることになる。この救済への道を閉ざされ、苦痛に満ちた現世に一人取り残されて、絶対的な孤独の中を果てしなく生き続けるのは、キリスト教徒にとって、確かに何よりも恐ろしい罰であるに違いない。「さまよえるユダヤ人」も、「さまよえるオランダ人」も、その教訓を人々の脳裏に刻み込ませるため、ことさらに休息を与えられる

ことも なく、説話の中でいつまでもさまよい続けなければならないのだろう。

もっとも、本質的に信仰心というものを一かけらも持たない筆者のような人間には、神の国に至ることが本当の救済と呼べるものなのかどうか、はなはだ疑問である。「永遠の命」などと簡単に言うが、この永遠とは文字通り、時間的無限大と解釈していいのだろうか？　例えばはるかな未来、太陽が巨星化し、燃え尽きて黒い燃えかすとなり、地球は芯まで凍結した極低温の石ころと化し、銀河は崩壊して銀河ブラックホールだけが残り、やがてそれも蒸発して宇宙からすべての重粒子が消滅し、宇宙の地平線距離の手前には数えるほどの極低温の光子とニュートリノ以外何も存在しない、絶対零度的虚無が広がるばかりになったとしても、それは「永遠」の前ではほんの一瞬の出来事にすぎない。はたして、知性と感情を備えた生物の脳（魂？）が、この極端な時間の重みに無傷で耐えられるなどということがあるのだろうか？　これこそ、人間に想像し得るかぎり、何よりも恐ろしい劫罰に他ならないのではないだろうか？　死後、神の国に召されることを切望する人々は、その後何が待ち受けているか、真剣に考えたことはあるのだろうか？いや、恐らくはないだろう。そこにはそもそも、論理や想像力などの入り込む余地は最初からない。ただ信じよ、とはそういう事だ。信じる事（すなわち非常に強力なミームに自ら感染し、脳の機能をブロックする事）それ自体がすでに救いなのである。

キリスト教がローマ帝国を通じてヨーロッパや西アジアに広められる以前、（キリスト教側から見て）異教の神々が跳梁するこれらの地域には、もっとおおらかな不老不死への賛美がごく普通に見られた。古代ギリシア、ゲルマンやケルトの神話世界には、不老不死をその本質的な属性とする神々や英雄、常若の国や常若の泉などというモチーフがいたるところに現れる。キリスト教がそれらの記憶をブルドーザーのように押しつぶしてしまった後も、その残滓は各国の民話、伝説の中に見え隠れしている。

そのあたりの事情をよく示している一例が、アイルランド南部に伝わるオシアン伝説だろう。ケルトの大王タラの親衛隊として精強を誇った、フィアナ騎士団最強の戦士にして詩人でもある英雄オシアンは、妖精の女王ニアヴに誘惑され、常若の国ティル・ナ・ノグに連れ去られる。彼がそこで夢のような三年間を過ごす間に、アイルランドでは何百年もの時が流れ、聖パトリックの布教活動によって、アイルランドはすっかり教化されてしまっていた。やがて、常若の国から帰ってきたオシアンが、馬から下りてアイルランドの大地に足を触れたとたん、古い異教の魔法の力によって保たれていた彼の若さは失われ、オシアンは灰になって崩れ去ってしまうのである。

アンブロジアと呼ばれる食物、ネクトールと呼ばれる飲み物によって不老不死の肉体を保っていた、古代ギリシアのオリンポスの神々も、キリスト教によって駆逐されてしまった後の末路は悲惨だった。ヨーロッパのあちこちには、落ちぶれ果てたギリシアの神々が今もひっそりと人々の間にまぎれこんで暮らしている、あるいは最近まで生きていたという民間伝承が広く流布している。ハインリヒ・ハイネは、一八五三年の評論『流刑の神々』の中で、これらの伝承を丹念に集め、紹介した。

太陽神アポロンは下オーストリアで牧童に身をやつしていたが、その歌があまりにも素晴らしいため正体を見破られ、教会で裁判にかけられ、処刑されてしまう。だが、アポロンの最後の歌を聞いた女たちがアポロンに恋こがれて病気になってしまったため、人々はアポロンを吸血鬼ではないかと考え、その死体を墓から引きずり出して杭を打ち込もうとした。しかし墓はすでに空っぽだった。

ドイツのニーダーザクセンでは、伝令神ヘルメス（メルクリウス）がオランダ商人の身なりをして、死者の魂をフリースラントの海岸から死者の島まで船で運ぶ商売をしていたことになっている。

軍神アーレス（マルス）は、ヴェネチア共和国の首斬り役人を勤めたとも言われ、また一説では、一五世紀にはドイツで傭兵稼業をしていたともいう。

そして、かつてはオリンポスの神々の王であったゼウス（ユピテル）は、北海の果ての小島に小屋を建て、ウサギの毛皮をまとった老いさらばえた姿でわびしく暮らしている。

絶対一神教は、それを信じる者と信じない者を厳しく峻別する。自らの教義と本質的に相いれない神格やその信者（および無神論者）は断じて許さない。かつてどれほどの力を誇った異教の神々も、この強烈な感染力を持ったミームの前にはひとたまりもない。絶対神が、永遠の命は死後の世界にのみあると言えば、信者は喜んでそのミームのため、生殖能力を持たないミツバチの働きバチのように殉教者として命を捨てる。

日本人もその例外ではない。中世における仏教の爆発的展開期以降、来世という概念を植えつけられ、現世で苦しむより極楽浄土に生まれ変わる方がより望ましいと考えるようになった人々は、死を恐れなくなった。一向(いっこう)宗の門徒は、「厭離穢土(おんりえど)　欣求浄土(ごんぐじょうど)」の旗印のもとに結集し、織田信長も手を焼く巨大な抵抗勢力を形成した。仏教的来世観が日本人の心情にここまで深く食い入っていなければ、あるいは日本にももう少し、現世に執着する権力者が出てきたことだろう。あるいは、日本に残るわずかな不老不死伝説も、その源は仏教伝来以前の記憶の名残りなのかも知れない。

しかし、それでは、本当に今や不老不死は誰にも望まれない、古い迷信の一部と化してしまったのだろうか？　確かに今、キリスト教、イスラム教、仏教などの世界宗教はみな来世の概念を説き、これらの信者を合わせた数は世界人口の恐らく六～七割に上るだろう。だが、それらの人々が教義の説くままに死をまったく恐れなくなったかと言うと、絶対にそんな事はあり得ない。死が本質的に未知の経験であり、死んだ後自分がどうなるのかについて、心の底で教義を本当には信じられない人間の方が、つねに絶対多数派だったはずである。

未知のものへの恐怖は、いつの時代も、どんな民族にも普遍的であり、不老不死を求める心理もつまりはそこに根ざしている。旧約聖書創世記それ自体を含め、大半の原始宗教において、最初の人間はみな苦悩というものを知らない不老不死の楽園の住人ではなかっただろうか？　人が死ぬようになったのは、神との契約を破ったりバナナを食ったり将来の事を考えて食べ物を蓄え始めたりしたことの報いではなかっただろうか？　人間が生きるためにさまざまの苦しみを背負い、年老いて死ななければならない事を不当であると思う心が、そこには反映されていないだろうか？　キリスト教の教義が完成されるはるか以前の、古代ユダヤ教の伝承をそのまま受け継いだ旧約聖書創世記の中でも、アダムから一〇代目の子孫であるノアまでは、みな九〇〇歳を超える長寿を保ったとされている。新約聖書以降の時代に入っても、民衆の中に眠る無意識の不老不死願望はしばしば幻のように浮かび上がり、時には神の恩寵による不死、などという奇妙な伝承に結実する事もある。

ビザンチン帝国の最後の皇帝、コンスタンチン・パラオロガス十一世は、一四五三年のオスマン・トルコ帝国によるコンスタンチノープル攻略の時、自ら剣をとって戦ったが、最後に城壁の上で奮戦している姿が目撃されて以降その消息は絶え、トルコ側の必死の探索も無駄に終わった（ただしこれは伝説で、正史には、皇帝の死体は三日間さらされた後、秘密の場所に埋葬されたという）。しかし、戦後しばらくしてから、旧ビザンチンの領民の間に次のような噂が広まった。すなわち、皇帝は実は死んでおらず、奇跡によって大理石の像に姿を変え、長い眠りについている。時が至れば大天使がコンスタンチノープルに降臨し、その時不死の皇帝は眠りから覚め、トルコのスルタンを追い払うというのである。これ自体は、よくある英雄生存説の一つにすぎないが、まがりなりにも世界最大のキリスト教帝国の皇帝であった人物が、神の意思によって不死の体となったという伝承は、やはりどこかに、死後の永遠の生という教条に対する民衆のアンビバレントな感情を漂わせている。

しかし、残念ながら、現実問題として人は老化と死という宿命を逃れることは決してできない。したがって、好むと好まざるとに係わらず、人は来世に唯一の希望を託し、現世の苦しみに耐えて行くしかないのである。

だが、世界には、当てにならない来世に無駄な希望をつなぐ事なく、徹底的に現世を肯定し、ひたすらに不老長生、不老不死を目指して実践的なメソッドの体系を築き上げてきた特異な文化も存在する。言うまでもなく、それが中国である。

中国人の死生観が生んだ不老不死願望

今日、世界各地に伝わる不老者、不死者の伝説を総合すれば、その少なくとも八割がたは中国人で占められるのではないだろうか。

不老不死を礼賛し、それを追求する文化的伝統を持つという一点において、中国民族の特異性は際立っている。単に、かつてそうだったというばかりでなく、不老不死達成のために編み出された膨大なメソッドを継承し、それを実践しようとした人々の系譜が、古代から近世まで——今日の太極拳もその流れを汲むものだとすれば現代に至るまで——途切れることなく連綿と続いているという事実には、驚きを禁じ得ない。

なぜ中国文化だけがそうなのか、といえば、やはりこれは中国人の培（つちか）ってきた独特の死生観によるところがきわめて大きいだろう。中国の伝統文化の中には、現世と明確に区別されるような来世というものがそもそもなく、死によってもたらされる永遠の救済という概念もない。あの世はこの世の延長であり、死んで「鬼」となった人間は、われわれの目には見えないが、現世のすぐ近くにある（地理的にどこそこ、という具体的地名を伝える伝承も数多い）あの世に移り住む。そこはまさに現世のコピーのような世界であり、上に玉皇、閻羅（えんら）をいただく官僚・警察機構もあれば貨幣経済もあり、現世と何ら変わらない商品流通システムが整っている。死者はその生前の行いに応じて（例外もけっこうあるが）この世界の官僚となったり一般市民となったり、あるいは罰を受けたりする。

　この世と同じ社会機構が存在する以上、死後の世界においてものを言うのは金力である。文字通り「地獄の沙汰も金次第」というわけだ。古代中国においては、単に死者があの世で飢えないよう食べ物を供え、身の回りの品や、家、家畜を象（かたど）った土偶を副葬するだけだったが、やがて漢の頃、死者があの世で小遣いに困らないよう貨幣が副葬品の中に加えられるようになり、それが三国時代の魏～晋の頃から、紙に刷られた銭形に変わって行った。これがいわゆる「紙銭（しせん）」である。唐以降は、これを死者の墓の前で燃やすと、それがあの世に届いて死者があの世で裕福になる、という習俗が定着した。

　いったんこのような信仰の形が出来上がると、あとはひたすらそれがエスカレートして行くのみである。香港や台湾、シンガポール、マレーシアのチャイナ・タウンなどで、道教の寺院を見物したことのある方なら、参詣者がさかんに、おもちゃのような紙幣を燃やしているのをきっと目にしたことがおありだろう。寺院の周辺には、必ずその種の供え物を売る店が集まっているが、今度機会があったら、ぜひそんな店をのぞいて見られるといい。中国人の、あまりにもドライと言えばドライ、即物的といえば即物的な死生観に、たいがいの日本人は新鮮な衝撃を受けるに違いない。現在の紙銭は、印刷技術も紙質も向上し、そこそこリアルになってきた。通常「冥通銀行券　HELL BANK NOTE　地府通用」などの文字が入り、ちゃんと銀行総裁である玉皇の肖像とサインも入っている。額面は控えめに一万ドル（または元）くらいから、一億ドルなどと書いたものまでさまざまだが、紙銭の値段そのものは現世ではごく安いから、これはこの世とあの世の為替レートが極端に違うことを意味する。そこで、経済感覚の発達した香港人は一時現金（香港ドル）を直接燃やすようになった。現世の紙幣をそのままあの世に持っていけば、第一次大戦直後のドイツやハンガリーに米ドルを持っていくようなものである。そこで直ちに、市当局はそれを厳禁する政令を出さなければならなかったが、今でもこれをやる人は跡を絶たない。

しかし、最近ではキャッシュよりもむしろ、冥通銀行の預金通帳や小切手帳、クレジット・カードなどを燃やす方が主流になりつつあるらしい。お供え物の店でも、これらをセットにした袋をよく見かけるようになった。さらに、現世でばりばり働いていたビジネスマンはあの世でも最新の情報通信機器を必要とするらしく、紙で作ったパソコンや携帯電話のたぐいも売られている。

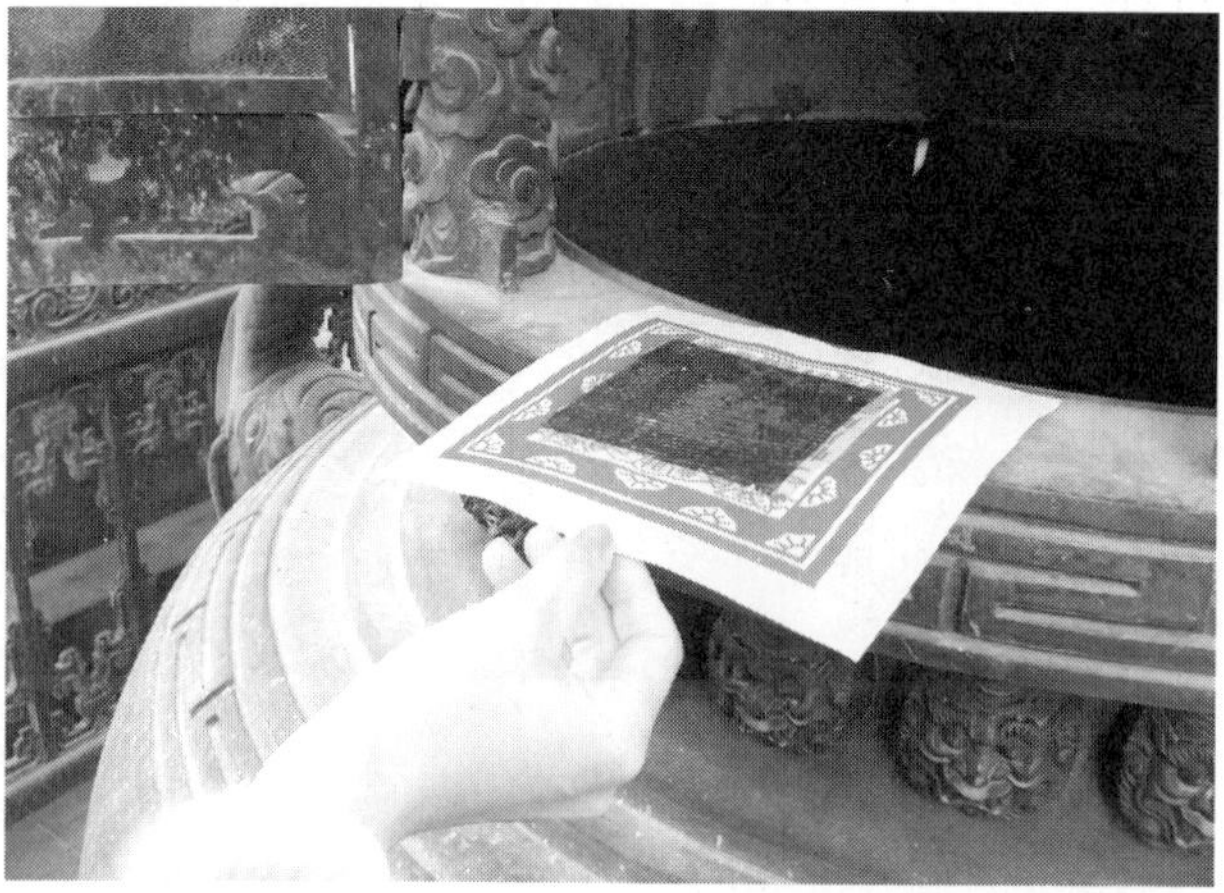

神へのお供えとして、金紙（紙銭）を燃やすこともある（中華街関帝廟にて）

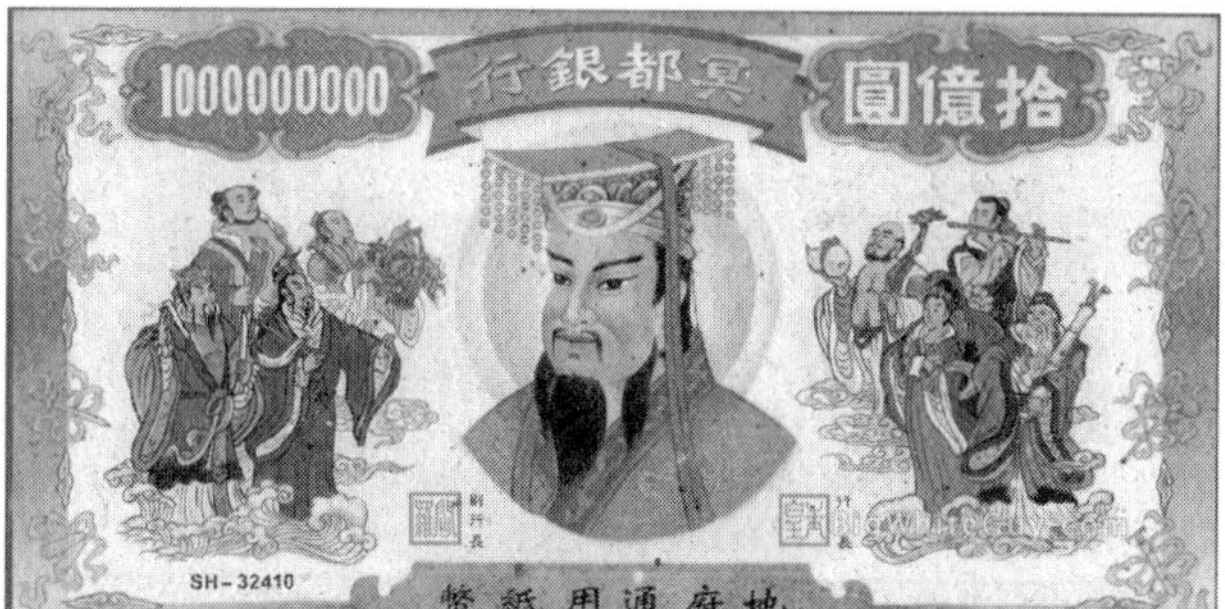

紙銭

数年前まではCRTモニターのデスクトップ機が主流だったが、今はもちろんペンティアム4搭載、DVDドライブのついたラップトップ機である。携帯電話もちゃんと時代に応じて次々に新型になっており、多分今頃はカメラつきも当たり前になっているだろう。よりゴージャスな暮らしをあの世で望む人は、3188、すなわち生意發々（商売繁盛）と同音の縁起のいいナンバー・プレートのついたベンツやロールス・ロイス、プールつきの豪邸、自家用ビジネス・ジェット機などの大きな紙製模型を燃やす。その臆面もない（あの世での）ハイソ指向ぶりは一種爽快ですらある。

中国古来の民間信仰や神仙思想、老子や荘子の哲学がごちゃ混ぜに統合されるような形で、後漢後期に成立した信仰体系を「道教」と呼ぶ。あの世をこの世の延長ととらえる中国人の死生観は、道教の中でもとりわけ古く、土俗的な要素の一つであり、現在もそれは中国人の精神生活の深層に深く根を下ろしている。仏教が中国に流入し始めたのは前漢の頃だが、その影響を受けつつも、道教は決して輪廻からの解脱や涅槃などというゲームオーバー的な発想を取り入れる事はなかった。この世で善根を積んだ人間は死後あの世でいい社会的地位にのぼるか、この世で金持ちの家に生まれ変わるか、そのどちらかである。決して本質的に未知の領域に移るのではなく、世俗的に好ましいとされる状態が継続するだけだ。徹底したリアリストであり、現世をしたたかに生き抜くことにかけては世界中のどんな民族にも負けない中国人は、仏教がいかに深遠な哲理を説こうとも、リアリティに欠ける解脱の境地に魅力を感じることはなかった。仏教を積極的に取り入れた奈良朝、平安朝初期の日本人にとって、当初から中国人のこのメンタリティは奇異に映ったらしく、空海は二四歳の時の著作『三教指帰』（七九八年）の中で、中国人の精神的支柱である道教、儒教を仏教と比較し、道教と儒教には来世という概念が存在しないから仏教より劣ると登場人物に言わせている。

道教の雑多な（中には相互に矛盾した主張も含まれる）構成要素の内、日本人はもっともメンタルな教義である老荘思想の、さらにエッセンスの部分のみを取り入れ、無為自然の哲学を尊んだが、その老子にしても、本来は生臭い現世への執着という側面を多分に持っていた。――ただし、ここで言うのは、後年道教の始祖の一人として多分に神格化された存在となった老子である。今日の研究者の中には、老子の実在を疑う人も少なくない。

ともあれ、老子が重視したのはいわゆる「胎息・導引術」と「房中術」の二つであるとされる。前者は呼吸法と体操によって体内の気の流れを整え、天地の気と和合し、もって天地に等しい長寿を得ようという技術であり、房中術とはセックスの際に射精して自らの気を相手に与えることなく、逆に女性から気を吸い取って自分のみ長寿を得るという、およそ哲学的とは言いがたいエゴイスティックな技術である。『史記』によれば、老子はこれによって百六十余歳、あるいは二百余歳の長寿を得たことになっている。

しかし、道教の中にはこれとは別に、伝説の三皇五帝の時代から続く薬による不老不死化というメソッドの流れもあった。

歴史上、この方法にもっとも執着し、その実現に膨大な資金と労力を傾けた人物と言えば、やはり秦の始皇帝を真先にあげなければならない。

中国史上の二大不老不死オタク

始皇帝（BC二五九～二一〇）は言うまでもなく、中国史上最初の統一王朝の創設者であり、史上稀に見る絶対専制君主であったが、また同時に中国史上最大の不老不死オタクでもあった。

始皇帝が不老不死願望に取りつかれるようになったのは、紀元前二一九年のことだったと言われる。始皇帝はその在位中に広く自分の築いた帝国の中を巡察して回ったが、この年、二度目の山東半島巡察を行い、この地で徐市（じょふつ。日本では徐福として知られる）と名乗る方士から次のような申し出を受ける。徐市によれば、はるか東の海上に蓬萊（ほうらい）・方丈・瀛州（えいしゅう）という三つの島があり、ここに不老不死の神仙が住んでいる。自分に童男童女三千人を供につけ、そこへ送り出してくれれば、蓬萊島へ渡り、神仙から不老不死になる薬を必ずもらってきてやろう、というのである。始皇帝はその上奏を聞き入れ、望み通り巨大な船と三千人の子供を徐市に与えたが、九年後、彼は手ぶらで帰ってきた。この時徐市はさまざまに言い訳をのべ、さらに五穀の種や各分野の技術者多数を連れて再び船出したが、そのまま二度と戻って来なかった。徐市は広く、豊かな土地を見つけてそのままその地の王になったと『史記』は伝えている。

徐市という方士が実在し、実際に始皇帝をたぶらかして船出したことはどうやら歴史的事実らしく、『史記』以外にもいくつかの文献に同様の記述がある。この時徐市が目指していた蓬萊島とは、実は日本のことであったと言われ、紀州熊野、富士山周辺、京都府丹後半島、福岡県八女、佐賀県佐賀市など、徐市渡来伝説の残る土地は全国五〇箇所以上にのぼるという。しかし、むろん日本側にはこの伝説を裏付ける物的証拠は何もない。

ともあれ、この出来事をきっかけに、始皇帝はつねに身の回りに方士を侍らせ、不老不死を達成するために日夜努力を重ねるようになる。帝国の最高権力者が率先して不老不死を目指した事が、その後の中国における神仙思想普及の一つの大きな原動力となったのは間違いないだろう。もともと方士というのは、春秋戦国の頃は斉と呼ばれていた山東半島一帯に土着する民間信仰のシャーマンにすぎず、全国区の存在ではなかった。始皇帝以前には方術信仰の伝統を持つ斉、後に斉を滅ぼした燕の王が、やはり神仙の島を求めて船を送り出している。方士の言う仙人（『史記』によれば「僊人」）も、当初は東海に浮かぶ三つの島のみに住む不老不死の超人であったものが、この時以降全国に広まり、それとともに、各地に個別に伝わる不死者の伝説と結びついて、仙人はどこであれ霊峰と呼ばれるような山には昔から居るものだ、という認識に変わって行ったらしい。

しかし、周知のように、始皇帝は五〇歳という若さで（それでも当時の平均寿命からすればかなりの長寿とも言えるが）死んでしまう。一説によれば、始皇帝が方士の勧めに従って日夜服用していた仙薬の成分には、砒素や水銀などの毒物がかなり混じっており、これが皇帝の命を縮める結果になったとも言う。

一方で始皇帝は、死後もそのままあの世に皇帝として君臨すべく、巨大な地下宮殿や有名な兵馬俑による近衛軍団を準備していた。最近の研究によると、総数数万体に及ぶ兵馬俑は、単に素焼きで兵士や馬を象ったばかりでなく、金属より長持ちする石の板をつづり合わせた甲冑をまとっていたという。もし、本当に皇帝が不老不死を達成できたなら、この準備は必要なかったはずだが、万が一という事を考えて保険をかけていたのだろうか。

それにしても、方士を身辺に置くようになってから、その設計には恐らく大幅に手が入ったに違いない。『史記』の記述によれば、始皇帝の地下宮殿の池には大量の水銀がたたえられているという。水銀は、神仙思想においては、仙薬の材料の中でもとりわけ重視される薬種の一つであり、不死願望を抱く皇帝にとっても重要な意味を持つ物質であったはずだ。これは方士の入れ知恵によるものではなかっただろうか。実際、始皇帝陵の土壌からは高い濃度の水銀が検出され、これは地下の池から蒸発した水銀による汚染と考えられる。現在、始皇帝陵は、不用意に発掘して内部の保存状態を悪化させることを恐れ、手をつけないまま保存されているが、将来その本格的な発掘が始まった時には、まだまだ始皇帝の不死オタクぶりを如実に物語る物証がたくさん見つかることだろう。

始皇帝に続いて、前漢の第七代皇帝、武帝（ＢＣ一五九～八七）もまた不老不死を飽くことな

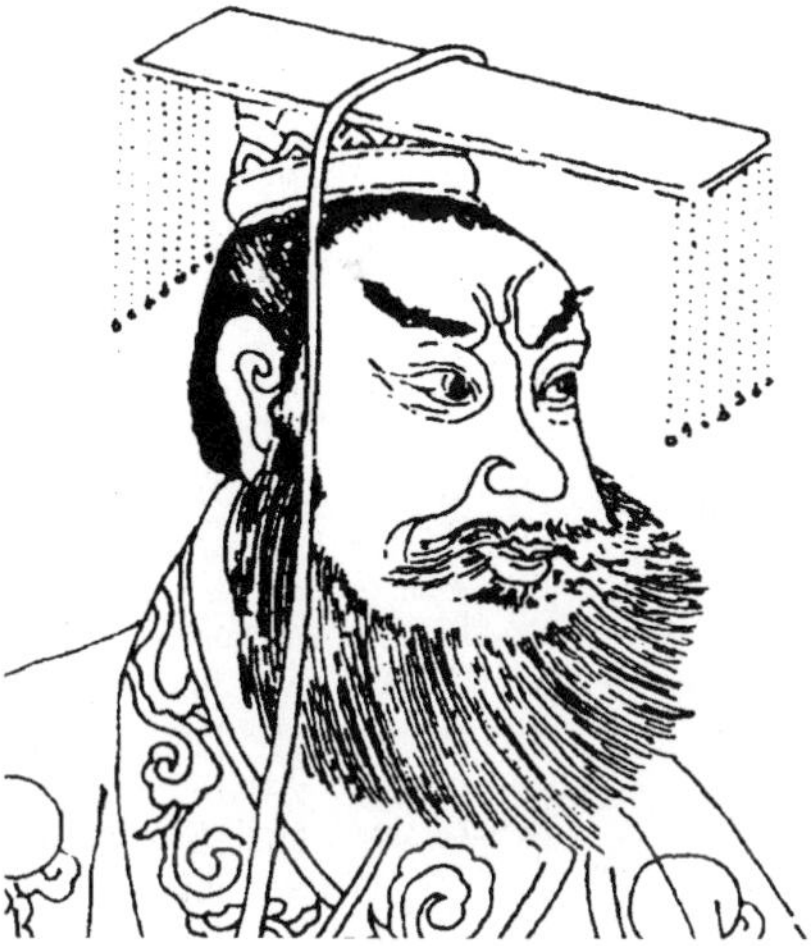

秦始皇帝

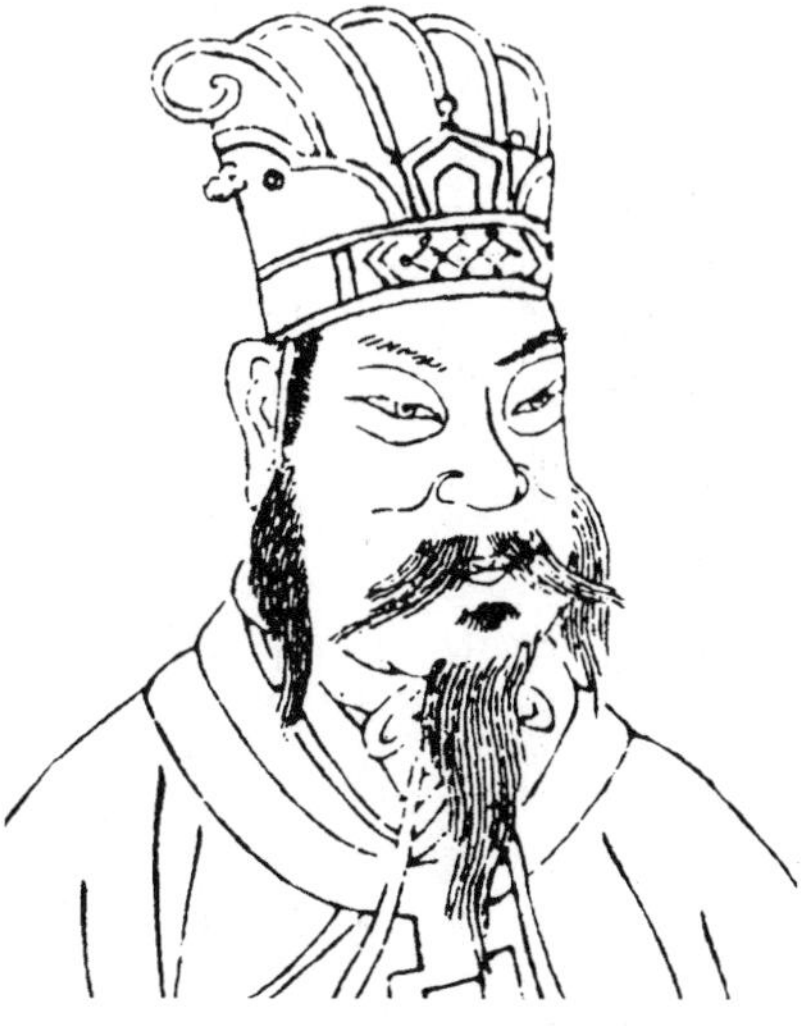

武帝

く追い求めた権力者として名高い。武帝は国家の中央集権制を強化するため儒教を国教とし、壮年の頃は中国史上稀に見る英明な君主であったが、老いてからは急速に不老不死願望をつのらせ、ついには始皇帝と並び称されるほどのオタクと化した。始皇帝と同じく、武帝も李少君、欒大、東方朔など数多くの怪しげな方士を高額の報酬をもって身辺に侍らせ、仙薬を作らせたり、不老不死のためのコンサルティングを行わせた。

　武帝には、この方面にまつわる逸話・伝承が数多い。そして、その多くは、なぜ武帝が不老不死を得られなかったかという理由の説明にあてられている。斉人李少君は当初、自分は仙薬の調合法を知っているが貧しくて材料が揃えられない、という触れ込みで武帝に近づき、自分がすでに三〇〇年近く生きているということをさまざまな方法で（今日の目から見れば典型的な詐欺師のテクニックを用いて）アピールした。武帝は彼に莫大な資金を渡して薬を作ることを命じたが、なかなか薬はできない。武帝が問い詰めると、李少君は、お前の生活態度が悪いからだと逆に武帝を責め、自室に閉じこもり、やがて死んでしまった。不老不死のはずの人間がなぜ死ぬのか、訝しんだ武帝がその部屋を訪れると、李少君の着物だけが脱け殻のように残り、その肉体は消滅していた。

　またある伝承では、ＢＣ一一〇年七月七日、武帝の宮殿に、崑崙山の女神西王母が降臨し、武帝に蟠桃（食べると寿命が延びる仙界の果実。孫悟空も盗んで食べた）を与えた。武帝が叩頭して不老不死の方法を尋ねると、ここでもまた西王母は、お前が奢侈・淫欲にふけっているためそのままでは不老不死は得られないと武帝王を諫め、身をつつしんでこの秘法を学ぶがよい、と伝書を授けた。だが、結局武帝は行いを改めなかったため不死にはなれず、その伝書も火事によって失われてしまった。

要するにこれらは、不老不死の技術を売り物に世間を渡る方士たちが、あらかじめ予防線を張るため、積極的に言いふらしたものに相違ない。彼らが作って時の権力者に飲ませた「金丹」と呼ばれる仙薬は、むしろ人体に有害な成分をいくつも含み、極微量なら薬効もあるが、毎日飲んだりすれば絶対に命に係わる代物である。方士側も、権力者にそんな物を飲ませるのは危険な賭であることを経験的に知っていたに違いない。

武帝は、さらに方士の勧めにしたがい、長安の北宮に「承露盤」を設けた。これは、高い塔の上に仙人の像を置き、その手に玉の盤を捧げ持たせたもので、天下太平の時天から降るといわれる「甘露」をこれに受け、玉の粉を混ぜて飲むと寿命が延びる、というものである。武帝の死後、長らくこれはその場に置かれていたが、次の王朝である魏の明帝もまた不老不死願望にとりつかれ、この仙人の像を外して運び去った。

その明帝もまた、在位わずか六年で世を去ってしまったが、この後も不老不死を望む権力者は連綿と絶える事なく各王朝に現れ、その多くが方士の毒牙にかかって行った。南北朝の北魏（五～六世紀）の太祖道武帝、第一五代孝武帝が明らかに金丹による薬物中毒で死んでおり、唐に至っては、二〇人の皇帝の内七人までが金丹で死んだと伝えられる。

体系化された不老不死術としての神仙道

史上いったい何人の中国の権力者が、不老不死のメソッドを実践しようとしたのか、それはわからない。皇帝ばかりでなく、王族や諸公、大官まで含めれば、何千、何万という数にのぼるだろう。

しかし、これらの人々に共通するのは（中には、ごく稀な例外も存在するが）、いずれも自分は苦労せず、努力することなく、神仙から出来合いの金丹だけをもらってお手軽に不老不死になろうという基本姿勢である。少なくとも武帝の頃までは、神仙とは最初から俗界を離れた別世界の存在で、なろうと思ってなれるものではなく、俗人は彼らの作る仙薬を得ることによってのみその仲間に入ることができる、というのが通念であった。方士とは神仙と俗人の仲立ちをして中間マージンをとるブローカーに他ならない。

こうして、金丹を貰って仙界へ登ることを「羽化登仙（うかとうせん）」といい、生身の体のままいきなり羽化登仙してなれる仙人を「天仙」と呼ぶ。これに対し、通常の人生を終え、死んで葬られた後、仙界に登るものを「尸解仙（しかせん）」と呼ぶ。この場合、死後その墓を検めてみて、衣服や持ち物だけが後に残り、体は消え失せていることをもって、初めてそれとわかる。武帝の下から逃げた李少君はこの手を使ったわけである。

だが、このような古典的仙人の通念に対し、「地仙」、すなわち地上に留まったまま何百年もの長寿と健康を保ち、好きな時に自分の意思で羽化登仙する新しい仙人のコンセプトを提示し、なぜ人は仙人をめざすのかというモチベーションについて、これ以上ないほど明晰に分析して見せたのが、四世紀の東晋の人、葛洪（かっこう）（二八四〜三六三）である。彼の著書『抱朴子』と『神仙伝』、とくに前者は、それまで雑多な観念の寄せ集めにすぎなかった神仙思想を理論化し、神仙道にまとめたものとして、後世の不老不死探究者に絶大な影響を及ぼした。『抱朴子』は内篇と外篇に分かれ、内篇では具体的な金丹の製法、仙人になるための心得、その意味と目的が徹底的に論じられている。中でも、神仙道に対して初心者が抱く疑問をまとめたＦＡＱコーナーが、意外なほど論理的でそれなりに説得力がある。例えば、こんな具合である。

Ｑ・そもそも不老不死の仙人などというものが実在するのでしょうか？

Ａ・もちろん実在します。この世の中にはあなたの知らない事が無限にあり、仙人を見たことがないのは単にあなたの見聞が狭いからにすぎません。不老不死もむろん可能です。鶴や亀は事実、いつまでも生きているではありませんか。まして、万物の霊長たる人間が不老不死の知識を追求していけば、鶴亀にできることができないなどということがあるでしょうか。仙人とは、薬によって体を養い、技術によって寿命を延ばし、病気の原因を体にとりこまない知識をもって不老不死を達成する人間のことです。古来、多くの信頼すべき文献に多数の仙人の実在が記録されてきました。前漢の劉向（りゅうきょう）のような大学者も『列仙伝』を著し、来歴のはっきりしている仙人七〇人以上を列挙しています。これでもなお仙人がいないと言えるでしょうか?

Q・鶴や亀が無限に生きるといっても、誰かがそれを実際に確かめたわけではないでしょう?

A・過去いくつもの実例により、亀が特殊な呼吸法で何十年もの間飲まず食わずで生きていたことが確認されています。亀にそれが可能なら、人間もその呼吸法を会得することによって長寿が得られるのは当然のことです。

Q・極端に長生きした昔の仙人というのは、生まれつき特異な体質だったのではありませんか? 通常の人間にはそもそも真似できないのでは?

A・仙人とは先天的な体質ではなく、後天的に学んでなるものです。古来、その方法を発見した多くの先人が、具体的に、こと細かにそれを書き残しています。前漢の武帝はさまざまなメソッドの実践にも係わらず、贅沢な生活を続けたため不老不死は達成できませんでしたが、それでも歴代皇帝の中ではもっとも長生きしました。これは、先人の教えの正しさを立証しています。ただし、なぜそのようにすれば不老不死になれるのかという理由については、私にもわかりません。

Q・では、あなたは、なぜその方法によって仙人にならないのですか?

A・それは私が貧乏だからです。金丹を作るにはさまざまの入手困難な材料が必要で、それをそろえるにはそれ相当の資金がなければなりません。

Q・仙人は俗世の欲望から自由にならなければならないとおっしゃいますが、それにしては、多くの仙人が金を合成しようとしているのはおかしくありませんか?

A・神仙道の探究者が金の合成を目指すのは、それでもうけるためではなく、金を食べることによって不老不死を得るためです。神仙道では、不老不死の極意は金丹と金液、すなわち液化した黄金を服用することとされます。そのため、この二つのどちらかをわれわれは作ろうとするのです。ただ、どちらも材料は高価で、なかなか困難ですが。

Q・なら、天然の金を食べた方が早いのでは?

A・実は私もその点が不審で、この道の師匠に尋ねてみたのですが、師匠の言では、天然の金より、さまざまな貴重な薬を混合して作った金の方が薬効が高いとの事でした。

Q・仙人の中にも、金丹や金液を飲んですぐ登仙する人と、地上に何百年も留まる人がいるのはなぜでしょう?

A・その昔、八〇〇年生きた後登仙したという彭祖(ほうそ)は次のように言いました。天仙となって仙界に登っても、そこにはすでに偉い神様や仙界のお役人、先輩の仙人がひしめき、登仙したばかりの新人はパシリとしてこき使われるだけだ。そう考えると、あわてて天に登ろうという気もしなくなる。昔の仙人の中には、鶴に変身して空を飛んだという人もいるけれど、別にそんな生活を理想的だとも思わない。それよりはいっそ、地上に留まって好きなだけ長生きし、美味(うま)い物を食べ、いい着物を着、いつまでもセックスは現役で、高禄を食(は)み、健康で病気も怪我もせず、鬼神も寄りつかず、という人生を目指す事こそ人間の理想ではないか。世捨て人となって一人深山に暮らしても面白くも何ともない。

　これこそ、仙人が不老不死を目指す根本的な動機なのです。だから、作った金丹を半分だけ飲んで不老不死の体となり、地上に好きなだけとどまり、いよいよ登仙しようと決めた時残りの半分を飲めばいいのです。

Q・すると、仙人というのは大変利己的な動機でなるものなのですね？　儒家はそれを国家への忠義、親への孝行に反する思想として非難しているようですが。

A・それはまったく逆です。身体髪膚(しんたいはっぷ)をあえて損傷せざるは孝の始めなりと孔子も言っていますが、だとすれば、親に貰った体をいつまでも若く、健康に保つことこそ孝の最たるものではないでしょうか。

これだけ合理的に神仙の実在や不老不死のメリットを説かれれば、葛洪の主張に深く共感し、後に続いて神仙道の実践に乗り出す人々が多数現れたのも無理はない。

この後、『抱朴子』の中で、葛洪は詳細に（この本がもっとも詳細なテキストというわけではないが）金丹、金液のさまざまな処方を述べている。そのすべてをここに紹介する余裕はとてもないが、以下に、いわゆる「九転の丹」、つまり火にかけて酸化・還元を繰り返しつつ次々に性質の違う薬へと変化して行く薬の基本となる処方を写しておく（以下の内容は平凡社中国古典文

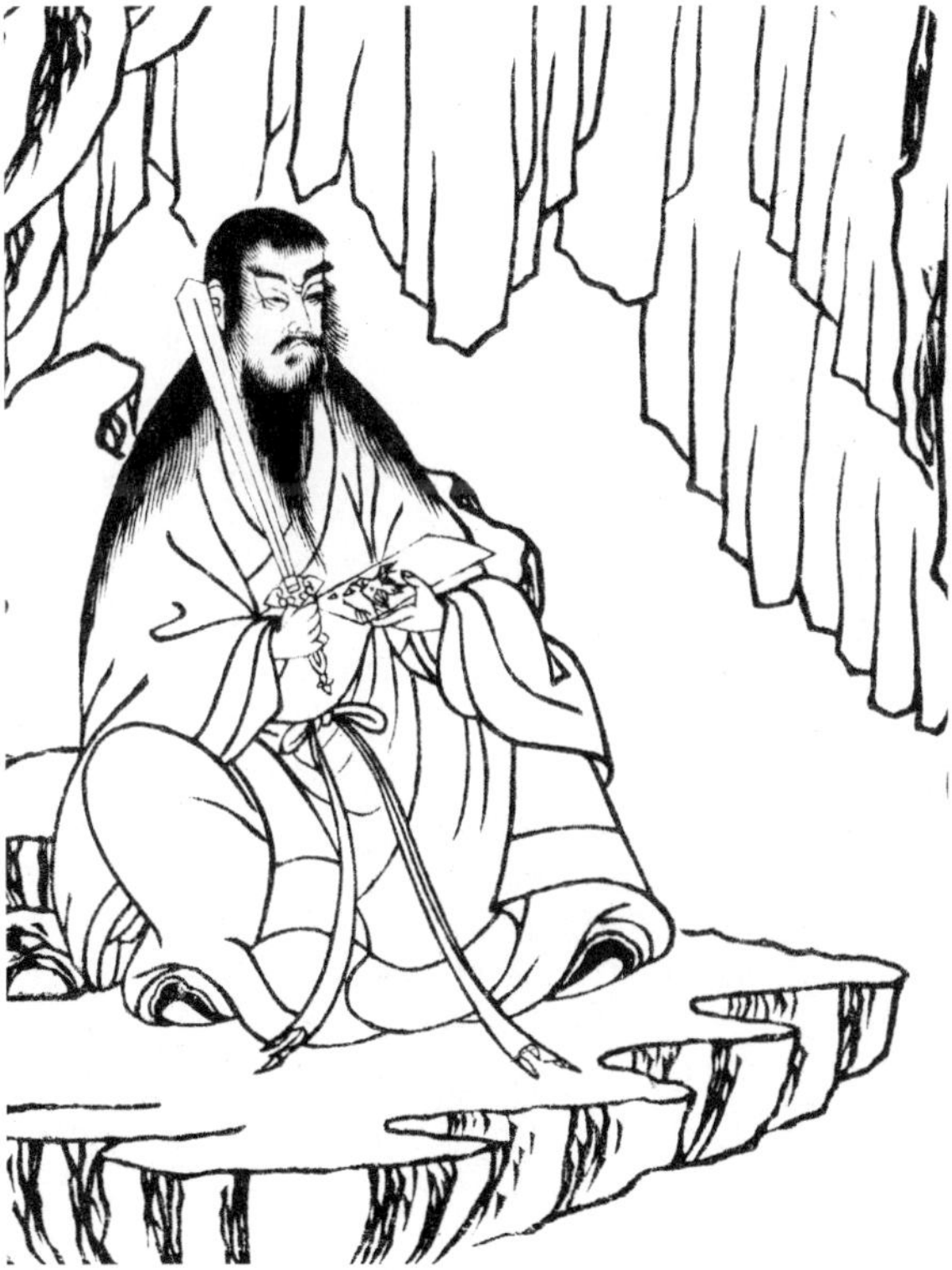

神仙

学大系8『抱朴子』本田済訳による)。

「丹華」と呼ばれる第一の丹を作るには、まず「玄黄」を作らねばならない。これには雄黄水(硫化砒素の溶液)、礬石水(ミョウバン水)、戎塩(甘い岩塩)、鹵塩(苦い塩)、礜石(砒素を含む石)、牡礪(カキ殻の粉末)、赤石脂(風化した石のやに)、滑石、胡粉、各数十斤を用い、「六一泥」、すなわち六種を等量に水でこね、混ぜたものを作る。これを火にかけること三六日で丹華ができ、これを飲めば七日で仙人になれる。さらに、これを玄膏(黒い油)で練って丸め、猛火の上に置けば黄金となる。黄金ができるようなら薬は完成している。

ただし、ご覧になればおわかりの如く、この処方には硫化砒素や砒素が含まれている。中国歴代皇帝のような目にあいたくなければ、くれぐれもこの処方を自分で試してみようなどとは思われないことである。道教の研究で有名な、窪徳忠東京大学教授も、一九四二年、金丹の処方の一つを北京の薬局に持っていってこれと同じものを作れるかと尋ねたところ、作ること自体は不可能ではないが飲めば死ぬと言われた、と記している。

実際のところ、四世紀の時点ですでにこれだけ詳細で多様な処方が伝わっていたとすると、それ以前にいったいどれだけの試行錯誤が行われ、またどれだけの人が実験に失敗して死んだのか、想像するだけでも気が遠くなる。世界の他の民族はどうであれ、確かに中国人にとっては、不老不死が永遠の夢というのは掛け値なしの本音に違いない。

劇薬に依存する傾向はあったものの、中国人は古来の伝統にしたがい、あくまでも薬を用いて不老不死を達成しようという方向性を維持できたのは、考えようによっては幸運だった。金丹の薬種は基本的には無機物ばかりで、個々の薬種は高価でも、それを入手するにあたって他人の命を犠牲にする、というような性質のものは（ファンタジーのレベルでは、三蔵法師の生き肝などという例外はあっても）含まれない。

では、中国ほど体系的で緻密な不老不死学を持つことのなかった、他の文化圏の人々の場合はどうだったのだろう？　来世での救済という概念を受け入れた文化も、それで完全に人々の不老不死願望を沈静化させてしまったわけではないらしい。西欧でも（筆者が知るかぎりイスラム社会には本当に見当たらないが）、キリスト教による抑圧の影で、密かに不老不死の願望を充足しようと試み、黒魔術のたぐいに走った人々がわずかながら存在した。もし、表に現れ、記録が残った事例が氷山の一角にすぎないとしたら、実際にはかなり大勢の人々がキリスト教の教義よりも現生での不老不死を求めて行動に移ったとも考えられる。

生命の象徴としての血液

さて、そこで問題になるのが、これらの人々の不老不死追求の拠り所となった観念である。彼らは何をもって生命力の源とみなし、それを摂取しようとしたのか？　その答えは中国において神仙道が確立されるはるか以前から、世界中のほとんどの民族が直観的に知っていた。すなわち、血液である。

人体が破損し、血液が大量に流れ去ると人間は死ぬ。この明瞭な事実を前にすれば、血液こそ生命のエッセンス、生命そのものであると誰もが考えるのも当然だろう。古代においては、数えきれない民族が犠牲の血を自然神に対する重要な捧げ物とした。中でも人間の血、ないしその血を送り出す中心器官である心臓は、最高神に捧げる最高の供物であった。中米のマヤ、アステカのように、非常に高度な文明が、死にかけた太陽に毎日人間の血と心臓を捧げ、宇宙の秩序を維持することを至上目的として存在した例もある。

キリスト教の根源の部分にも、血液を神聖視する古代信仰の名残は確実に入り込んでいる。旧約聖書「レビ記」第一七章一一節には「肉体の命は血の中にある」という記述があり、同一四節には「血は命であるから口にしてはならない」と記されている。現在でも、ユダヤ教の戒律を厳密に守る正統ユダヤ人と呼ばれる人々は、肉料理を食べる時も、水に浸して徹底的に血抜きした肉しか口にしないが、これはこの記述にもとづく。「出エジプト記」その他の記述では、エジプトに捕えられていたユダヤ人たちは、家の戸口の柱に犠牲の小羊の血を塗ることによって、エジプト人に下されたヤハウェの罰を逃れ、エジプトを脱出することができた。以来小羊は犠牲の象徴となり、それはそのままキリスト教にも受け継がれた。キリスト自身、最後の晩餐の席で、「とりて食らえ、これはわが血なり」という言葉とともにワインを差し出し、今でも聖餐式には赤ワインが必ず用いられる。

したがって、生命そのものである血を自分の体内に取り込めば、他人の生命力を受け継ぎ、永遠に若さが保てると多くの人々が考えるようになったのも、むしろ当然と言える。輸血という医療行為の起源をたどれば、実はそれは回春法として始まったものだった。古代ギリシアでは、若い奴隷の血液を年老いた主人の体に入れる実験が何度か行われたと記録にあり、ローマ帝国では、精力減退を自覚した貴族たちは、剣闘士が倒れると、先を争ってその血をすすったと伝えられる。皇帝マルクス・アウレリウスの侍医であったガレーノス(一三〇?~二〇一?)は、西欧古典文化期における最高の医学者とされ、なぜ血液が生命の源であるかという彼の理論は、彼の著書とともにその後一〇〇〇年以上にわたってヨーロッパの医学界を支配し続けた。ガレーノスによれば、人間が食べた食物は腸で分解・吸収され、その成分は肝臓で血液に変わる。その血液は血管を通って心臓の右心室に送られ、ここで不純物を取り除かれた後(赤黒い静脈血が赤い動脈血になることを指す。ガレーノスは、血液が肺でガス交換の過程を経て動脈血になることには気づかなかった)左心室で「生命霊魂」を受け取り、これを全身に送り出す。こうして生命力は肉体のすみずみにまで行き渡ることができる。脳に入った血液は、そこで「動物霊魂」を受け取るため、運動と感覚の機能も生じる。ガレーノスは神経の機能も血液に担わせたわけである。ガレーノスの著書により、血液=生命という概念もその後一〇〇〇年以上にわたってヨーロッパ医学界では真理として生きつづけた。

近世に至っても、この教条は強く人々の意識を縛っていたようだ。一四九二年には、ローマ法王イノセント八世が危篤になった時、三人の若者が死ぬまで血をしぼりとられ、側近たちがそれを法王に飲ませたという記録もある。いやしくも神の代理人たるローマ法王が、本人の意思ではないにせよこういう所業はいかがなものかとも思うが、当時の教皇の座というのはそれだけ生臭い世俗的利権にまみれたものだったのだろう。

血液がらみの不老不死の話となると、文字通り非常に血生臭いものが必然的に多くならざるを得ないが、中でも史上もっとも常軌を逸したエピソードといえば、やはり、あのハンガリーの「血塗(ちまみ)れ伯爵夫人」にまつわるものをおいて他にない。

この物語の主人公であるエリザベート(エルジュベト)・バトリー(一五六〇~一六一四)は、トランシルヴァニア一帯に数多くの半独立領を所有する名門、バトリー家の出身で、この一族からは、一五七〇~八〇年代にポーランドの王位についたイシュトバーン・バトリーをはじめ、数人の皇太子、ハンガリー王国首相、枢機卿、軍司令官などを輩出している。エリザベートは一五歳の時、ハンガリーの貴族フェレンツ・ナダジー伯爵と結婚し(伯爵の方がバトリーの姓を名乗るようになる)、その居城であるチャイトゥ城に移り住む。ところが、記録によれば、彼女はここでソルコという名の召使いに黒魔術の手ほどきを受け、急速にオカルト方面への興味を深めて行ったという。一説によれば、もともと彼女には何らかの精神疾患の兆候があり、すでに四、五歳の頃には、しばしば非常に暴力的なふるまいを見せていたらしい。

やがて、伯爵がトルコとの戦いで戦死し、彼女が城の実権を握るようになった一六〇〇年頃から、エリザベートの挙動は急速に異常の度を加えていった。これも伝承によれば、ある時侍女に髪を梳かせていたところ、髪が強く引っ張られたことに腹をたてたエリザベートは侍女をひどく折檻し、その時侍女の血が自分の手の上に垂れた。すでに四〇代に入り、自分の容色の衰えを異常に恐れていたエリザベートは、血のかかった肌がつやつやとして張りを取り戻したように思われることに気づき、若い女の血こそ自分に永遠の若さを約束してくれるに違いないと考えつく。

こうして、エリザベートの人狩りが始まった。当初は、城の周辺の村々から若い娘ばかりを選んで侍女として城に雇い入れ、それを片っ端から殺し——それも、ただ殺すだけでなく、特注のさまざまな拷問道具を使ってなぶり殺しにした上、生き血を絞って浴槽に溜め、血の風呂に入ったり、天井から吊るした檻の中に女を入れて槍で突き、血のシャワーを浴びたりしたという。やがて、城に入った娘たちが一人も帰ってこないという噂がたち、誰も城に寄りつかなくなると、エリザベートは召使いたちを使って積極的に若い娘をさらってこさせるようになった。しかし、当然こんな事がいつまでも隠し通せるわけはなく、ついにある時、さらわれた娘の一人が城から脱走することに成功し、当局に通報する。ハンガリー国王の勅命を受け、エリザベートのいとこにあたるギイ・スルーゾ伯爵の率いる捜索隊は一六一〇年一二月三〇日、チャイトゥ城を急襲した。そこで彼らが見たものは、城の大広間に転がる、完全に血を抜かれた娘の死体、別の部屋には、全身を刺し貫かれて穴だらけになりながらまだ息のある娘、血の満たされた浴槽、ありとあらゆる拷問道具、そして地下牢には、やはり体に穴を開けられ、血を絞られつつもまだ生きている数人の娘たち、そして、城の周囲に捨てられたり埋められた少なくとも五〇体の死体など。エリザベート自身、さらった娘たちをどのような拷問にかけ、何日で死んだかを克明に日記に記しており、その総数は六一二人にのぼったというが、実際のところ、彼女が本当は全部で何人殺したのかは、裁判によってもわからなかった。

エリザベートに協力した関係者全員（この中にはプロの「魔女」も二人混じっていた）は指をすべて切り落としたうえ火あぶり、エリザベート自身は貴族であるため死刑は適用されなかったが、城の一室に閉じ込めた上、食事を差し入れる小さな穴だけを残して窓も戸口もすべて石壁で塗りこめられた。それでも、その暗黒の部屋の中で、エリザベートは四年間生きていたという。

この記録は厳重に封印されたうえ、ハンガリー王国の公文書庫に秘蔵されたが、それでも、ハンガリーの「血塗れ伯爵夫人」の伝説は民間に広く伝わり、一八七一年にはフランスの作家S・レ・ファニュが、この伝説をもとに『吸血鬼カーミラ』を発表、大きな反響を呼んだ。そして、さらにこの小説に影響を受けてイギリスの作家、ブラム・ストーカーが一八九七年に発表したのが『吸血鬼ドラキュラ』である。吸血鬼は血を吸いつづけるかぎり不老不死であり、吸血鬼に血を吸われた者もやはり吸血鬼と化して永遠に生き続ける、というのが、よく知られた吸血鬼の属性の一つだが、実際、逮捕された後のエリザベートの姿を見た人間の一致した証言によると、彼女の姿は当時五〇歳という年齢が信じられないほど若々しく、ハンガリー随一の美女だったという。

血液を生命力そのものと同一視する信仰は、少なくとも一七世紀までは医学界一般にも広く受け入れられていた。一六二八年、イギリスの医師ウイリアム・ハーヴェイは、血液が心臓から送り出された後、静脈系をたどってふたたび心臓に戻ってくることを明らかにしたが、これにより、ガレーノスの理論が否定されたわけではなく、むしろ生命力が心臓を中心に体内を循環しているという、考えようによってはガレーノスよりさらに合理的な見解が生まれることとなった。そこで、一七世紀には、この新しい仮説を立証すべく、動物を使った数多くの輸血実験が行われた。その中には、異種間輸血実験も数多く含まれていたが（そして、もちろんそのほとんどにおいて動物は死んだはずだが）、血液こそ生命の本質と信ずる研究者の中には、イヌに羊の血を輸血するとイヌに羊毛が生えてくる、鳴き声もヒツジのようになる、などと唱えた人もあったという。

伝説の時代は別にして、人間に対する医療行為としての輸血は一六六七年、フランスの医師ジャン・バプティスト・デニが行ったものが最初であると言われる。デニは輸血によって生命力そのものを患者に移植するという理論の信奉者で、ある時、貧血症の青年に小羊の血、半パイント（約二四〇cc）を輸血する実験を試みた。当時の輸血は、いったん体外に取り出した血液を動物の膀胱に詰め、中空の羽軸を使って患者の血管に注入するというもので（注射器が開発されたのは一八五三年）、この時は血管を切開せざるを得ず、もちろん消毒などという概念はいまだなかった。物理的にも、輸血とはかなりのリスクを伴う行為だったのである。それに何より、動物の種類によって血液の成分は違い、同じ人間同士でも血液型の違いがあるなどという事を誰も夢にも思ってはいなかった。

幸か不幸か、たまたま最初の治療では患者は死ぬことなく、むしろ病状が好転したように見えたため（それでも、尿がまっ黒になったという）、デニはさらに三人に輸血を施したが、その全員に何らかの障害が現れ、ついに一人が死亡するに至る。デニは裁判にかけられ、最終的には無罪を勝ち取ったが、この結果にもとづき、フランスでは輸血を禁止する法令が出された。さらに、これにならってイギリス議会、ローマ法王庁も輸血禁止令を発布し、一八世紀にはまったく輸血実験は跡を絶つ。そして、これと同時に、血液が生命力そのものであるという考え方も息の根を止められることとなったのである。

医療の一手段としての輸血技術が確立するのは、一九〇一年、ドイツのカール・ランドシュタイナーにより、ＡＢＯ式血液型が発見されてからのことである。

若返りホルモン伝説

自然界に、生命の源となる何らかのエネルギー——言うところの「生気」が存在し、これが宿ったものが生命を得る、という思想は、恐らく世界中のあらゆる文化の中に普遍的に存在していただろう。中国の神仙思想において重視される「気」という概念は、その代表例と言える。気を常に体内に充満させてさえいれば、何も食べなくともいつまでも健康を維持できるというから、それは明白に物理的なエネルギーである。古代ギリシア最大の自然哲学者である、紀元前四世紀のアリストテレスは、自然界に充満するある種の霊的エネルギー、「エンテレケイア」が無生物に宿ることによって生命が誕生すると唱えた。アリストテレスの著作を聖典として受け継いだガレーノスは、この理論をさらに発展させ、生気が血液に乗って体内を循環するというアイデアに結実させた。

ガレーノス以降、一五〇〇年を経て、ようやく血液＝生命そのものという考え方は力を失ったが、それでも生気論の残滓は一九世紀初頭には根強く生き残っており、生気は空気中から無生物に感染する、という主張は跡を絶たなかった。よく知られているように、一八六二年、フランスのルイ・パストゥールが行った有名な「白鳥の首」フラスコの実験により、ようやく生気論はとどめを刺され、生命は生命からしか生まれない、という認識が確固として根を下ろしたのである。

しかし、こうして医学がしだいに神秘的要素を振り落とし、物理的基盤の上に立脚する近代科学としての装いを整えてくると、いよいよ医学研究者たちの前には、今まではっきりと認識されることさえなかった巨大な目標がゆっくりと浮かびあがってきた。すなわち、人間はなぜ老い、死ぬのか、それはどのような物質的メカニズムによって起こるのか、それを科学の言葉できちんと説明しなければならなくなったのである。

近代医学が形をなしてくるまで、人間がなぜ老化し、最後には老衰死するのかという問題について、体系的に考えようという姿勢は、どこの文明圏にもあまり見られなかった。単に、大まかに言って人間が神に背き、道義を失った罰であるという考え方が漠然とうけいれられ、それ以前に、人間が年老いて死ぬのはどうしようもない自然の摂理であるという信条が強く人々の思考をブロックしていた。もっとも、この点においても中国人の現実主義は際立っており、すでに葛洪の時代には、人間を老化させる要因として、体内の気の枯渇と、環境からの有害な物質の摂取がはっきりと指摘されていた。神仙道とは、これらの老化要因を和らげ、取り除く対症療法に他ならず、その合理的な哲学が、今日もなお「医食同源」などという形で民族の日常生活の中に脈々と生き続けているという事実は、一種驚嘆に値する。

だが、合理的であると同時に、一面まったくの迷信にすぎない（それどころか、はっきりと体に有害な）要素まで丸ごと生き残らせてしまったのも、同じ中国文化である。漢方薬の中にも、危ない物、無意味な物は少なくないが、鍼灸や内気功となると、西欧科学的還元主義との根本的乖離の構図は今なお深刻である。

ともあれ、西欧の医学は、一九世紀後半以降、人体に起こるすべての事象を徹底的に生物学、化学、物理学の言葉によってのみ説明するという原理を貫くようになった。もし、老化や死という現象をもこの方法で完全に記述できるようになれば、その時人間は老化および死を、物理的にくい止めることも可能になるに違いない。

しかし、これはもちろん、それぞれの時代における、生命の本質に対する人間の認識の限界――より具体的には、観測装置の精度の限界にすべてが縛られることをも意味する。今ようやくわれわれは、老化や死そのものも含め、すべての生命現象を、そのもっとも根源の部分に存在するDNAを中心とした遺伝情報システムのレベルにまで絞り込んで話ができるようになったが（厳密に言えばこれからなるところだが）、ここへ至るまでの道のりの間に、それこそ数えきれないほど多くの老化理論が登場し、時代の寵児としてほんの一時もてはやされ、消えて行った。それらの中には、理論の不備や限界が明らかになった後もその中心概念だけが人々の記憶に長くとどまり、今なおその言葉を聞けばそこはかとない期待感がうずいたりするものもある。さしずめ、「性ホルモン」などはその筆頭であろう。

ホルモンという言葉を一度も聞いたことがない、という方はまずあるまい。しかし、それがどういうものかと改めて尋ねられると、その場ですぐに答えられる人はなかなかいないようだ。漠然と、動物の内臓などに含まれる成分で、食べると精力がついたり肌が若返ったりするらしい、という程度に思っておられる方が大半ではないだろうか。

たしかに、「ホルモン焼」という看板を掲げた店では、ウシやブタの内臓を焼いて食べさせるし、一般にはそれで精力がつくものとみなされているが、あれは別に、ホルモンを摂取させることを目的に、ホルモンを含有する臓器を選んで集めているわけではない。どうやらあの料理は元来、終戦直後の肉の不足していた時代に、それまで「放るもん」、つまり食べずに捨てるものとされていた内臓を、関西方面で食材に流用し始めたのが始まりらしい。それをあえて片仮名でホルモンと書き、何となく効きそう、と客に錯覚させたのは、ネーミングの勝利である。

ホルモンとは、体内の特定の内分泌腺や組織で作られる物質で、標的となる器官（分泌器官それ自体であることもあるし、血流に乗って遠くの標的器官まで運ばれることもある）の「受容体」と呼ばれるタンパク質と結合し、特定の生理作用をもたらす物質と定義される。有名なものでは、膵臓から分泌され、全身の糖代謝を促進するインシュリン、副腎皮質から分泌され、糖、タンパク質、脂質などの代謝に広範囲にかかわるコーチゾン、ヒドロコーチゾン、コルチコステロンなどの各種ステロイド・ホルモン、脳下垂体から分泌され、骨格や筋肉の成長を促進する成長ホルモン（STH）、精巣で作られる男性ホルモン（テストステロン）、卵巣で作られる発情ホルモン（エストロゲン）などがある。いずれもごく微量で効果を現すが、分泌されないと重篤な体の機能障害が起こる。かつては内分泌腺のみでホルモンが作られると考えられていたが、現在では、脳内の神経組織の隙間にあるグリア細胞や、内臓脂肪細胞など、思いがけない細胞もホルモン生産に関わっていることが明らかとなっている。

ホルモンという物質が初めて医学の世界に登場したのは一九〇二年のことだった。この年、イギリスの生理学者アーネスト・スターリングらは、十二指腸の上皮粘膜細胞から何らかの物質が分泌されており、これが血管を経由して膵臓に届くと膵液の分泌がうながされることを発見し、この物質をセクレチンと命名した。そして、さらに、特定の組織から分泌され、微量で何らかの生理作用をもたらす物質のことを総称して「ホルモン」と呼ぶことを提唱した。ホルモンとは、ギリシア語のHormao（刺激する）から来た言葉である。

しかし、ホルモンという概念が生まれる前から、ヒトの体内で、特定の生理機能を引き起こす刺激物質が働いているという事実は経験的に知られていた。例えば、一九世紀末から、副腎の髄質部分で作られる分泌物が、血圧を上昇させることが判明しており、この物質に対してスプラレニン、エピネフリンなどという名前が提唱されていた。そして、一九〇〇年、日本の高峰譲吉らが初めてこの物質を結晶化させて抽出することに成功し、これを「アドレナリン」と命名している。ホルモン命名前夜、すでにこの種の未知の刺激物質の探索は生理学界の一大トレンドとなっており、その背後には次のような事実があった。一八八九年、この分野で高い権威をもつ人物が、動物の精巣内で作られる刺激物質の作用によって老化をくい止め、人間を若返らせることができると発表したのである。

この年、フランス生物学会会長であるシャルル（チャールズ）・ブラウン‐セカールは「モルモットおよびイヌの精巣から調製した新鮮抽出液の皮下注射のヒトに対する効果」と題する一編の論文を発表した。ブラウン‐セカールは若い頃から動物の体内の内分泌腺の研究をテーマとしており（一九世紀当時、まだ内分泌腺の機能はほとんどわかっていなかった）、すでに若いウサギの精巣から抽出した液を老齢のウサギに注射することで、老齢のウサギが活動的になり、しかもこれといった副作用も見られないという事実を発見していた。この実験に力を得た当時七二歳のブラウン‐セカールは、ついに自分自身で人体実験を行うことを決意したのである。

そこでブラウン‐セカールは、イヌとモルモットの精巣を磨り潰し、少量の水を加えた液を一五日間に六回、一回につき精巣五分の一ないし四分の一個分を注射した。その結果、何が起こったかというと、例えば、実験開始前には、三〇分立ち仕事をしただけで座り込まなければならないほど衰えていた体力が、注射開始からわずか三日で、立ち詰めのまま仕事が続けられるようになった。かつては、一日仕事をした後は帰宅しても疲れ切っていて何もできず、早い夕食の後はすぐに寝ていたものが、注射後は夕食の後一時間半論文の校正ができるようになった。階段も六〇歳以前までのように自由に昇り降りでき、排尿時には便器まで四倍の距離に立っても大丈夫となった。さらに、これはもっとも重要な点だが、性的機能が完全に若い頃の状態にまで回復したのである。

これらの結果は、あるいは何らかの暗示効果によるものかも知れないことをブラウン - セカールは認めつつも、そのような結果をもたらしたのはこの注射であるという事実は変わらないと主張し、これが自分だけに起こった特殊な例であるかどうか、ぜひ多くの研究者に追試をしてもらいたいと彼は述べた。

ブラウン - セカールは、これらの実験により、精巣の機能低下こそが人間に老化をもたらす根本要因であり、若さの源は精巣から分泌される何らかの物質であるとの確信を抱くようになる。もっとも、この物質、すなわち男性ホルモンの一種であるテストステロンが単離され、結晶化されるのはこれよりずっと後の一九三五年になってからの話だが、ともあれ、動物の精巣が若返り物質を生産しており、その抽出液が人間を一気に若返らせるという権威筋からの発表は、当時非常に大きな反響を巻き起こした。いまだその物質の正体もわからない内に、その若返り効果、とりわけ性的回春効果の部分だけが大々的にマスコミによって喧伝され、「臓器療法」と呼ばれる回春法を売り物にしたクリニックがパリやロンドンに次々と誕生したのである。この当時の騒動は、筒井康隆の一九七二年の短編『ホルモン』の中でもシニカルに取り上げられているが、実際、いくら免疫学の知識が乏しかった時代とはいえ、一九世紀末から二〇世紀前半にかけ、西欧で一世を風靡した臓器療法の中には、今日の目から見れば身の毛もよだつような代物も珍しくなかった。

中でも、信じがたいのは、一九二〇年代にフランスで実施された、人体へのチンパンジーの睾丸の移植療法である。この「療法」の中心人物であるロシア人医師、セルジュ（セルゲイ）・ヴォロノフは、一九二〇年からパリでこの手術を開始した。彼のクリニックには、フランス領西アフリカやベルギー領コンゴから集められた野性のチンパンジーが常時ストックされており、全身麻酔をかけたチンパンジーと局部麻酔を施された顧客が二つ並んだ手術台の上に横たえられる。チンパンジーから摘出された睾丸は薄くスライスされ、顧客の睾丸に密着させられる。この時、顧客の血管がうまく成長し、チンパンジーの組織に入り込んで血液がうまく供給できるよう、切断面をわざと粗くするのが独自の秘訣であったという。

むろん、常識から考えて、免疫抑制剤などという概念すら存在しない時代にこんな異種移植が成功するとは考えられない。多くの場合、手術後数日から数週間で拒絶反応により（拒絶反応という言葉さえ当時はなかったが）移植された睾丸は壊死し、跡には大きな傷口だけが残ったという。しかし、それでも、ヴォロノフの元には数千人もの男性が押しかけ、この危険な移植手術を受け、ヴォロノフ側の記録によれば、その内四分の三に何らかの性的能力の向上が見られたとされている。

話がこれだけなら、単にこれは医学史上に数あるトンデモ医療の一つとして忘れ去られるところだが、ずっと後年になって、ヴォロノフの移植手術は思わぬ形でもう一度医学の表舞台に引っ張りだされることとなった。ただし、今度は奇跡の回春療法としてではなく、ある伝染病を世界に蔓延させた重要参考人としてである。すなわち、本来アフリカの類人猿やサルを宿主として、その体内におとなしく共存していたはずのエイズの病原体、ＨＩＶウイルスがなぜ人間に感染するようになったのか、その経路を洗い出す作業の途上で、この手術の記録が浮上してきたのである。

まあ、結果的に、当時ヨーロッパで移植手術を受けた人間がエイズに感染したらしい記録がなかったため、このルートはシロという事で一応は落ちついたが、それは単に、偶然幸運が重なった結果にすぎない。今日でも、臓器移植に際して慢性的なドナー不足を解消するため、遺伝子組み替えを行って移植しやすくしたブタやサルの臓器を利用する研究が進められているが、その最大の障害要因となっているのは、これらの動物の体内に現在は眠っている危険なウイルス性遺伝子の存在である。ヴォロノフのチンパンジーの仕入れ先が西アフリカ一帯であった事を考えると、エイズどころか、ひょっとするとエボラ出血熱が二〇世紀初頭の完全に無防備なヨーロッパを襲い、中世のペストの大流行時をもはるかにしのぐ惨禍をもたらしていた可能性も十二分に考えられる。怪しげな回春医療に簡単に飛びつかない事も、長生きする秘訣の一つかも知れない。

動物の性ホルモンを利用する臓器療法は、多くのトラブルを引き起こした末、いつとはなしに廃（すた）れて行ったが、性ホルモンに対する人々の信仰は生き残り、その後もたびたび新しいホルモン剤の形に姿を変えては登場した。近年では、ヒトの副腎皮質から分泌される男性ホルモンの一種、デヒドロエピアンドロステロン（DHEA）が体の老化をくい止め、若返らせる効果があるという事で、一九八〇年代末頃から急速に人気を集め、ひと頃は流行（はや）りのアメリカ土産としてハワイや西海岸の免税店に特設コーナーが設けられるほどだった（多分今でもあるだろう）。

しかし、だからと言って、ホルモンによる若返り効果が全部怪しいというわけではむろんない。事実、ホルモンと老化過程の間には明らかに密接な関連があり、ホルモンの補給によって、老化そのものは止まらないまでも、老化にともなうさまざまな体の機能低下をくい止められるのは事実である。これについては、後にまた触れなければならないだろう。

乳酸菌で不老長寿？

一九世紀末、ホルモンという魔法のキーワードによって一気に火がつけられた人々の不老願望に、さらに油を注ぐもう一つの仮説が、二〇世紀初頭に登場した。その影響は日本においてとりわけ大きく、わずかながらも日本人の食生活のあり方を確実に変える結果となった。すなわち、日本人が乳酸菌飲料やヨーグルトに対して無条件に健康によいという信仰を抱くようになったのは、この仮説のおかげである。

二一世紀の現在まで連綿と続く日本人の乳酸菌信仰の源となったのは、ロシアの生物学者イリヤ・イリイッチ・メチニコフ（一八四五〜一九一六）の発表した次のような仮説である。ブルガリアを旅行したメチニコフは、ブルガリアの酪農地帯に健康な高齢者が多いことに興味を抱き、その原因を追求する内、彼らの食生活の特徴に気づいた。ブルガリアの農村地帯では、乳酸発酵した乳製品、とりわけサワーミルク（ヨーグルト）を大量に摂取するという共通したパターンが見られるのである。ヨーグルトの発酵に用いられる乳酸菌こそ、その長寿の秘密ではないかとメチニコフは考え、一九〇四年、彼はこのアイデアを一つの仮説にまとめて発表した。

この説によれば、ヒトが老化する本当の原因は、消化管下部、つまり小腸から大腸にかけて生息する細菌が、消化管内の食物を腐敗させて有害物質を生じ、これが体に吸収されて免疫力を低下させることにあるという。メチニコフの研究分野は多岐にわたるが、中でも免疫に関する研究は有名で、ある種の白血球が体内に入り込んだ病原体を食べて排除するという「食細胞説」によって、一九〇八年のノーベル医学・生理学賞を受賞している。それまでの研究から、彼は、免疫力さえ正常に維持できれば人間は老化による体の衰えからまぬがれ、不死までは無理としても不老は達成できる、と結論したのである。現に、腸内に細菌を持たないように飼育した無菌ラットなどは、通常の個体の一・五倍も長生きすることが実験で確認されており、これは、腸内細菌がいかに長寿にとって有害であるかを雄弁に物語っている。

そこで、腸内の有害細菌による腐敗作用を防ぐには、生きた乳酸菌を含むヨーグルトを積極的に摂取し、腸内で乳酸菌を大量に増殖させるべきであるとメチニコフは唱えた。腸内細菌は、一面において食物の分解・吸収を助けたり、ビタミンやタンパク質を合成したりもするが、それらが発する腐敗産物はいずれも体に大きな負担をかけ、免疫力が低下している時には毒物として作用する。もし、腸内で大量の乳酸菌が定着し、他の有害細菌の増殖を抑えてくれれば、菌の存在によるメリットのみが強化されて体の免疫力が最高水準に維持され、長寿を得ることができるだろう。

この新説は、当時の社会に大きな反響を巻き起こし、ホルモンと並んで乳酸菌は、不老長寿を切望する人々に欠かすことのできない必須のアイテムとなった。メチニコフがその持論をまとめた大著『不老長寿論』は世界的ベストセラーとなり、大正元年（一九一二年）には日本でも翻訳が刊行されて、乳酸菌ブームは日本にも飛び火する。

そして、大正七年、乳酸菌への期待がすみずみにまで行き渡った日本に、満を持して登場したのが、世界で初めて量産され、商品化された乳酸菌飲料「カルピス」である。カルピスの開発者、三島海雲は、かつて事業を起こすために渡ったモンゴルで体を壊し、現地で人々が飲んでいた発酵乳によって元気を取り戻したという経歴をもち、日本にも乳酸菌飲料を定着させたいという使命感を持っていた。そして、彼を後押ししたのが、日本人の健康を増進させ、国力を向上させることを目的として、メチニコフの本の翻訳刊行にも一役買った大隈重信であった。さらにその後、昭和一〇年には、メチニコフの理論を発展させ、独自の「健腸長寿」理論を唱えた京都大学の代田稔らにより、乳酸菌飲料のもう一方の雄「ヤクルト」が発売される。以来、日本は工場で量産される乳酸菌飲料がソフト・ドリンク業界の一角に確固たる地位を占め続け、自動販売機でも購入でき、ついには宅配さえ行われるという、世界でも類を見ない特異な乳酸菌飲料王国となったのである。

だが、こうして日本人が乳酸菌ブームに浮かされている間に、メチニコフの理論は急速に色あせつつあった。メチニコフの理論に刺激され、一時は欧米でもヨーグルトの消費量が急激に増え、同時に乳酸菌の研究も長足の進歩をとげたが、その結果、意外にも体内に取り込まれた乳酸菌は、一部の特殊な種を除いてほとんどが死滅してしまい、決して腸には定着しないことが判明したのである。メチニコフ自身、免疫力を高めるため、毎日ヨーグルトを飲んでいたにもかかわらず、最後は尿毒症を患って七一歳で死去した。少なくとも彼にはヨーグルトの効能は及ばなかったようである。

しかし、メチニコフのおかげで乳酸菌、ひいては腸内細菌全般に関するわれわれの研究と理解が進み、それが実際ヒトの健康にどのように関わっているかが明らかになったのは事実である。

メチニコフの時代にはいまだ知られていなかったが、乳酸菌には想像以上に多数の種があり、当初彼が注目したブルガリア菌と呼ばれるタイプの菌は胃に到達した段階で死滅するが、中にはアシドフィルス菌、ビフィズス菌などのように、確かに腸に生きて届き、そこに定着できるものもある。これらの菌がうまく定着すれば、実際腸内細菌の相が変化し、異常な腐敗作用が抑えられる効果はあるようだ。また、牛乳には吸収されやすい良質のカルシウムが大量に含まれているが、乳糖分解酵素を生産する機能が生まれつき低いため、牛乳を飲むと必ず腹をこわす人がいる。しかし、ヨーグルトならばカルシウムをはじめとする牛乳の栄養を問題なく吸収することができる。この他、乳酸菌にはコレステロールを体に吸収させず、排出させてしまう効果や、アトピー性皮膚炎予防効果などもあると言われる。

だが、これらはいずれも乳酸菌にしかできない仕事というわけではなく、それで直接老化をくい止めるのに卓効があるというものではなさそうだ。

どんな生き物であれ、その腸内に共生する細菌の相（ヒトの場合約四〇〇種、個体数にして一〇〇兆と言われる）は、長い進化の過程を経て選別された、その生物ともっとも相性のいいものだけで構成されている。たまに、そのバランスが崩れることはあっても、基本的にこの相には恒常性があり、市販の整腸剤でも飲んでいれば自然にベストの状態に戻る。ここに、外部から強制的に異種乳酸菌を送り込んでそのバランスを壊そうとすることに対し、警告を発する意見もある。今ではもはや、不老長寿を目的としてヨーグルトや乳酸菌飲料を飲む人もいないだろうが、過剰な期待はもたず、何となく健康によさそうだと思いつつ気分よく摂取する、というあたりがちょうどいいところではなかろうか。

生の中断としての「クライオニクス」

かつて、不老不死と言えば文字通り、永久に若い肉体のままいつまでも生きつづけることを意味した。やがて、世界宗教の浸透により、来世という概念が人々の脳裏に染み渡ると、不老不死は表立った願望としては否定され、むしろそれは忌むべきこととみなされるようになった。しかし、近代に入り、宗教の社会的影響力が衰え、医学の進歩が加速して行くにつれ、再び不老願望は公然と語られるテーマとなった。ただし、もはやこれ以降、不老と不死は必ずしも同列に語られるものではなくなり、医学の目標は、死を迎えるまでの間、いかにして可能なかぎり若さを保つかという、より現実的なものへとシフトして行った。人間がなぜ老化するのかを説明するさまざまな仮説が現れては潰れ、現れては潰れる内、老化のメカニズムを単一の仮説だけで説明するのはどうやら容易ではないらしいということに人々は気づき始めたのである。老化を遅らせることに効果のありそうなあらゆるメソッドを試しながら、徐々にその最終目標に近づいて行くしかない、というもっとも妥当な戦略がようやく確立されたわけだ。これが、二〇世紀中頃までの状況である。

だが、もちろんこの現状にすべての人が満足できるはずはなかった。いずれ医学が十分に成熟すれば、人間はどんな病気でも事故でも人生を中断されることはなくなり、現在の人間の平均寿命をはるかにしのぐ人生を全うできるようになるだろう。にも関わらず、ほんの何十年、あるいは何百年早く生まれすぎたために、その恩恵にあずかることもできず、空しく死んでいかなければならない人間が——つまり自分がいる。これは不当であると考える人々が現れたのである。その人々が選んだ最終解答が、「冷凍冬眠」であった。

いや、この言葉は厳密に言えば適正な用語ではないだろう。わが国では一般に「冷凍冬眠」と呼び習わされているが、それは実際には死体の「凍結保存」である。いまだ実現していない、人間の「人工冬眠」とも混同してはいけない。人工冬眠とは、クマやシマリスが行うのと同様、人間の体温を冬季の環境温度近くまでさげて体の代謝レベルを大幅に低下させ、消費エネルギーを減らす方法である。片道数ヵ月、ないし数年という長期間におよぶ宇宙飛行において、消耗物資を節約する有力な手段と期待されているが、いまだその実現のめどはたっていない。冬眠動物において、体を冬眠モードに切り換える上で重要な働きを行う「冬眠ホルモン」の受容体遺伝子がヒトにもあることは知られており、いずれそう遠くない将来、ヒトも冬眠できるようになる可能性は十分ある。しかし、これはあくまでも、生理レベルでの睡眠の範疇に入るものであり、そもそも、人工冬眠と老化過程の制御とは本来別個の技術である。つまり、代謝レベルを下げて眠っているからといって、老化の過程そのものが、遅くはなるかもしれないが止まるものではない。

これに対し、凍結保存では、文字通り人間の死体を超低温の液体窒素に浸して完全に凍結させる。そしていつの日か、医学が現在よりはるかに進歩して、この死体を蘇生させ、その死因となった病気を完全に治療できるようになるまで保存しておく、というものである。

日本人のセンスでは、死んだ後もまだ生き返ることを期待して肉体を保存する、という心性は少々受け入れがたいものがあるが、西欧人がいったん現世への執着に目覚めると、今度は日本人には及びもつかないほど素早く、具体的な行動に出る。復活を望む人間の死体を冷凍保存する、世界最初の民間企業（いまだに官営の組織は一つもない）が誕生したのは、そのアイデアが広く世に紹介されたわずか一年後のことだった。

「クライオニクス（低温工学）協会」と呼ばれるこの組織は、直接には、一九六二年、ミシガン州のハイランド・パーク市立大学物理学教授、ロバート・エッティンガーが発表した『不死の展望』と題する著書をきっかけとして誕生した。この本の中で、エッティンガーは、過去多くの無脊椎動物、脊椎動物の冷凍・解凍および復活実験が成功していることを述べ、いずれは人間もこれと同様、長期の冷凍保存の後復活させることが可能になると主張した。この本は当初自費出版されたが、その二年後には大手出版社から刊行され、さらに各国語に翻訳されて、一気に人体の冷凍保存という概念は世界的に知れ渡った。もっとも、SFの世界では、凍結保存された人間が長い眠りの後に復活するという物語は、一九世紀以来数多く書かれており、エッティンガーも、アメリカの作家ニール・R・ジョーンズが一九三一年から発表し始めた、著名なスペース・オペラ（宇宙冒険活劇）『ジェイムスン教授』シリーズにインスパイアされて、この着想に至ったという。

そして、彼の著書に大きな感銘を受けた読者の一人、当時まだ大学生であったソウル・ケントは、翌一九六五年、仲間数人を募って「ニューヨーク・クライオニクス協会」を設立、世界最初の人体凍結保存の事業化に乗り出したのである。もっとも、本当に復活目的で凍結された最初の人間は、この協会の顧客ではなく、カリフォルニア在住のジェームズ・ベッドフォードという人物であった。彼もまた、生前に死体の冷凍保存の話を聞いて非常に興味を示し、自分の主治医にその事を希望していたのである。実際に冷凍保存処置を行ったのはマリオ・サティーニという医師だったが、何といっても史上類をみない奇妙な遺体の処置法であり、その作業自体は、凍結希望者が予想よりずっと早く急死したこともあって、かなり不手際の目立つものだったようだ。もし、実際に冷凍死体をいつか復活させる可能性が出てきたとしても、この冷凍人間第一号がうまく蘇生できる確率は、残念ながらそう高いものではないだろう。

しかし、この後、少しずつではあるが着実に、死後の肉体の冷凍保存を望む人々は増え続け、人体凍結保存を目的とする事業者もいくつか現れた。現在では、人体を丸ごと凍結するよりも、むしろ頭部だけを切り離して液体窒素の中で保存する「ニューロ保存」と呼ばれる方法が主流となりつつあるようだ。肉体全部を保存するには費用とスペースが必要だし（相場は丸のままだと一〇万ドル前後）、どうせその肉体は病気でぼろぼろになったものだから、今さら残してもしようがない、という発想である。それよりも、その人間の全人格、記憶が保存されているのは脳であり、脳さえ復活させることができれば、未来のバイオ・テクノロジーや生体工学を使って、生身であれ人工のボディであれ新しい肉体を再建することなど容易に可能であるに違いない。

ただ、問題は、本当にいったん完全に死亡し、脳波も止まったことが確認された後凍結保存された脳が、生前の人格・記憶をちゃんと保存したまま蘇ることが可能かどうか、という点である。

クライオニクス協会が旗揚げした翌年、神戸大学医学部の須田勇教授らは、ネコの脳を凍結保存した後、これを解凍し、再びそこから脳波が発せられることを初めて確認した。凍結の際には、脳細胞が氷の結晶で破壊されないようまず血液を抜き、かわりに保護液としてグリセリンを血管に注入するという予備措置がとられ、最短で一晩、最長で半年凍結された後、解凍され、そこに新しいネコの血液が送り込まれた。すると、特にそれ以上の蘇生措置をしたわけでもないのに、脳からは脳波が出始めたのである。

ただし、この脳波は、完全に思考を維持している成猫のそれではなく、生まれたての子猫のようなものであったという。これが果して、凍結による記憶の破壊・消去という事実を意味しているのかどうかはわからないが、少なくとも脳はわれわれが考えているよりもはるかにタフな器官で、凍結さえうまくいけば、半年間酸素供給がなくとも組織として死ぬことはない、という事実だけは確認されたわけである。

では、ヒトの脳はどうだろう? 発達した大脳を持つ生物では、学習によって脳内に記憶が蓄

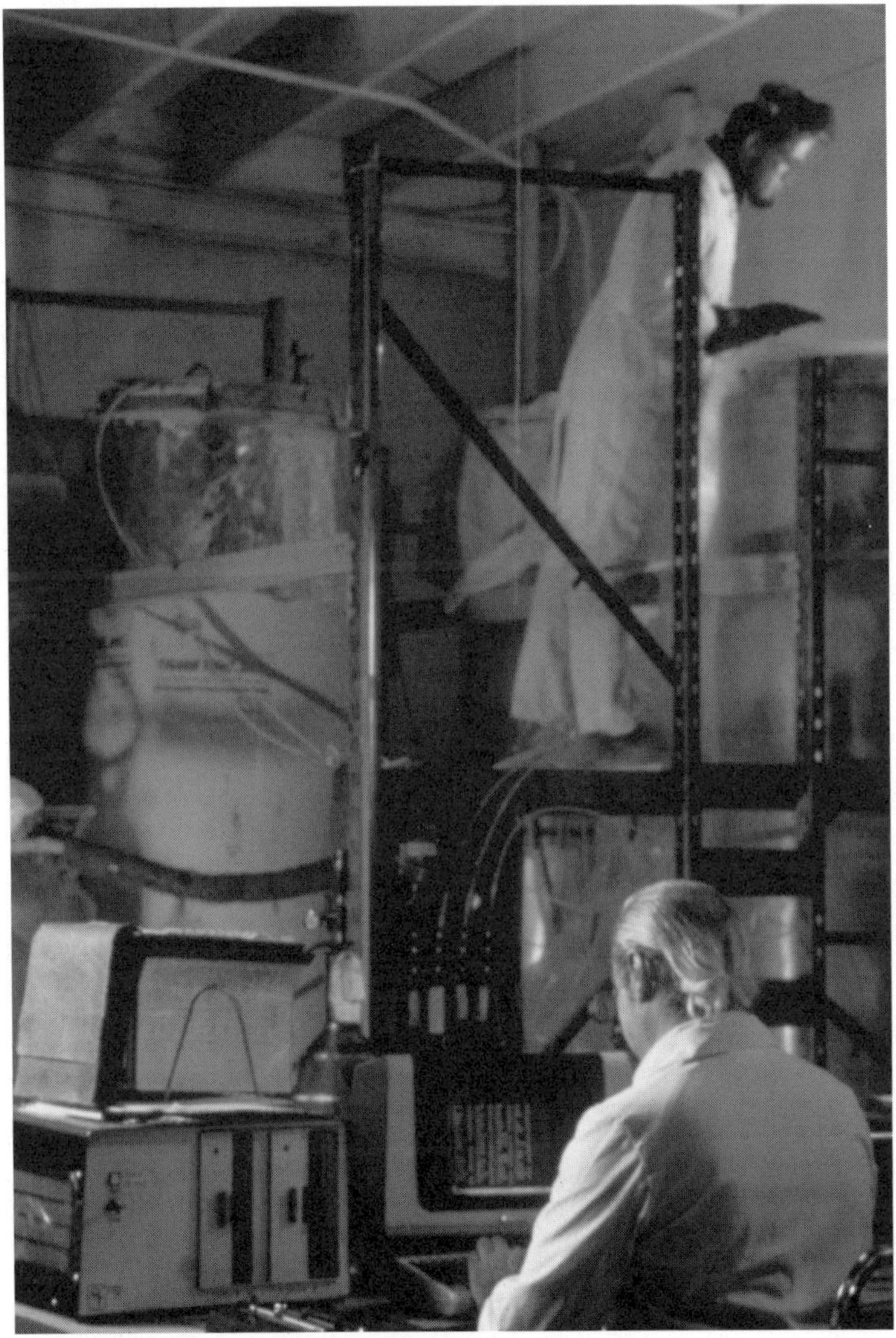

トランスタイム社の人体冷凍保存の現場（写真提供：SPL／PPS）

えられる時には、神経細胞の多数に枝分かれした末端のシナプスが次々に隣接するシナプスと新たな結線を生じ、脳内に作り上げて行く三次元的なネットワークが、個々の記憶に対応する。しかし、ある瞬間の脳の内部状態とは、単に配線のパターンだけを指すのではなく、個々の細胞の興奮状態、すなわち細胞内を流れる電気的信号のレベルや、シナプス間の微細な隙間を移動する各種伝達物質の濃度、その他われわれがまだ知らないものも含めた非常に多くのシステムからなる複雑系であり、それを液体窒素による全凍結などという極端に荒っぽい方法で、本当に保持し、再生することが可能なのかどうかはきわめて疑問と言わざるを得ない。

その事はもちろん、凍結保存業者もよく心得ており、実際に保存人格を再現するには、例えばナノマシンのような、夢の未来技術の導入が大前提であると述べている。この問題については、本書の最終章でもう一度検討することになるだろうが、果して冷凍保存された人々の脳あるいは意識が、自分は復活したと感じられる日がくるかどうか、まさにそれは神のみぞ知る、としか今のところは言いようがない。

第2章　老化寿命のメカニズム

老化と寿命は同じ現象か？

人間の一生を一言でまとめてしまえば、「生老病死」であると言われる。すべての人間は生まれ、成長し、老化し、病気にかかり、死ぬ。人間が天寿を全うすることなく病気や事故で死ぬことが多かった時代にはこれが基本だった。今では、病気や怪我で死ぬ人間の比率は相対的に下がってはいるが、いずれにせよ老化すれば体の機能がどんどん低下し、最後に自然死する。天寿と言われ、寿命といわれるこの人生のタイム・リミットは、日本においては平均して男七八・六四年、女八五・五九年（二〇〇四年現在）で、女性の平均年齢は世界最長、男性は三位をキープしているが、医療体制の発達した先進国においては、どこでもだいたいこのレベルに近づいている。

老化の後には死がくる、というのはわれわれの通念だが、では、そうすると、老化過程とは寿命そのものと同じなのだろうか？　老化＝寿命と考えていいのだろうか？

一般に、老化と寿命は混同されることが多いが、この両者は決して同じものではない。言葉の定義上から見ても、老化という言葉は常識的に成長の過程は含まない。赤ん坊が成長期を経て生殖可能な年齢に達するまでのことを「老化する」とはふつう言わない。老化とは、生殖年齢をすぎ、体にさまざまな老衰のしるしが現れる時期のことを言う。これに対し、寿命とは、誕生した瞬間から死の瞬間までの全期間の総計である。

また、老化および寿命という現象をメカニズムの面から検討してみると、この両者の起こる原因は別である、という意見もある。

この考え方によれば、老化は後天的に生物の上に起こるさまざまな細胞レベル、遺伝子レベルの事故の集積であり、その結果として生命機能が衰え、個体全体の生を維持できなくなるという。もし、これが正しければ、これらの事故を引き起こす要因を一つ一つ取り除いて行けば、やがて生物が死ぬべき理由もなくなり、自動的に不老不死が達成されるだろう。しかし、右のメカニズムとは別に、本来生物の細胞には、その寿命を限定するプログラムが最初から組み込まれているという説もある。すなわち、細胞上、遺伝子上に事故が起ころうと起こるまいと、ある一定の時間が過ぎれば細胞は死に至るというのがこの説の趣旨である。この説をとるならば、死を回避するには、根本的にこのプログラムそのものを書き換えなければならないだろう。

老化と寿命が別個のメカニズムにもとづくものであるとすれば、不老不死を達成するため、われわれは複雑な二正面戦略を強いられることになる。だが、たとえそうであったとしても、もしそれが原理的に実行不可能でないことが明らかにされれば、不老不死の実現は明確に現実的な目標としてわれわれの視野に入ってくるわけである。

この章では、そこに至るまでの手順として、まず老化と寿命のメカニズムをさまざまな方向から検討してみたい。

老化とはどういう現象か？

老化という言葉から、あなたは何を連想されるだろうか？　白髪？　しわ？　あるいはしみ？二、三〇年も前なら、腰が曲がるというイメージもこれに加わったかも知れないが、今では、少なくとも都市部で腰の曲がった人を見かけるのはかなり困難になった。

おまけに、最近では化粧品や美容整形の急激な発達により、少なくとも見かけ上は実年齢より一〇歳以上若く見えるという人も珍しくはなくなったから、いずれ、もう何年もしない内に、年寄りというもののはっきりしたイメージを持たない世代も登場することになるだろう。もっとも、かつては長生きする人が相対的に珍しかったから年寄りが目立っただけで、年齢構成が逆ピラミッド型に近づきつつある今日、単に高齢者が社会の中で目立たなくなったのだ、ということなのかもしれない。

しかし、もちろん、現在の医学では、いったん老化のプロセスが始まったらそれを停めたり逆転させたりすることはできない。老化とは、つねに一方通行のプロセスである。

ここで、まず老化の重要な定義の一つが導かれるだろう。

すなわち「老化とは一般に生殖年齢をすぎた後に現れる、不可逆的な過程である」

では、具体的に体の何が不可逆的に変化するのだろうか？

老化が始まると、誰もが知るように、体のさまざまな機能が衰え始める。例えば、筋肉が落ち、力が弱くなる。その結果足腰も弱くなり、しだいに歩行が覚束なくなる。視力や聴力も衰える。骨はもろく、折れやすくなり、折れるとなかなか治らない。皮膚も張りを失い、角質化して固くなる。肺活量、免疫力、腎臓の血液濾過能力、その他体内のあらゆる機能が加齢とともにどんどん低下して行く。

組織学的に言えば、これは、体のさまざまな臓器（皮膚や筋肉も含む）の機能が低下した、ということになる。年とともに、胃や肝臓の機能が衰えて行くのは誰もが身をもって経験することであり、持って生まれた器官を長年使い込めばガタがくるのは仕方がない、とわれわれは納得している。それに当然、臓器というものは各個に独立して存在するわけではなく、互いにその機能がからみあい、人体という複雑なシステムを協調的に支え合っている。その中のどれかが機能を低下させれば、連鎖的に他の臓器も衰えて行く。

ここで、老化はまた次のようにも定義できる。

「老化とは、加齢にともなう臓器の機能の不可逆的な衰退のことである」

そのいい例が内分泌系である。ホルモンの分泌機能の低下が老化を促すという考え方は一九世紀以来広く受け入れられており、性ホルモンの分泌機能を取り戻させるため、奇妙な治療法が試されてきたことはすでに紹介した通りだ。この点だけに注目するなら、「老化とは内分泌系の機能低下にともなう現象である」と言っても間違いではない。ただし、この「内分泌系」は他のさまざまな臓器の名に置き換えることもできる。

・負担のない生活が長寿をもたらす？

臓器の機能が低下することが老化の本質だ、と言われれば、あえてそれを否定することは難しい。だが、すると、その原因はどこにあるのだろう。

個々の臓器は使えば傷む。傷むことによって体内のバランスが崩れ、それが老化を進行させる——というのが老化の主要な原因だとしたら、臓器を酷使せず、大事に使えば老化のプロセスを遅らせることができるということなのだろうか？　つまり、刺激の少ない安静な環境で、体に負担をかけずにゆったり、のんびり生きていればいいということなのだろうか？

これについて、次のような興味深いデータがある。昆虫の中でも、アリやハチ、シロアリの中には、一匹の女王を中心にすべての個体が厳密な階層社会を構成し、この集団を維持するという目的のために、あたかも全体が一個の個体であるかのようにふるまうものがある。このタイプの昆虫を真社会性昆虫と呼ぶ。

そして、真社会性昆虫の女王は例外なく、昆虫としてはケタ外れの長寿である。一九九七年、スイス・ローザンヌ大学の昆虫学者ローレン・ケラーらが、単独行動性で、各個体が生殖能力を持つタイプの昆虫八七種と、真社会性昆虫六一種の女王の寿命を比較したところ、八つの目にわたる単独性の昆虫の寿命が、どれもわずか〇・一～〇・三年であったのに対し、真社会性昆虫の女王は平均して一〇・一年±六・四年、中には二九年も生きる、昆虫としては最長命のものもいた。通常の昆虫よりも二ケタ長寿ということになる。

ケラーらによれば、これは、女王が大勢のワーカー（働きアリないしハチ）たちにかしずかれ、安定した環境の中で外敵に襲われることもなく、ストレスもなく、ぬくぬくと栄養を摂って安楽に暮らしていることによる結果であるという。真社会性昆虫の多くは、巣を構成する個体がみな単独性昆虫に比べて血縁度の高い（遺伝子の七五％が相同）準クローンで、女王だけが特別に長命の系統というわけではない。しかし、幼虫期にローヤル・ゼリーのような高栄養の餌を与えられ、巣の中で唯一卵を生む能力を持つ個体として、徹底的にワーカーや兵隊に守られていれば、自然とこのように長生きになるらしい。

安定した環境の中で安楽に暮らしてさえいれば、女王と呼ばれる個体はそれだけで非常に長い寿命を得られる。しかしそれは、ただひたすら卵を産み続けるという義務と引き換えの長寿である。巨大なアリ塚を作るシロアリの女王など、白いソーセージのように膨れ上がった腹部の中はすべて卵巣で、その末端に通常の個体とさしてかわらない大きさの頭と胸が申し訳程度についているだけだ。自力では（他の個体の力を借りても）まったく動くこともできない。自然空調が効いているとはいえ、自分の体を収められるぎりぎりの広さしかない塗り込めの暗黒の密室内で、何十年もただ産卵マシンとして生き続けることだけが彼女の存在意義である。

ヒトの寿命に換算すれば確実に一〇〇〇年以上生きることは保証されるわけだが、こんな生き方を理想と思う人は間違ってもいないだろう。そもそも、ヒトと昆虫を同列の存在として比較するのがおかしいのである。ヒトと昆虫が同じメカニズムによって老化しているという保証はどこにもない。肉体というシステムそのものの規模と複雑さだけを見ても、ヒトの老化の機構はシロアリなどよりはややこしいのではないかと、誰もが思うだろう。

あるいは、臓器を老化させないという考え方そのものに無理があるのだろうか。臓器はヒトの誕生の瞬間から老化を運命づけられているのだろうか？　だが、少なくとも人間が成長期にある間は、すべての臓器はその機能を増大させこそすれ、衰えるということは決してない。

ならば、成長期とそれ以降の臓器の決定的な違いとは何か？　ここでわれわれは、臓器というものの本質について、改めて考えてみる必要があるだろう。

・若さの秘訣は細胞分裂

すべての臓器は、細胞の塊である。ヒトの体は約二〇〇種類、数にして約六〇兆個の細胞の集合体だ。そして、元をただせばこれらのすべての細胞も、ただ一個の受精卵が分裂を繰り返しながらしだいにそれぞれの種類に分化し、誕生したものである。

これらの細胞のほとんどは、いったん体の中の特定の部位で配置についた後も、分裂能力を失わない。何らかの理由で古い細胞が死んでも、他の細胞が分裂して穴を埋めてくれる。古い細胞が新しい細胞に置き変わる現象が新陳代謝である。同じヒト細胞でも、種類によって新陳代謝の速度はまちまちで、小腸上皮細胞のように一一時間に一回という速度で絶え間なく分裂を続け、四～五日で器官の内壁全部がすっかり更新されてしまうものもあれば、膵臓細胞のように、分裂周期が五〇日を超えるものもある。

しかし、いずれにせよ、細胞が正常な分裂能力を失わないかぎり、体の臓器はつねに若さを保ち、機能を失うことはない。毛根細胞が元気なら、髪はいつまでも黒いまま成長を続けるし、骨細胞が正常に増殖していれば、骨の密度は高く、十分な強度を保ち、たとえ骨折してもすぐ治る。白血球やリンパ球の増殖が正常に行われているかぎり、体の免疫機能も維持される。筋肉や表皮の細胞はいわずもがなである。

と、なると、老化という現象において、もっともストレートにその進み具合を左右するのは細胞の分裂能力ということになる。したがって、細胞レベルで老化を定義するなら、「細胞の分裂能力が低下し、組織の新陳代謝が進まなくなること」が老化の本質である。

これで、問題はかなり絞られてきた。

なぜ細胞は老化するのか？　分裂能力はどういうメカニズムによって失われるのか？　その原因を追求し、そのメカニズムをブロックすることができれば、それはすなわち老化をくい止めたということになるのではなかろうか？

細胞それ自体は、その内部にしまいこまれたプログラムにしたがって増殖を行い、必要に応じてさまざまなタンパク質を生産する。このプログラムを書き込んだ物理的媒体が「遺伝子」と呼ばれるものだ。そして、この遺伝子が、化学的には「ＤＮＡ（デオキシリボ核酸）」と呼ばれる物質であることはどなたもご存じのことだろう。ヒト一人の肉体を作り上げ、それを生かしておくために必要な全プログラム一式を、まとめて「ヒトゲノム」と呼ぶ。

ＤＮＡの構造と機能については次節を参照していただくこととするが、細胞分裂を正常に進めるための一連の手順も、もちろんヒトゲノムの上のどこかに書き込まれている。それが何らかの事情で狂ったり止まったりした時、細胞の分裂も止まるはずである。

したがって、遺伝子レベルで老化を定義すれば、「遺伝子上のプログラムの問題によって、細胞の正常な分裂・増殖の過程が止まること」と言うことができる。

われわれは、今のところ遺伝子よりも根源的な生命の作動原理を知らない。今日のあらゆる生命科学は、研究対象となる特定の生命機能を支配する遺伝子をまず発見し、その内容を読みだし、生命現象をもっとも基底的な次元からボトムアップで記述することを目的としている。もちろん、細胞の分化をコントロールし、結果的に老化を（少なくともその一部を）支配するプログラムも、この中にあることは間違いない。

ここで、老化の根本原因について、二つの異なった考え方が生まれてくる。すなわち、先に述べた「老化の先天的プログラム説」と「老化の後天的現象説」である。

この遺伝子レベルのプログラムがうまく作動し続けた場合、細胞分裂も正常に続き、臓器の健康も保たれるのだとすれば、そのプログラムに後から問題が生じた時、細胞はうまく作動しなくなり、分裂は停止するだろう。この場合、もともとのプログラムはわれわれをいつまでも若く保たせる機能を持つにも係わらず、後天的に老化の原因が作られる、ということになる。

一方、老化とはそれ自体、先天的に遺伝子の中に組み込まれたプログラムの結果として起こるものかも知れない。この場合、何らかの理由により、生物には最初からその種ないし個体に特有の寿命が定められており、しかるべき時がくると、時限装置が作動して個体を老化させ、死に至らしめることになる。

遺伝子だけが老化と死のすべての原因を握っているとはかぎらないが、遺伝子を基準にこの問題を考えた場合、「プログラムされた老化と死」という可能性が浮上してくるのはもはや避けがたいこと、と言っていいだろう。

後天的老化説・その一　遺伝子エラー説

・遺伝子の正体　ＤＮＡの構造

はたして、人間には、遺伝子に刻まれたいわゆる「定命」などというものはあるのだろうか？それとも老化や死はあくまでも後天的な事故にすぎないのだろうか？

恐らく、それを断定することは誰にもできないだろう。老化という現象は、あまりにも複雑でさまざまな局面を持ち、そのそれぞれにおいて、老化や死がプログラムされているものであることを示す証拠、それに反する証拠が見いだされているからである。

その中で、何を老化の第一の原因とみなすかについては、各研究者の立場によって千差万別だが、ここでは、まず老化の後天説の中から、「遺伝子エラー説」と呼ばれるものを取り上げてみよう。これは、ある意味では、後にご紹介する各論の土台ともなる大枠そのものに相当する主張であり、先にこれに触れておくと、後々話がしやすいからでもある。

これがどのような説であるかを理解するためには、順序として、遺伝子というものの構造を理解しておかなければならない。

遺伝子とは、あらゆる生命の設計図である。それは、あなたの体を構成する細胞の大半のものの中心、細胞核と呼ばれる部分の中に畳み込まれている。

遺伝子の本体は、先にも述べたようにＤＮＡ（デオキシリボ核酸）と呼ばれる化学物質である。ＤＮＡは、ヌクレオチドと呼ばれる物質が鎖状に長く連なったものだ。個々のヌクレオチドは、一個の塩基、一個の五炭糖、一個のリン酸からなり、塩基にはアデニン（Ａ）、チミン（Ｔ）、グアニン（Ｇ）、シトシン（Ｃ）の四種類がある。この四種類の塩基がいわば遺伝情報のアルファベットに相当する。すなわち、この内三つの塩基が並ぶとある特定のアミノ酸を意味することになるわけだ。ヒトの体は基本的にタンパク質からなり、そのタンパク質は二〇種類のアミノ酸からなる。これは地球上のあらゆる生物において共通しており、わずか二〇種類のアミノ酸で、ウイルスからヒトまですべての生物の体を作り上げ、それを生かすことができるのである。

さて、ＤＮＡの基本構造をイメージするには、らせん状によじれたファスナーを思い浮かべればいいだろう。この内、ファスナーのテープにあたる部分がリン酸と五炭糖、爪にあたる部分が四種類の塩基である。通常のファスナーなら、片側のテープには凸、もう片側のテープには凹の爪だけが並び、この配列には何の情報も含まれない。しかし、ここで爪の種類が四つあり、これらの爪が特定の相手としかかみ合わない――AはT、GはCとのみかみ合う――となると、話は別である。

通常、ヒト一人の遺伝子の完全セット、すなわちヒトゲノムは、三〇億の塩基が片側のテープの上に並んでいる。もっとも、本当に三〇億の塩基を一本のテープにしてしまったら、その長さは二メートル以上になるので、これらはいくつもの小さな塊に分割されている。これが、「染色体」と呼ばれるものである。ふだん、細胞核の中ではDNAはだらりとほどけた糸の塊のようになっているが、細胞が分裂する時にはこれが小さくまとまり、ヒトの場合は細胞核一つにつき四六本の染色体が姿を現す。ただし、ヒト一人分のゲノムは一組で染色体二三本分である。つまり、細胞核一個の中には、父親由来のものと母親から来たものと、二セット分のゲノムが入っているわけである。そして、それぞれの染色体が自分自身を複製し、二つの新しい細胞に分かれて行くのである。

この時、四種類の塩基の存在が情報の媒体としてものを言う。片方に凹、もう片方に凸しか並んでいなければ、どんな情報も表すことができないが、凹と凸が入り混じって並ぶことが許されれば、それだけで、どんな情報もコード化して表すことができる。実際、コンピュータの中でも、すべてのデータは0と1だけで表現されている。ましてや、DNAには四種類の「文字」がある。

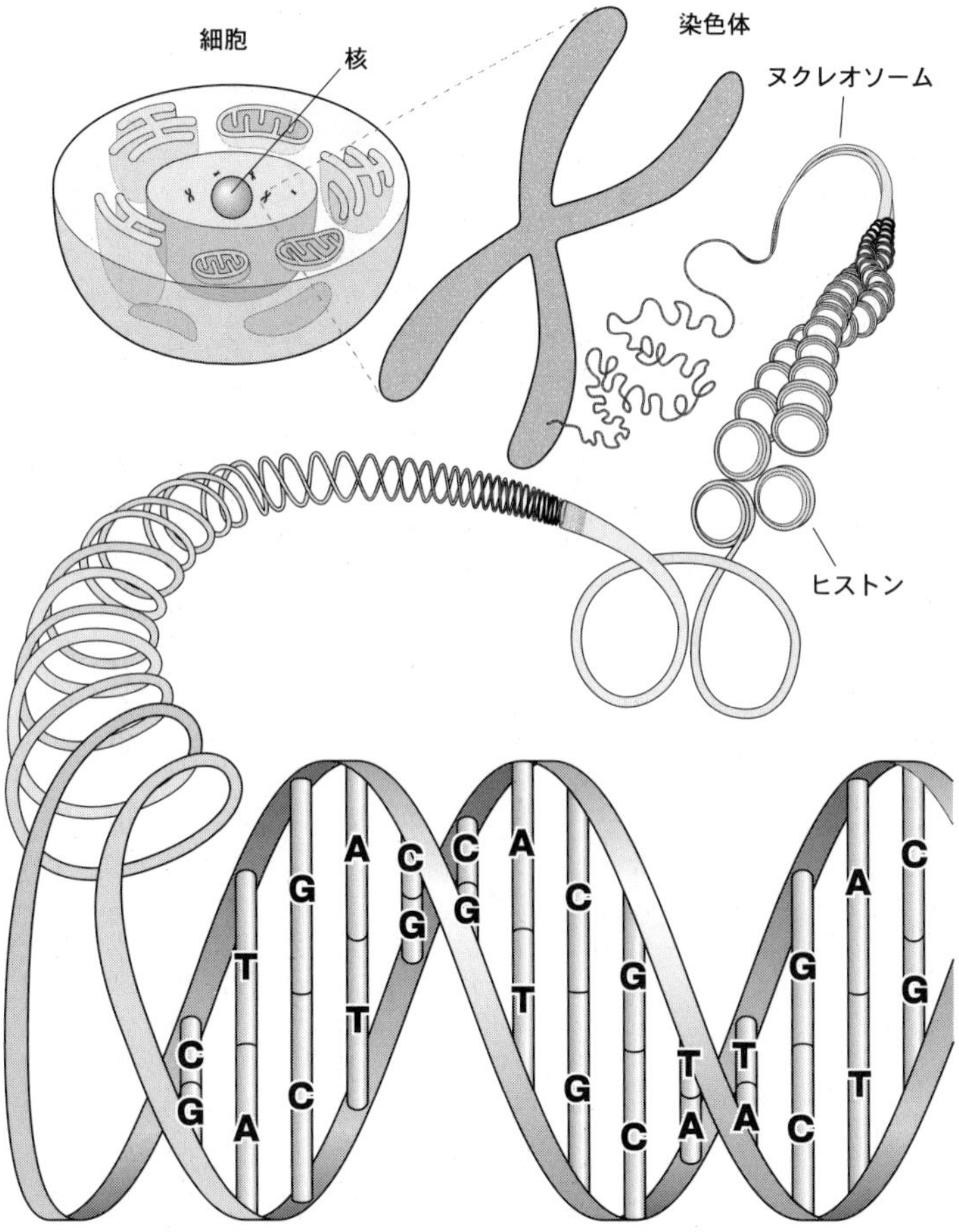

【図解・DNAの構造】

この文字の組み合わせが、遺伝情報という文章になるわけだ。

ヒトゲノムの上には推定最大三万五〇〇〇、最新の見積りでは二万三〇〇〇前後の遺伝子が並び、そのそれぞれが数千から数万個の塩基で記された遺伝情報、つまりアミノ酸の配列に関する情報を内蔵している。さらに、最近の研究によれば、これまで何の情報も持っていないと考えられていたヒトゲノムの大部分をしめるブランク領域の内、少なくとも七〇パーセントは、遺伝情報の発現調節などに欠くことのできない働きを担っているという。これらすべてをあわせたものがヒトゲノムだが、ヒトからヒトが生まれるためには、このゲノム全部が誤りなくコピーされ、正確に次の世代に受け継がれていかなければならない。

しかし、AはTとのみ、GはCとのみかみ合うというDNA本来の性質さえあれば、どれだけ大きな遺伝情報でも正確にコピーが可能である。DNAはまさにファスナーと同じく、複製される際には左右のテープが分かれ、塩基配列が剥き出しになる。そして、この塩基配列を「鋳型」にして、この塩基配列としかかみ合わないもう一方のテープを正確に復元できる、というわけである。

・コピー・ミスは進化の原動力

もっとも、これが本当に一〇〇％正確な複製過程であったとしたら、今この地球上にこれだけたくさんの生物種があふれかえることもなかったはずだ。地球上に初めて登場した最初の遺伝子、あるいは自己複製能力をもった分子の正確なコピーだけが際限なく増えつづけるだけだっただろう。

しかし、生命にとって幸いなことに、ゲノムには必ず一定の比率でエラー（コピー・ミス）が生じる。AとT、GとCは本来互いの分子の形の違いによってかみ合うのだが、ごくまれにこの凹凸がうまく合わず、違う塩基同士の結合が起きてしまうのである。ヒトゲノムにはこのようなミスを修復する酵素を作る遺伝子も含まれており、ミスは発見されしだいデバッギングされる仕組みにはなっているが、それでも、長い時間の間には必ずこのようなミスが定着してしまう。精子や卵のような生殖細胞のゲノムの上にこのようなミスが起こった場合、それは遺伝情報の書き換えがそこで起こったこと、つまり、これまでになかった遺伝子が誕生したことを意味する。すなわち、これが「突然変異」である。

実際にアミノ酸の一個や二個が入れ代わったところで、その遺伝子が作りだすタンパク質の機能にそれほど大きな違いが生じるわけではない。つまり、たいがいの突然変異はその個体にとって有害でも有益でもない、中立的なものである。したがって、ある生物種の中には、見かけ上はっきりした個体差というほどのものにはならなくとも、実は個々の遺伝子レベルでみれば、非常に多種多様な突然変異が含まれているはずだ。例えば、人間の顔だちや性格などといったごくパーソナルな個体差、いわゆる「個性」も、実際には一人一人が持つこのような無数の小さな突然変異の積み重ねと考えられる。

そしてある時、外部環境に大きな変動が起こり、その生物種のほとんどが死滅してしまうような危機が訪れたとしよう。しかし、たまたま種の中には、小さいけれども決定的に重要な突然変異型――例えば、他の個体が消化しにくい食べ物を消化できるような酵素を作ることができる、というような型が混じっており、この型だけが新しい環境に適応する高い能力を持っていた。そこで、この系統の子孫のみがこの危機を生き延びて繁栄し、大きな空白が生じた生態系の中に進出して急激にたくさんの新種を生み出し、生態系の支配者となる。これこそが進化の本質である。コピー・ミスなくして生命の進化はない。

・老化もコピー・ミスが原因？

このように、種のレベルでは、生殖細胞のゲノムに起こるコピー・ミスこそ進化の原動力であると言える。だが、個体レベルで言えば、遺伝子の上に起こるエラー、つまりコピー・ミスや物理的な損傷は、決して有り難いばかりのものではない。

個々の細胞においては、どこにも問題のない、正しいプログラムを保持したゲノムが内蔵されていることが望ましいのは言うまでもない。基本的な代謝のメカニズムにかかわる遺伝情報に大きなミスが起こってしまっては、その細胞は個体の生存の足を引っ張る役にしかたたない。だが、残念ながらＤＮＡという物質は物理的にはきわめて脆弱で、生体内外のさまざまな環境要因によってどんどん傷が増えて行く。例えば、ヒトの平均体温である三七℃という温度は、すでにＤＮ

Aの保存に好適な温度とは言えず、この温度下におかれたDNAには、自然に次のような化学反応が起こる。たとえば、水素イオンによってアデニン、グアニンがDNA本体から切り離されてしまう「脱プリン反応」は一ゲノムあたり一日平均二万箇所、水が作用してシトシン、アデニン、グアニンを別の物質に変えてしまう「脱アミノ反応」は一ゲノムあたり一日に二〇〇個と言われる。

また、紫外線の照射を受けたり、次節に述べるように活性酸素に触れたりしても、DNAはごく簡単にぼろぼろになり、多くの場合細胞は死んでしまう。ヒトゲノム内にこれらを修復する、DNAポリメラーゼと呼ばれる酵素（さまざまな機能別に少なくとも一二種類が存在する）の遺伝子が含まれていなければ、ヒトは生殖年齢に達する前に全個体が死に絶えてしまうだろう。もし仮に、これらの遺伝子損傷要因をすべてシャットアウトできたとしても、細胞が分裂する際に生じる確率的なコピー・ミスだけは消しようがない。

こうして、たとえ個体発生の初期段階では健全なゲノムを持っていた人間でも、成長し、個体として成熟して行く過程でコピー・ミスや損傷がゲノムの上に蓄えられて行くにつれて、次第に機能低下をきたすようになり、これが体に老化を引き起こす原因となる、というのが「エラー説」である。

DNAという分子の構造が決定されたのが一九五三年、そして、三つ一組の塩基配列のどれが何のアミノ酸に対応しているか、ということがすべて判明したのが一九六六年のことであり、厳密に言えば、遺伝子がどのように自己複製を行い、どうやって具体的に遺伝情報が生物の形質につながって行くのか、その全容は今なお研究途上にある。しかし、ＤＮＡの構造解明前夜の一九五二年、早くも英オックスフォード大学のピーター・メダワーは、遺伝子に起こるエラーがヒトを老化させるという仮説を発表した。時とともにこの説を支持する研究者もしだいに増え、一九六二年には、旧ソ連のゾヴェス・メドヴェジェフが、また、一九六三年にはアメリカのレスリー・オーゲルが、それぞれ同様の説を唱えている。もちろん、いまだこの時点では、原理的にその可能性が示唆されたにとどまり、その具体的な機構については何も言及はないが、その後、この仮説を原点として踏襲しつつ、各論としてより具体的な老化理論が次々に登場することとなったのである。

後天的老化説・その二　フリー・ラジカル説

・フリー・ラジカルとは何か

後天的老化の具体的メカニズムに踏み込んだ仮説にも、著名なものは数多いが、その中でも、とりわけ物証が多く、具体的な老化への影響が確認されているものに、この「フリー・ラジカル説」がある。少し話が化学方面に踏みこむが、この節だけ我慢していただきたい。

分子というのは原子が複数化学結合したものだ。そして、化学結合というのは、原子核の周囲をめぐる電子の軌道に空きがある時、ここに他の空きを持つ原子の電子が入り込んでそれぞれが相手の空きを補い、うまくペアになることによって起こる。

例えば、水素原子は、プラスの電気を持つ陽子一個からなる原子核の周囲を、マイナスの電気を持つ電子がめぐっており、全体でプラス・マイナスがゼロとなっている。だが、実は、電子の軌道には定員があり、もっとも内側の電子軌道は本来定員が二個である。したがって水素の電子は、本来の状態では、ペアになる相手を持たないことになる。このように、相手のいない電子を「不対電子」といい、不対電子を持つ（したがって、電子軌道に空きのある他の原子とすぐに結合できる状態の）原子ないし複数の原子からなる化合物を「フリー・ラジカル」、あるいは「遊離基」と呼ぶ。

フリー・ラジカルは、電子の結合エネルギーを上回るだけのエネルギーを電子軌道に吸収させることによって、簡単に作ることができる。一般には、短い波長の電磁波を分子に照射するという方法が用いられるが、別にそんな事をしなくとも、細胞内で代謝活動が行われる際には、一連の化学反応の中から、何種類ものフリー・ラジカルが生じている。そして、その中でもとりわけ危険なものが、酸素のフリー・ラジカルなのである。

ヒトは呼吸によって体の外から酸素を取り入れ、これは血液によって全身の隅々にまで運ばれ、個々の細胞の中で――より厳密に言えば細胞内の小器官、ミトコンドリアの中で糖を分解（燃焼）させ、エネルギーに変えるのに用いられる。そして、最終的に酸素は水素と結びついて水になるが、この過程で、スーパーオキシド・ラジカル、およびヒドロキシル・ラジカルと呼ばれる二種類の酸素フリー・ラジカルが発生する。また、この他、厳密にはフリー・ラジカルではないが、一重項酸素や過酸化水素のように活性の高い物質も生成される。

もちろん、これらの物質は、本来それなりの役割をになって生産されるものだ。活性の高いフリー・ラジカルだから、確実に他の物質と結びついて化学反応を起こし、その過程で放出される余分なエネルギーが、人体を動かす原動力となるのである。人体に取り込まれた酸素の内、少なくとも五%はフリー・ラジカルに変えられているという。ただ、問題は、生産された酸素フリー・ラジカルがすべて消費されてエネルギー生産に回されるわけではなく、その内の一定量がどうしても反応系から漏れだしてしまう、という点にある。酸素フリー・ラジカル、あるいはその類似物質は、自分自身の不対電子のペアを求めて強引に他の安定した物質を破壊し、そこから電子を奪うことによって相手をフリー・ラジカルにしてしまう。すると、今度はその物質がさらに相手を求めて周囲の物質を破壊するという連鎖反応を引き起こす。こうして、細胞内に放出された酸素フリー・ラジカルは遺伝子もタンパク質もおかまいなしに片っ端から破壊し、その機能を停止させてしまう。

・超危険物質「酸素」の出現

われわれがふだんその事実を認識することはまずないが、実は酸素というのは、本来生命にと

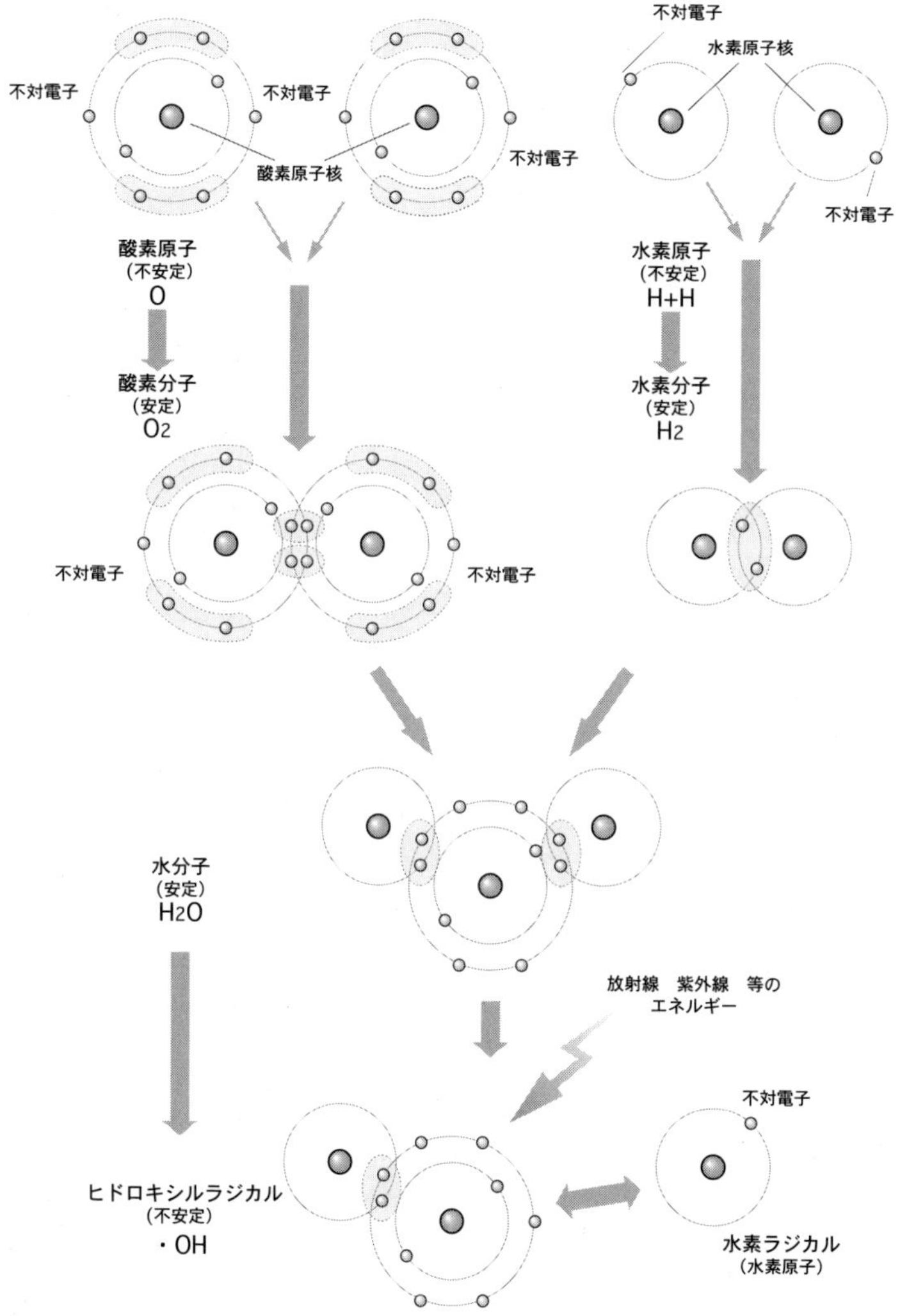
不対電子
水素原子核
不対電子
不対電子
酸素原子核
不対電子
不対電子
酸素原子
(不安定)
O
酸素分子
(安定)
O2
水素原子
(不安定)
H+H
水素分子
(安定)
H2
不対電子
不対電子
水分子
(安定)
H2O
放射線　紫外線　等の
エネルギー
不対電子
ヒドロキシルラジカル
(不安定)
・OH
水素ラジカル
(水素原子)

【図解・フリー・ラジカル】

ってはきわめて有害な物質だ。酸素は他の物質と結合して酸化させてしまう性質を持つ。酸化が急激に進み、大量の化学エネルギーが発生する現象が「燃焼」である。われわれの体内で起こっているエネルギー生産反応も、つまりはこの燃焼に他ならない。われわれの体温はこうして生まれているわけである。

金属も錆びさせ、ぼろぼろにしてしまう危険な酸素は、もともと地球上に単独で存在する元素ではなかった。たとえ何らかの原因で自然に遊離した酸素が形成されたとしても、それは急速に周囲の物質を酸化させ、安定した形に変わってしまっただろう。地球が誕生したのが今からおよそ四六億年前。その内、最初の六億年は微惑星（地球の原材料となった微細な天体）の衝突による地球の成長と、二酸化炭素や水蒸気による分厚い大気の形成、海の形成などに費やされ、海が出来上がると、今度はその海に大量の二酸化炭素が吸収されて、およそ四〇億年前、地球は安定した状態に達した。この時、地球の大気の成分は窒素と二酸化炭素が主体であり、化学的な平衡状態にあった。つまり、これが地球本来のいちばん落ちついた姿で、本当ならば地球の大気はこれ以上どう変わりようもなかったはずなのである。

しかし、地球環境が安定した直後から、地球には生命と呼ばれる奇妙な自己複製・代謝系がわいて出た。彼らは当初、自分たちが生きていくのに必要なエネルギーを獲得するため、「発酵」という方法を主に用いていた。これは、自然界において生命の重要な栄養素であるグルコースを分解するのに、その分子の一部を切り取り、それを酵素のように用いて残りの部分を分解するという方法である。

生命の中でエネルギーを実際に担って運搬する機能を持つ分子、いわば生命のエネルギー通貨に相当する分子はATP（アデノシン三リン酸）と呼ばれるが、通常の発酵プロセスでは、一個のグルコースを分解してもATPは二個しか発生しない。効率は非常に悪いが、この過程からは副産物としてエチルアルコールが発生する。自宅で甘酒を作られる方ならよくご存じのことと思うが、飯と酵母を混ぜたものを密閉容器に入れて温かいところに置いておくと、酵母はデンプンを分解して糖に変え、さらにそれを分解してエネルギーを獲得し、アルコールを作る。この過程で酸素はまったく必要ない。と言うより、酵母が順調に活動する上でむしろ酸素は邪魔になる。

ところが、やがて地球上に、「光合成」を行う生命が現れた。彼らは地上に豊富に降り注ぐ太陽エネルギーを利用して、大気中の二酸化炭素を分解し、自分に必要な栄養を自分で作りだすことができるようになった。とは言っても、別にその方法が従来の発酵型生物を駆逐してしまうほど圧倒的に有利、というわけではない。彼らはたまたま太陽の光が豊富な海面近くという環境にもっとも適した代謝の方法を編み出したというだけの話で、光合成を行う必要のない、光の届かない世界では、相変わらず発酵型代謝を行う生物が幅をきかせていた。

ただ一つ、光合成生物の登場は、思わぬ副次効果を地球環境にもたらした。発酵生物がアルコールを放出するように、光合成生物は酸素という有害物質を生み出し、環境を汚染し始めたのである。

もちろん、最初の内は、遊離酸素が放出される端から、周囲の海中に豊富にある鉄などのバッファーに吸収され、大した影響も及ぼさなかった。しかし、今からおよそ二五億年前、地球の冷却過程が進むに従い、地球内部の物質分布が変わり、軽い物質が大量に浮上して現在の大陸地殻を形成すると、新たに誕生した恒久的な大陸から周囲の浅海に大量のミネラルが流れ込み、この環境変動に乗じて光合成生物も爆発的に増大した。その結果、大気中の酸素濃度が急激に上昇し、生命にとって大気は危険なものとなって行った。

そして、この時、生存戦略の大転換を試みる新しいタイプの生物が登場した。すなわち酸素呼吸生物である。

・酸素呼吸という大発明

酸素は何でも燃やし、大量のエネルギーを発生させる。もし、グルコース分子を外から取り込んだ酸素で燃やすことができれば、この一回の反応から生じるＡＴＰは三八個。無酸素発酵の時の実に一九倍の効率アップである。これにより、これまでの顕微鏡的サイズの単細胞生物は、より巨大な細胞を持ったり、あるいは多数の細胞が集まった多細胞生物へと進化する余地を獲得することとなる。ただし、危険きわまりない酸素を細胞内に呼び込むことにより、これまで、細胞の中に裸のままごちゃごちゃと固まって浮かんでいたゲノムは、厳重にパックして酸素から隔離する必要が生じた。こうして、細胞膜の内側にもう一つの膜ができ、この中にゲノムが収納されるという、新しいタイプの細胞が登場する。これが、いわゆる「細胞核」であり、従来の明確な細胞核を持たない生物を「原核生物」、細胞核を持つ生物を「真核生物」と呼ぶ。史上最初の真核生物とされる単細胞藻類グリパニアは、およそ二〇億年前の岩石中から化石が発見されるが、すでにこの生物は長さ数センチにおよぶ細長いコイル状の細胞を備えている。もっとも、この時、あえてそんな危険を冒すことなく、長年培われてきた信頼性の高い発酵型エネルギー生産法を踏襲することを選んだ生物も多数おり、彼らは現在も嫌気的環境の中に普通に見られる。

こうして、生命は危険な酸素をうまく利用し、それと共存することで、非常に高い生理活性を持ち、高度な体制を備えることができるようになった。だが、その一方、酸素によるタンパク質や遺伝子の破壊という宿命をも受け入れざるを得なくなり、老化という大きな代償を——酸素がたしかに生命を老化させる真犯人であるとしてだが——支払わなければならなくなったのである。恐らく、初期の酸素呼吸生物は、酸素フリー・ラジカルによって大きなダメージをこうむり、これが淘汰圧となって、酸素フリー・ラジカルに対する防御手段をも急速に進化させたことだろう。現在、酸素呼吸生物はいずれも、酸素フリー・ラジカルを無害化する酵素の生産能力を備えている。しかし、それでもカバーしきれない酸素フリー・ラジカルにより、生命が加齢とともに内側から蝕まれ、老化のプロセスが進行していることは、近年の多くの研究結果が示している（次章参照）。

科学史上、最初に酸素フリー・ラジカルの危険性に着目し、一九五六年、これを老化の原因と特定する仮説を発表したのは、ネブラスカ大学のデナム・ハーマンであった。以降、この仮説は広範な支持を集め、現在、後天的老化説の中の重要な一翼を担っている。

後天的老化説・その三　架橋説

・生体分子の働きは形で決まる

分子レベルで、ヒト（あるいはすべての生命）の生理活性が本来のレベルを維持し、順調に働き続けていれば、その個体は健康であるとはみなされても、老化したとは言われない。遺伝子からの情報が正確に読みだされ、しかるべき時に必要なアミノ酸が集められて必要なタンパク質が合成され、それが正常に機能しているかぎり、ヒトは何ら問題なく、もちろん老人特有の機能低下に見舞われることもなく生きつづけることができる。

では、それらの分子の機能を保証しているものとは何だろうか？　それは、分子の「形」である。

ＤＮＡによる遺伝情報システムの中核をなす、四種類の塩基の相補性、つまりアデニンはチミンと、グアニンはシトシンとのみかみ合うという性質は、つまるところそれぞれの塩基分子の三次元的な凹凸の形状によって決定される。この意味において、まさにＤＮＡは四種類の爪を持つファスナーそのものと言ってよい。

その塩基が三つ並んで特定のアミノ酸を指定する、トリプレット情報システムも、結局は三個（おもに最初の二個）の塩基の配列が作りだす凹凸によって決まった、というのが、今のところもっとも有力な仮説である。

そして、アミノ酸が多数集まって作りあげるタンパク質の機能も、やはり三次元的な形によって決まる、というのが現代の生化学の基本認識である。こう考えると、人体とはDNAからタンパク質まで、無数のレゴ・ブロックによって組み立てられた巨大な分子機械に他ならないとも言える。

したがって、人体の健康を維持し、肉体を若く保つには、あらゆる分子の三次元的形態の正確さを失わないことが何より重要となってくる。

ヒトゲノム解読の進展にともない、近年では特定の病気に関連する遺伝子の上のピンポイント（一塩基のみ）の変異、いわゆるSNP（スニップス）に注目が集まっている。ファスナーの爪が一個くらい歪んでいても、強引に閉めれば閉まってしまうように、DNAの塩基配列がたまたまコピー・ミスによって一塩基だけ狂ってしまっても、そこから生成されるタンパク質の形には大きな違いは現れない。したがって、先にも述べたように、この種のわずかな構造の違いを内包したタンパク質の変異型はつねに、無数に種の中に広がっている。しかし、そのわずかな違いが、病気の起こりやすさや、場合によっては寿命の長さにも大きく係わってくる場合がある。また、特定のSNPの有無によって、体内に入った特定の病気の治療薬の効き目がまったく違ってくることもある。したがって、各個人の特定ＳＮＰを調べて病気にかかる確率や病気のタイプ、薬の効きなどを事前に調べ、その人に一番あった治療法を決定する、オーダーメイド医療が今後は一般化するだろう。

生体分子において、形とはこれほど重要なものである。形こそは生体分子の機能そのものであり、その形が崩れれば生命活動を維持することは困難になる。

そして、まさにこれこそが老化の原因である、というのが、一九六八年、米ウィスコンシン大学のヨハン・ビョルクステンによって提唱された「架橋説」である。

・分子間にかかる「橋」がヒトを老化させる

通常タンパク質分子は、その末端のシステイン残基の部分でジスルフィド結合と呼ばれる方法により、他のタンパク質分子と結びついている。これは一種の分子間架橋（クロス・リンキング）であり、正常な状態では、タンパク質にはこれ以外の架橋は生じない。

だが、ビョルクステンによれば、ヒトの加齢とともに、タンパク質分子の間に、アミノカルボニル反応（メイラード反応ともいう。タンパク質やアミノ酸の間をブドウ糖、果糖などが結び付け、色を褐色に変える反応。要するに焼き鳥がキツネ色になる反応）によって本来のものとは違うよけいな架橋がかかり、それによって分子の形が変わるとともにその可動性も大きく損なってしまう。これと同様、ＤＮＡそれ自体にも糖による余分な修飾が起こってその機能が阻害され、

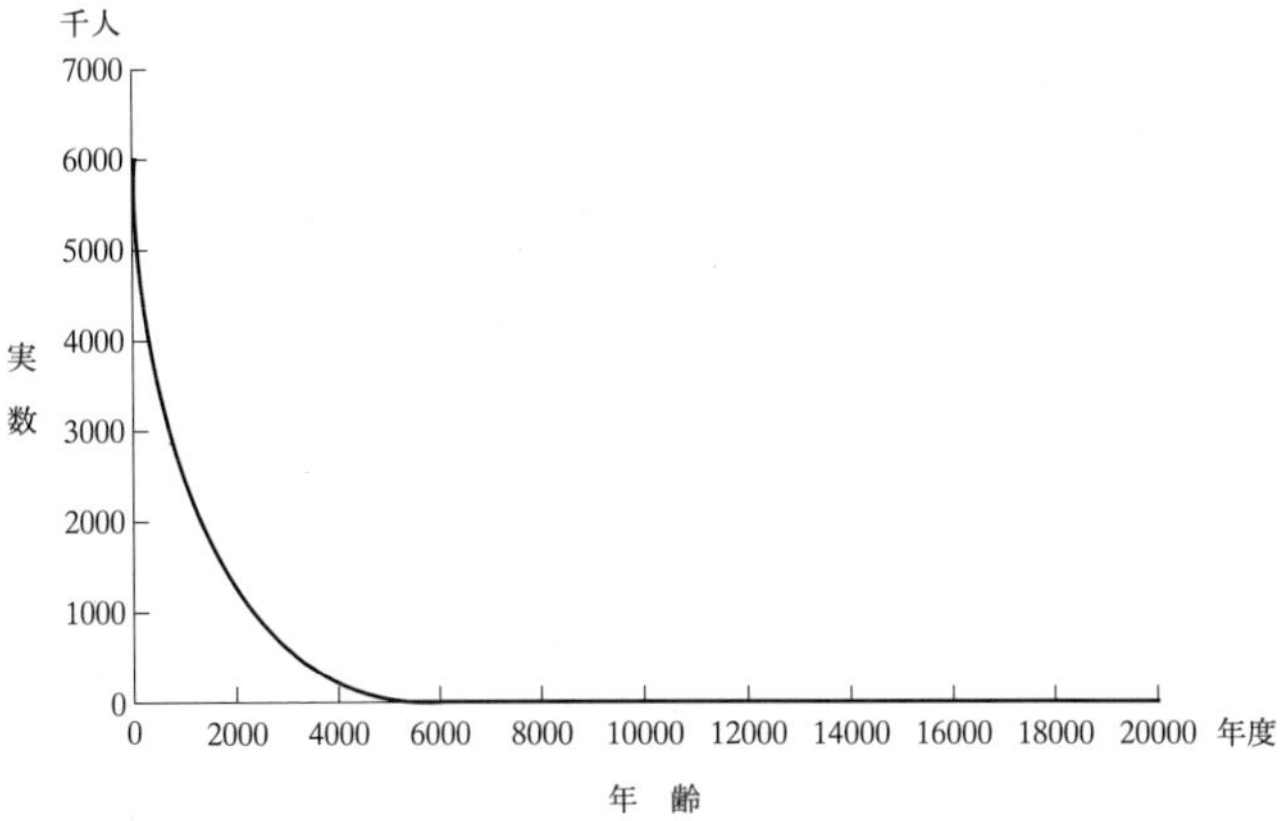

ヒトの生存曲線（『死と老化の生物学』アンドレ・クラルスフェルド、フレデリック・ルヴァ著より）

正常なタンパク質の生産が不可能になる。その結果、体全体の機能が衰え、老化が進行するというのである。

さらに、ビョルクステンの主張のユニークな点は、この仮説と同時に老化のプロセスをくい止める方法をも提唱したことだった。すなわち、アミノカルボニル反応による不要な架橋を切り離す酵素を投入することにより、老化そのものが停止し、人間は事故ないし致命的な病気によって死ぬまで、男性で平均八〇〇歳、女性で二四〇〇歳まで生きることが可能になるという。ちなみに、男性の方が女性よりずっと短命なのは、男の方がそれだけ外で事故に合う確率が高いからだそうである。これは当時の男女の社会的地位に関する通念を反映した推定値で、現在ならば、当然また別な推定値が出ることだろう。実際に、完全に確率的にのみヒトの寿命が決まるという前提のもとに、ヒトの生存曲線を割り出した研究者もおり、それによれば、ヒトの最高齢者は一万五〇〇〇才を超えるという。

現時点において、分子間架橋のみを老化の真の、唯一の原因と考える研究者はほとんどいないが、表皮細胞中のコラーゲンにおいて、実際に加齢とともに多くの架橋が生じていたり、脳の神経細胞内部でも同様の現象が起こっていることはよく知られており、これが肉体的老化の重要なプロセスに関連していることは間違いない。

後天的老化説・その四　免疫不全説

・自己と非自己を見分けるシステム

免疫とは、よく知られているように、体が外部から侵入する病原体や異物を撃退する自己防衛システムである。恐らくそれは、人体に備わったもっとも複雑巨大な生理機能で、とてもその全貌を簡単に説明することはできないが、免疫には大別して、「自然免疫系」と「獲得免疫系」の二種類が存在する。

この内、自然免疫系は、人体に常備され、広範囲な侵入物に対処する防衛システムで、リンパ球の一種であるマクロファージ、ナチュラル・キラー細胞、あるいはインターフェロンや補体などの物質からなり、これらの細胞が常時体内を循環しては細菌や異物を排除する。

一方、獲得免疫系は、自然免疫系では対処できないほど強力な病原体が侵入してきた時に発動する戦時体制の防衛システムで、こちらの主役はリンパ球T細胞とB細胞である。

B細胞は骨髄の中で生産され、これは特定の病原体に対する抗体を作って放出する機能を持つ。一方、T細胞は、B細胞が胸腺に移動し、ここで成熟して誕生する。この細胞は、「自分」という肉体に属する細胞と侵入者とを見分ける機能を持ち、特にこの能力を持つものをヘルパーT細胞と呼ぶ。ヒトの細胞の表面にはヒト特異抗原（HLA）と呼ばれる特殊なタンパク質が存在する。このタンパク質はヒト一人一人においてみな形が違い、いわば自分と他人とを見分ける名札のような機能を果している。ヘルパーT細胞は胸腺の中で、この自分と他人の見分け方をたたき込まれ、体内のパトロールに出発し、ここで未知の病原体と遭遇すると、リンフォカインと呼ばれる警報物質を放出する。これを受け取ったB細胞は、この新顔の侵入者に対抗できる抗体を生産して大量にばらまくのである。また、これとは別に、キラーT細胞と呼ばれるリンパ球は自力で病原体を攻撃し、これを捕食する。

このように、免疫系とは、本来自分と自分以外のものをはっきり識別し、自分以外のものだけを攻撃することを鉄則とする。だから、臓器移植を行った時には、被移植者の免疫系が、移植された他人の臓器を敵と認識して攻撃し、いわゆる「拒絶反応」が起こるのである。そのため、臓器移植の際には、免疫系の働きを弱める免疫抑制剤を投与し、被移植者はその後ずっとその薬を使用し続けなければならない。これにより、被移植者は感染症に対する抵抗力が非常に低下し、簡単に肺炎などにかかってしまうのである。

だが、免疫系の基本中の基本である、自己と他者を見分ける能力は、加齢とともにしだいに衰えて行く。その結果、自分も他人も見境なしに免疫系が攻撃を開始し、自分の体を痛めつけて行く、いわゆる「自己免疫疾患」が年齢とともに増えて行くのである。自己免疫疾患にもさまざまなタイプがあり、中には、全身性エリテマトーデス（紅斑性狼瘡）などのように、遺伝的原因によって二〇代の女性に多発するものもあるが、リューマチなどは加齢とともに発病が増える典型的な自己免疫疾患と言っていい。

加齢とともに免疫系が狂いはじめる大きな理由の一つは、T細胞をプログラムする胸腺が年齢とともに萎縮することにある。一〇代までは、胸腺は二五〇グラム近くあり、活発に活動しているが、その後急速に縮んで行き、六〇代には平均三グラムと、ほとんど痕跡程度にしか残っていない。その結果、老人の血液中からは各種T細胞が大幅に減り、さらに、プログラムの狂ったT細胞が自分自身の臓器に食い入って組織を破壊する例が往々にして見られる。

・老化とは自己免疫疾患であるという仮説

一九七四年、カリフォルニア大学ロサンゼルス校のR・L・ウォルフォードは、加齢とともに体の免疫機構が低下し、自己抗原に反応する抗体が生産されることが老化のおもな原因であるとする説を発表し、免疫系と老化のメカニズムの関連に注目が集まった。その後、免疫系のシステム・ダウンが具体的にどのように老化に結びつくのかという研究が全世界の研究者によって継続

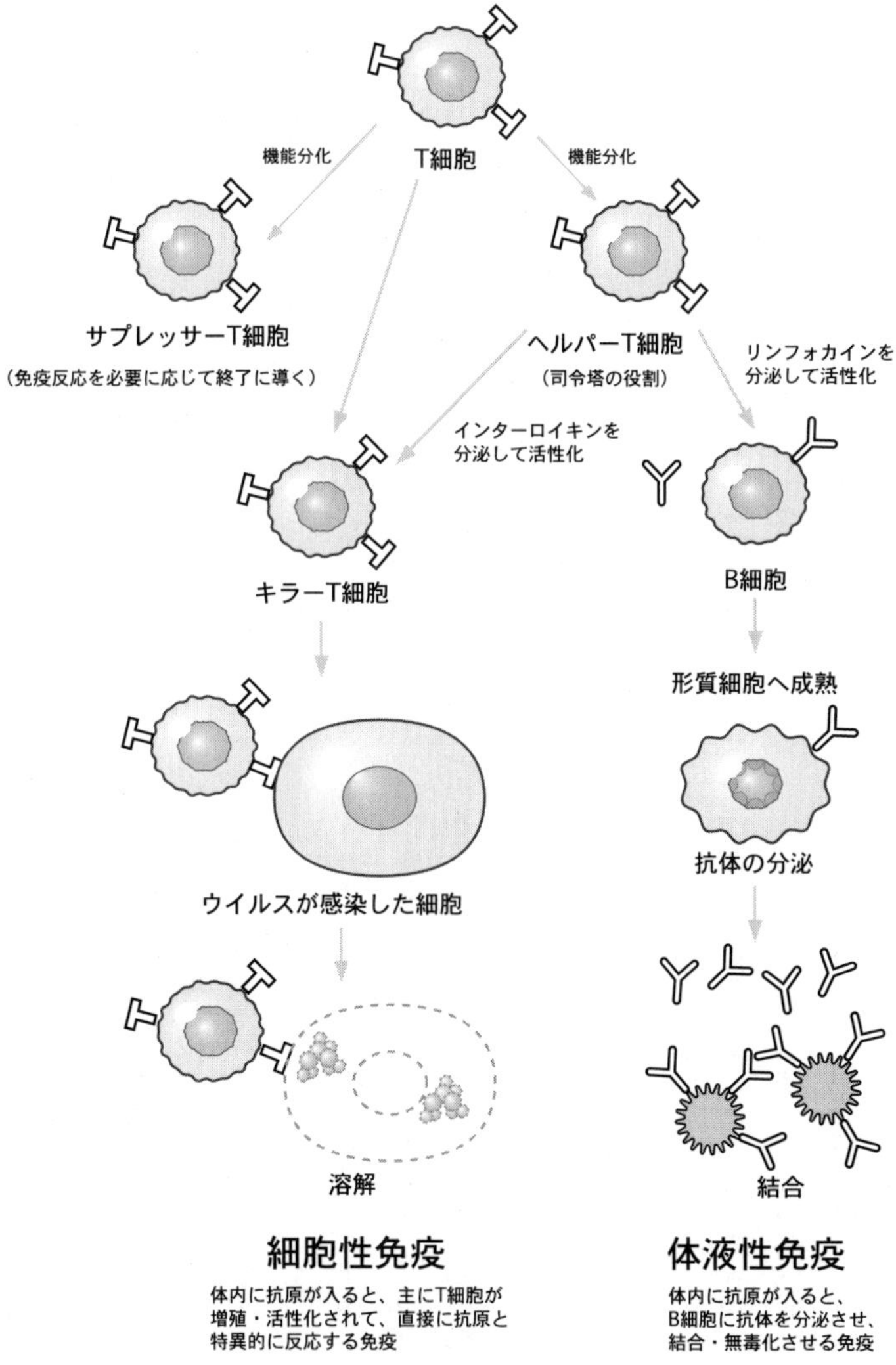
T細胞
機能分化
機能分化
サプレッサーT細胞
（免疫反応を必要に応じて終了に導く）
ヘルパーT細胞
（司令塔の役割）
リンフォカインを
分泌して活性化
インターロイキンを
分泌して活性化
キラーT細胞
B細胞
形質細胞へ成熟
抗体の分泌
ウイルスが感染した細胞
溶解
結合
細胞性免疫
体内に抗原が入ると、主にT細胞が
増殖・活性化されて、直接に抗原と
特異的に反応する免疫
体液性免疫
体内に抗原が入ると、
B細胞に抗体を分泌させ、
結合・無毒化させる免疫

【図解・獲得免疫系のしくみ】

されているが、免疫系があまりにも複雑巨大なシステムであるため、なかなかその全貌は見えてこない。

例えば、加齢にともなう胸腺の萎縮がどうして起こるのか、免疫系を正常に維持するためにはぜひ必要なこの器官がなぜ萎縮してしまうのか、その理由も具体的なメカニズムについても今のところわかっていない。生物の体内には、しかるべき時がくると特定の組織の細胞を自殺させてしまう機能が本来備わっており、この機能を「アポトーシス」と呼ぶ（これに対し、細胞が周囲の状況の悪化によって否応なく死に追いやられることを「ネクローシス」と呼ぶ）。アポトーシスは、個体発生の途上、よけいな細胞を自滅させることによって正常な器官の発育をうながす、といった具合に、それ自体重要な役割を持つ。例えばヒトの手は胚の段階では明確な指という構造を持たないが、発生途上で指の股にあたる四箇所の細胞がアポトーシスを起こすことにより、初めて残った部分が成長して指となる。

ところが、奇妙なことに、心筋細胞や神経細胞など、分裂能力を持たず、死んだら穴埋めがきかないような細胞まで同じくアポトーシス能力を持ち、発生段階終了後はただ死んで行くのみである。このように、死なれては困る細胞、その細胞が死滅すれば個体まで死んでしまう細胞の自殺を「アポビオーシス」と呼び、通常のアポトーシスと区別する。今話題にしている胸腺細胞も典型的なアポビオーシス細胞の一種であり、なぜ胸腺が萎縮するのかという問題は、なぜアポビオーシスなどという自殺プログラムがヒト（あるいは多くの生物種）に本来組み込まれているのか、という問題と同義である。

これに対し、このような機能はヒトが生殖年齢を過ぎ、もはや生きていても遺伝子の増幅という役に立たなくなった時、さっさと口べらしをするために仕組まれたものだ、という見解が存在する。これについては後に詳しく触れることとするが、ともあれ、通常その個体が健康で生殖能力を維持している間は、アポビオーシスを抑制する物質が体内で生産されており、加齢とともにその生産量が低下して行くというのはどうやら事実らしい。それを支持するようなデータも実際に公表されている。

また、これとは別に、加齢にともなって腸内細菌と免疫系との安定した共存関係がしだいに崩れ、免疫系の機能不全と自己免疫疾患を引き起こすという説もある。ヒトの腸内には膨大な数の細菌のコロニーが形成されており、これが食物を分解し、便を作るのに重要な役割を果している。これらは腸内にいるかぎり無害であり、腸内の上皮細胞によって体内から隔てられているが、年をとってこの防御がゆるむと、体が細菌との直接接触に反応して、血液中に抗体が増える。これが自己免疫疾患の引き金になるという説もある。

いずれにせよ、免疫機構の劣化が老化という現象の重要な一因であることだけは間違いないだろう。

・体の作る老廃物が自らを老化させる

生物の健康な細胞は、それ自体が一個の生命としてふるまう。もともと現在のあらゆる多細胞生物は、単細胞生物から進化したのだから、これは当然である。

個々の細胞は細胞膜で包まれているが、その細胞膜を通じて、細胞は外部から栄養を取り込み、細胞内でそれらをエネルギーに変えたり新しい細胞を構築する材料に用い、この過程でいらなくなったものを外部に排出する。つまり、細胞そのものも肉体と同じく新陳代謝を行っているわけである。

細胞内外への物質の搬入・搬出は、脂質の薄い細胞膜（七・五～一〇ナノメートル）を貫通する、特殊な運搬用タンパク質を通じて行われる。しかし、このタンパク質の機能も年齢とともに衰え、やがて細胞の中には代謝過程から生まれたさまざまな老廃物が蓄積し始める。例えば、高齢者の心筋や肝細胞の細胞質の中には、リポフスチン（別名老化色素）と呼ばれる色素の顆粒が多数見られ、場合によっては細胞質の容量の一〇％がリポフスチンだけで占められることもある。

この顆粒は、脂質の生産過程から出るさまざまな老廃物が固まったもので、本来なら細胞外に排出されるべきものが蓄積してできるものと見られる。また、タンパク質やＤＮＡの間に架橋を作る分子も、細胞内にできる老廃物の一種と言える。

このような老廃物が細胞の機能を衰えさせ、死に至らしめるというのが老廃物説で、米デューク大学のH・R・ヒルシュが一九七八年に提唱した。もっとも、当初細胞を老化させる上で大きな意味を持つと考えられたリポフスチンは、その後、むしろ細胞の老化にともなって生じるもので、老化の原因ではなく結果であるとみなされるに至っている。

後天的老化説・その六　ホルモン異常説

・老化の主犯は脳下垂体か、甲状腺か？

一九世紀末、性ホルモンが初めて注目を集めた当時、性ホルモンは人体の若さを保つための必須の物質であると考えられ、加齢によって性ホルモンの分泌が衰えることが老化の原因であるとみなされた。

しかし、内分泌系の研究が進み、さまざまなホルモンと加齢現象の関係が解明されて行くにつれ、性ホルモンを含め多くのホルモンは、生殖年齢を過ぎた個体に対しては、むしろ老化を促進させる方向に作用するものであることがわかった。精巣から抽出されたホルモン（あるいは精巣組織自体）を人体に入れることによって得られる回春効果は、ごく短期的なものでしかなかったのである。

今日、ホルモンが関与する老化のメカニズムにはいくつもの別系統の流れが存在することが判明しており、そのそれぞれに別個の名前がついている。

例えば、「下垂体ホルモン説」では、脳下垂体が体内の多くの内分泌腺を支配するゴナドトロピンなどのホルモンを分泌していることに注目し、ここが、結果的に老化を司る中心器官であると考えるものである。ラットにおいて脳下垂体を除去すると、たしかに性腺や尻尾のコラーゲン組織などの老化のペースが低下し、老化を遅らせることができるが、糖代謝を促進させる役割を持つ、生体に必須の副腎皮質ホルモンの分泌量まで低下するため、結果的に寿命は短くなってしまう。そこで、脳下垂体を除去し、副腎皮質ホルモンを外から補ってやると、ラットでは明らかに老化が遅れ、寿命が延びる。

甲状腺から分泌されるサイロキシンと呼ばれるホルモンは、全身の代謝レベルを向上させる機能を持つ。このホルモンの分泌が異常に亢進するとバセドー氏病などの病気が引き起こされるが、サイロキシンの分泌が低下すると代謝レベルも低下するため、細胞内の代謝にともなって生産される酸素フリー・ラジカルの量も低下し、これが老化にブレーキをかける、という見解もある。このサイロキシンの機能に注目したものが「甲状腺ホルモン説」である。

・それとも視床下部か?

視床下部から分泌される各種ホルモンを老化コントロールの主役とみなす「視床下部ホルモン説」には、さらにいくつかのバージョンがある。視床下部はいくつもの部位に分かれ、そのそれぞれが特定のホルモンを分泌しているが、これらの部位の加齢にともなう機能の低下速度にばらつきが生じる。その結果、視床下部ホルモンの分泌バランスが否応なく崩れ、体全体のコントロールがおかしくなり、老化のプロセスが始まる、というのが「視床下部不調和説」である。また、視床下部には体内の生理的周期を調節する、いわゆる体内時計の機能が存在するが、この機能が加齢とともに次第に狂い始め、全身に送られるホルモンや神経伝達物質の調整ができなくなる。こうして老化が始まるというのが「視床下部時計説」である。さらに、視床下部の機能を発動させる閾値が歳とともに変動し、視床下部の機能が鈍って老化が始まる、という説もある。

・死のホルモンとは何か

ホルモンと老化を関連づけるさまざまな仮説の中でも、とりわけホルモンの積極的関与を鮮明に打ち出した点で注目されるのが、一九七四年、ハーヴァード大学のドナー・デンクルによって提唱された「死のホルモン」仮説である。この仮説においては、ラットの脳下垂体から発見された、「酸素消費抑制ホルモン（DECO）」が老化現象の主役とされる。このホルモンは、ヒトにおいては思春期以降に、甲状腺ホルモンの刺激によって脳下垂体から分泌が始まり、生理活性を高める甲状腺ホルモンや成長ホルモンに対する体の感受性を低下させてしまう。つまり、このホルモンはヒトの成長を止め、活性を失わせるためのもので、この機能から別名「死のホルモン」とも呼ばれる。

ヒトの内分泌系もきわめて複雑巨大なシステムであり、そのどの部分がどのように老化につながるのか、まだまだその全容解明には時間がかかるだろう。その一部は互いに相反する機能をにない、あるいは複数のホルモンが共働して特定の機能を現すこともある。だが、いずれにせよ内分泌系が老化を具体的に支配するもっとも重要な要因の一つであり、その根底には、後天的と言うよりむしろ遺伝子レベルでのプログラムが関与していると見られる例が数多い。

後天的老化説・七　代謝レベル関与説

・「腹八分目」の教えは本当だった

一九三五年、米コーネル大学のクライド・マッケイらは、老化研究史上に名高い次のような研究データを発表した。マッケイらは、個体の成長と老化は表裏一体の同じ現象であると考え（当時としてはこれが常識であったが）、栄養を制限することによって個体の成長を遅らせれば、それだけ老化が遅れて寿命も延びるはずだと考えたのである。

彼らは、百匹ほどのラットを、離乳直後から必要最低限に近い量の餌しか与えないグループと、自由に餌を食べられるグループに分けて飼育した。さらにその後、食餌制限グループの内一部を三〇〇日で制限解除し、自由に餌を食べさせた。残りのものは食餌制限期間を五〇〇日、七〇〇日、一〇〇〇日まで伸ばし、それぞれのグループの寿命を調べた。

その結果、誕生直後から自由に餌を食べていたものは、最長でも九八〇日しか生きることができなかったが、食餌制限を行ったグループの内、三〇〇日、五〇〇日間制限されたものは最長一〇〇〇日生き、七〇〇日、一〇〇〇日間制限を続けたものはさらに顕著な延命効果を示し、最長一三二〇日も生きることができたという。ただし、生まれた直後から食餌制限を受けたグループは当然成長も著しく悪く、食餌制限なしのグループが体重四〇〇グラムまで育ったのに対し、食餌制限グループの体重は八〇グラムにしかならなかった。

このデータはその後の老化研究に大きな影響を与え、同様の実験がさまざまな動物に対して行われ、食餌制限が魚や高等哺乳類に対して最大二倍近くに達する延命効果をもたらすことが明らかとなった。

・低い代謝率が寿命を延ばすのか

なぜ、食餌制限が寿命を延ばすことになるのかという点について、多くの研究者がさまざまな仮説を提唱しているが、老化仮説そのものと同様、決定的にこれで説明がつくというものはまだなく、多くの要因がそこにからんでいるものと推測される。

これより先、一八八二年、進化のメカニズムの研究で知られるドイツのオーギュスト・ワイズマンは、「消耗説」と呼ばれる老化仮説を発表した。ワイズマンによれば、人間の器官と細胞は使用すればするほど、さまざまな要因によって消耗し、ダメージが重なるにしたがって老化も進行するという。例えば、われわれの消化器官やその周辺の器官、すなわち胃や腸、肝臓、膵臓、腎臓などは、われわれが毎日食事をするたびに脂肪、砂糖、アルコール、カフェインなどの刺激物、あるいは食物の分解過程で生成される毒物によって傷つけられて行く。使いすぎで能力の衰えた臓器は二度と再生せず、不可逆的に老化が進行し、ついには死ぬに至る。つまり、ここでは外部から栄養を取り込むこと自体が老化の重要な原因の一つと考えられている。

一九〇八年、ドイツのマックス・ルブナーは、あらゆる生物はそれぞれの種に応じて生まれながらに一定量のエネルギーを内蔵しており、低い代謝レベルでこれをゆっくり消費して行くものは長命になり、代謝レベルの高い個体は短命になるという仮説を発表した。しかし、もちろん彼の言うエネルギーの実体については、本人自身を含め、誰もはっきり説明することはできなかった。

一九二八年、米ジョンズ・ホプキンス大学のレイモンド・パールは著書『The Late of Living』の中で、右の説を合理的に構築し直した。ショウジョウバエは低温環境下で飼育すると寿命が延びるが、これは、生物が一生の間に消費できるエネルギー総量が種によって一定であり、その消費レート（代謝率）を下げることによって生じた現象だと唱えたのである。この研究は節足動物のみを対象としたものだったが、やがて、生物の代謝率に着目した老化の研究は、他のあらゆる動物を対象に一般化されることになる。

マッケイらの言うように、個体の成長を遅らせることが老化を遅らせ、寿命を伸ばす直接原因なのかどうかについても、多くの追試が行われた。これらの試験の結果、たとえ成長期に十分な餌をとっていた動物でも、成長後にカロリー制限を始めれば、ある程度やはり延命効果が出ることも明らかになった。と、すると、成長を遅らせることに意味があるのではなく、あくまでも摂取するカロリーの絶対量が老化速度を左右するらしい。この場合は、代謝レベルの高さによって左右される酸素フリー・ラジカルの生成量などが寿命をコントロールする直接要因である可能性が高くなる。

・脳重量と寿命の奇妙な相関関係

一方、一九五九年、アメリカの生理学者ジョージ・セイシャーは、さまざまな体格の六二種類の哺乳類の体重、脳重量とその寿命との間に明確な相関があることを見いだした。セイシャーによれば、哺乳動物の体の単位重量あたり代謝率（Rs）は

$Rs = 4.1W^{0.75}$（Rs＝標準代謝率、W＝体重）

という公式で表すことができる。つまり、代謝率は体重の〇・七五乗（四分の三乗。体重が四乗倍になると代謝率は三乗倍になる）に比例するため、体重が大きくなればなるほど代謝率は下がり、相対的にそれだけ少量の餌ですむ、ということだ。体重二〇〇グラムのラットは自分の体重と同じ量の餌を四日で食べてしまうが、体重四五〇キロのウシは体重と同量の餌を食べ尽くすのに一ヵ月以上かかる。

ちなみに、変温動物の場合は四・一が〇・一四、単細胞生物は〇・〇一八に変わるだけで、いずれも代謝率が体重の〇・七五乗に比例することには変わりない。〇・七五乗というのは地球のあらゆる動物に共通するマジック・ナンバーと言える。

そして、体重が大きな動物ほど寿命も長い。ラットの寿命はせいぜい三年だが、ゾウは七〇年生きる。したがって、一般的に、代謝率の低い動物ほど長生きであるということができるだろう。

だが、セイシャーは、体重よりも脳重量の方がさらによく動物の寿命との相関を示すことを見いだし、この二つのファクターをもとに、動物の最大寿命を割り出す「セイシャーの公式」と呼ばれる次のような式を発表した。

$$動物の最大寿命(年) = \frac{10.839 \times 脳重量(g)^{0.636} \times 体重(g)^{0.775}}{体重(g)}$$

この公式は、非常によく動物の最大寿命と一致するが、むしろ脳は哺乳動物の器官としてはもっとも代謝率が高く、体重にくらべて最も大きな脳を持つヒトがなぜゾウより長寿なのか、この点についてはいまだ明確な解答は出されていない。

ともあれ、一般的に代謝率が低いほど寿命が長いことは確かなようだ。これは、動物の体温という指標からも立証することができる。

例えば、冬眠することによって、一年の内の一定期間、体温が環境温度近くにまで低下するタイプの哺乳類は、右の式に当てはまらず、一般に寿命が延びる傾向にある。特に小型哺乳類では

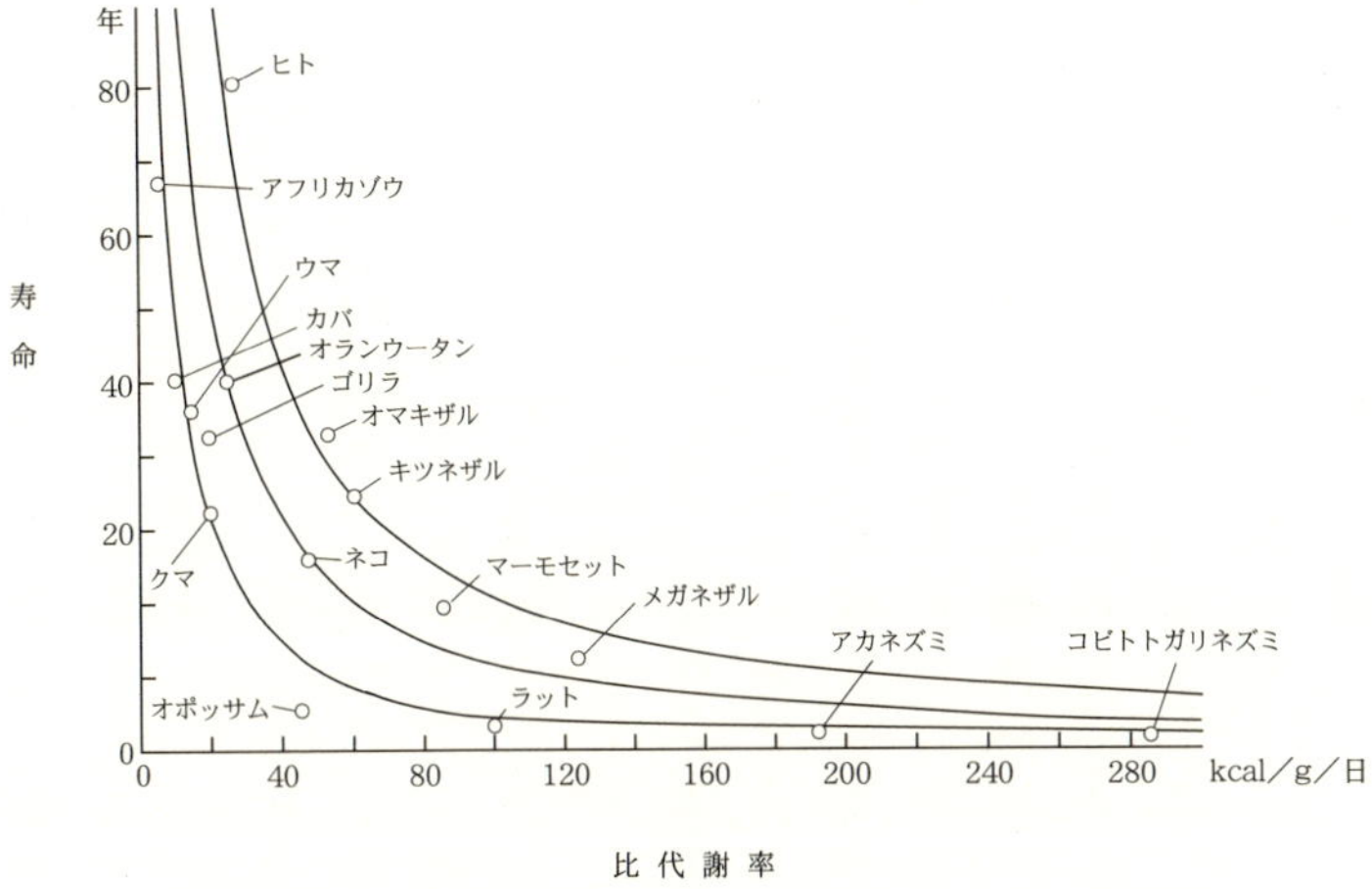

動物の寿命と比代謝率の逆相関（Cutler,1983を参考に作図）

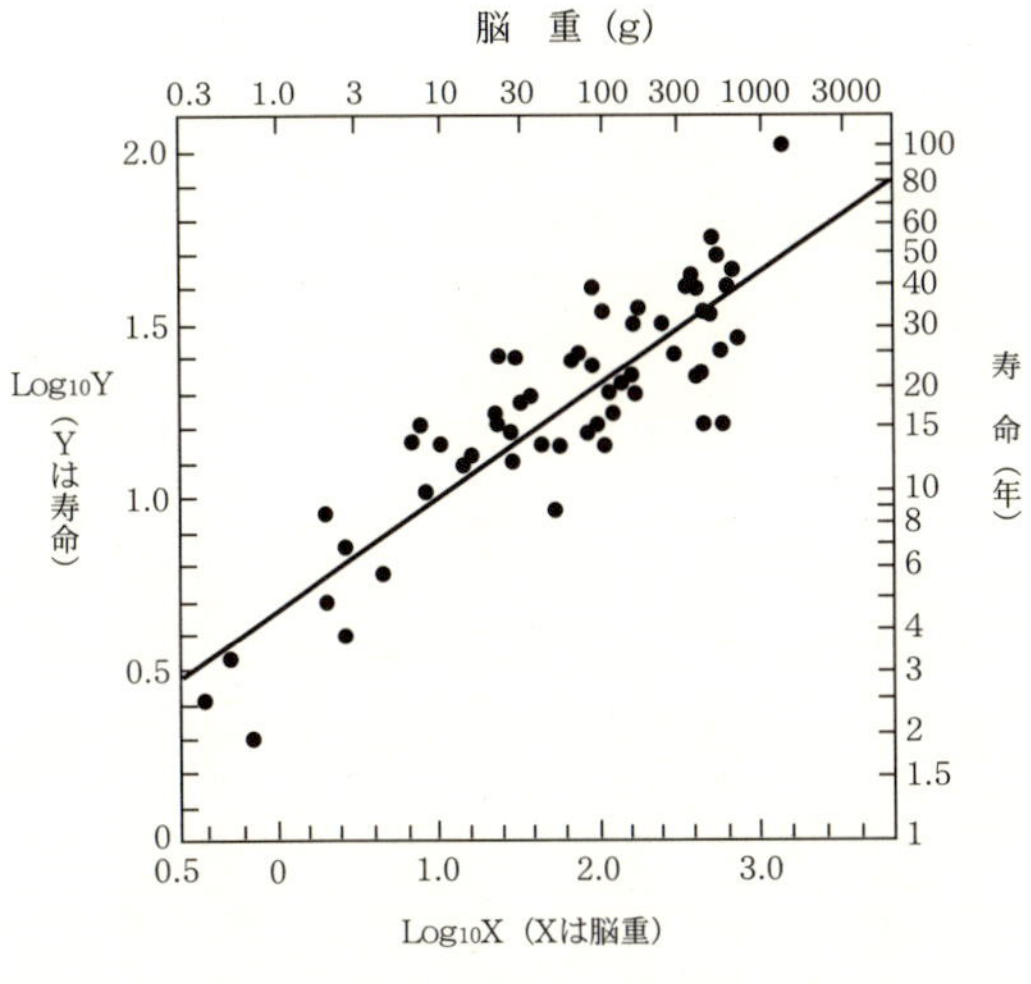

哺乳類の脳重量と最長寿命の関係（Sacher,1959を参考に作図）

冬眠するものとしないものとで、寿命の開きが大きい。ハムスターの中には個体によってよく冬眠するものからまったくしないものまであるが、分布の両端にいるものを飼育して調べてみると、よく冬眠するグループが最長で一六〇〇日生き続けたのに対し、冬眠しないものは一一〇〇日以内にすべて死んだという。冬眠中、体温の低下によって代謝レベルが大幅に下がるためと考えられる。変温動物ではさらにこの傾向が顕著になるという。もっとも、冬眠しない恒温動物を寒冷な環境下で飼育すると、いずれもその寿命は温暖な環境下で飼ったものより短くなるが、これは体温を維持するために通常の水準以上に代謝を高めなければならないことに起因するらしい。寒さを感じた時われわれの体は震えだすが、実はこれはあらゆる肉体の運動の中で、もっとも急激に代謝を亢進させ、効率よく熱を生み出す運動である。

ちなみに、冬眠する動物の血液中には「冬眠特異的タンパク質（ＨＰ）」と呼ばれる物質がつねに一定濃度で含まれているが、環境温度が下がってくると、肝臓からこのタンパク質の作用を抑制するホルモンが分泌され、これがきっかけとなって全身の細胞が低温環境に耐えられる冬眠モードに切り替わる。この機構に関与する遺伝子は、ヒトや有袋類を含む非常に広範囲の哺乳類に行き渡っており、現在その発現のメカニズムの解明が急ピッチで進んでいる。近い将来、人間もクマやヤマネのように、体温を下げ、代謝レベルを非常に低下させる自然冬眠と同じ冬眠ができるようになると考える研究者も多く、この方法によって、冬の間は眠って過ごし、生活費を節約するとともに長い寿命を得る、という生き方を選ぶこともできるようになるかも知れない。

後天的老化説・八　ストレス説

・ストレスという概念の誕生

この章の始めにおいて、外部環境からのストレスといっさい無縁な社会性昆虫の女王が非常に長生きする、という話を紹介した。この発想そのものは早くから存在し、今日もストレスがヒトの老化の一因であるとする考え方は広く支持を集めている。

本来ストレスという言葉は物理用語で、外部からの圧力による物体の歪みを意味した。しかし、一九三六年、カナダの生理学者ハンス・セリエはこの概念を生理学に導入し、人間は外部からのストレス因子（ストレッサー＝外傷、感染症、対人関係、社会生活上のトラブルなど、肉体・精神に圧迫を加えるすべての要因）に対して、その刺激の種類にかかわりなく一定の「非特異的な」反応を示すと唱え、この反応を「ストレス」と命名した。現在、一般にはストレスもストレッサーも一まとめにストレスと呼んでいる。

セリエによれば、ストレスは脳下垂体―副腎皮質系において起こり、第一段階では外部からの刺激に対して脳下垂体―副腎皮質がまず反応を起こし、体に警告を発する（警告反応）。やがて、体はその刺激に適応し、抵抗性を示すようになる（抵抗期）が、その刺激が続くと体は抵抗力を失い、ただ一方的に機能が衰えて行くことになる（疲弊期間）。このプロセス全体が「生体適応症候群」と呼ばれるもので、この過程が循環器系、消化管、腎臓、関節などの機能低下の大きな原因となる。すなわち、老化とは、長年にわたって続いたストレスの蓄積の結果に他ならないのである。

セリエの仮説の重要な根拠の一つは、血液中の副腎皮質ホルモンが、さまざまなストレッサーによって増大するという事実であった。ヒトや多くの動物において、副腎皮質ホルモンの血中濃度はそのままストレスの大きさの指標として用いられている。しかし、副腎皮質ホルモンはリンパ球の機能を大きく低下させ、その結果免疫力も弱まる。その結果、ストレスにさらされ続けた人間は感染症に冒されやすくなったり、老化が加速する。

また、ストレスによる消化管の潰瘍の増大、副腎の肥大などもすでにセリエによって指摘されている。ストレスで胃に穴が開く、という話はよく聞くが、ストレスという概念が提唱された時点からこの事実は知られていた、ということだ。さらに、ストレスが老人性痴呆の引き金となったり、体温調節機能が低下したりすることも判明している。

・男やもめは寿命が縮む

日本でも、近年老人医学の研究の進展にともない、どのようなストレスが特に老化と相関するのかという問題について、日本人を対象とした研究がさかんに行われるようになった。東京都老人総合研究所は一九八一年から八四年にかけ、日常生活で出会うさまざまなストレッサー四〇〇件を選び、それが五〇〇人の被験者にとってどれほど大きなストレスを与えたかを主観的反応の大きさによって評価するという研究を行った。これによれば中年以降で最大のストレスを感じるものは火事、配偶者もしくは子供の死、配偶者の浮気の三つであったという。アメリカにおいて行われた同様の調査でも、やはりもっとも大きなストレッサーは配偶者の死で、結婚（結婚もストレッサーと数えられる）によるストレスの大きさを、それに適応するのにかかった時間とエネルギーという尺度で五〇とした場合、配偶者の死は一〇〇に相当する。とりわけ、このダメージは男性に大きく、男やもめはそうでない場合に比較して、実に三五〇〇日寿命が縮むという。これに対し、女性は配偶者の死というストレスに対する適応が早く、これも男性に比べて女性が長生きする要因の一つと考えられる。

先天的老化説　細胞の分裂寿命説

・先天的な老化とは？

先天的老化説とは、しかるべき時が来たらヒトを老化させ、死に至らしめるプログラムが最初からヒトゲノムの中に内蔵されている、という考え方である。すなわち、老化と死は進化史上何らかの必然性があって獲得されなければならなかった、生命にとって必須の属性である、ということになる。

この章でこれまでとりあげてきた、さまざまな後天的老化説の中にも、遺伝的プログラムが何らかの形で関与していると思われるものは多い。内分泌系や免疫系の機能不全による老化のメカニズムは、生殖年齢を過ぎると作動する、何らかの遺伝的スイッチと関連しており、これらは一面において先天的な老化機構の一部をなすものとも言える。

そもそも、先天的、後天的などと言っても、その間に厳密に線を引くのは実際には困難である。もし、人間が本来老化も老衰死もすべきでない存在なら、恐らく、多くの後天的老化要因に対してはそれを排除する機構が進化しただろう。実際、例えば酸素フリー・ラジカルを除去する酵素は何種類も知られている。しかし、それらの防衛機構も加齢とともに機能が低下する、という事実は、積極的なものではないにせよ、やはり老化のプロセスが本来仕組まれたものであることを推測させる。

しかし、老化が先天的なものであるかもしれない、という仮説が浮上してきたのは、そう古いことではなく、実質的には一九六〇年代以降になってからである。そして、そのきっかけとなったのが、一九六一年、米ウイスター研究所のレオナード・ヘイフリックらによって発表された、いわゆる「ヘイフリックの限界」の発見である。

・細胞が示す分裂寿命

ヘイフリックらは、当時、ガラス容器内での動物細胞の培養実験に取り組んでいた。彼らはヒトの胎児の肺から採取した（したがって、これから分裂を繰り返し、成長していくはずの）細胞を培地を満たしたガラス瓶に移し、細胞が分裂して瓶の底いっぱいに広がった時、それをトリプシン（くっつき合った細胞同士をほぐす酵素）でばらばらにした。そして、それを半分に分け、再び同じ面積の瓶で培養する。これらの細胞が一回分裂して二倍に増えると、ちょうど前回と同じ面積になるはずである。多くの細胞の中には分裂しないものや二回以上分裂するものもあるかも知れないが、平均すれば一回の分裂で面積二倍、という見積もりには大きな狂いはないだろう。

ところが、こうして継代培養を続けて行く内、彼らは奇妙な現象に気づいた。胎児の肺に由来する線維芽細胞を何度培養しても、その分裂は平均して五一回で止まってしまい、それ以降、いくら培養を続けてもただ細胞は瓶の底にだらんと広がって生き続けるばかりで、決してそれ以上分裂しようとはしないのである。

これは、当時の生物学の常識に明らかに反する発見だった。当時、単細胞生物は飼育環境下で無限に増殖して行くと一般に信じられていた。また、多細胞生物の細胞を体外に取り出して継代培養する技術は、これよりずっと早く、一九一二年に米ロックフェラー研究所のアレクシス・カレルによって確立されており（これ以前にカエルの細胞の培養は行われていたが、数日程度で分裂が停止するのが普通だった）、彼が始めたニワトリ胚の細胞の継代培養はその後三四年もの間継続されていたのである。つまり、この時点で生物の細胞に一定の分裂寿命があるなどとは誰も夢にも思っていなかったわけである（カレルのニワトリ細胞の培養方法にミスがあり、実際にはそれが継代培養でなかったことは後に判明した）。正常細胞ではないが、一九五二年にアメリカのある女性患者から採取された子宮頸ガン細胞は、その後培養細胞株、つまり無限に増殖し続ける細胞系列として確立され、「ＨｅＬａ細胞（ヒーラ細胞。ヘンリエッタ・ラックスという患者の姓名に由来する）」の名でいまだに世界中で培養が続いている。

したがって、ヘイフリックの発見は、当初多くの研究者から強い疑いの目を向けられることとなった。細胞培養法が確立されていたとはいえ、当時それはまだ高度な特殊技能を要するもので、おいそれと追試を行うわけにもいかず、実験法そのものに不備があるという疑いを払拭することも困難だったのである。また、それ以前に、体外に取り出して培養液だけを与えられる細胞は、体内で他のあらゆる細胞、器官と有機的につながったシステムをなし、さまざまなホルモンによるコントロールを受ける本来の細胞とまったく違った存在である。体から切り離された細胞が分裂寿命を示すからと言って、それがそのまま細胞本来の自然の性質を示しているという保証はどこにもない。

だが、ヘイフリックらのチームはその後もさらにさまざまな組織、年齢層に由来する細胞を使って広範囲に実験を続け、一九六五年、それらの集大成である次のようなデータを発表した。

新しいデータによれば、まずヒトの胎児由来の細胞は、その部位によってかなり分裂回数が違う。複数の胎児から採取された肺の細胞は、九例中最少三〇回から最高五五回、平均三八・四回まで分裂できたが、心臓は三例で平均一三・六回、腎臓は五例で平均三一・六回であった。このらは、成長を終えた段階でのそれぞれの器官の再生能力を反映しており、例えば成人の心筋細胞

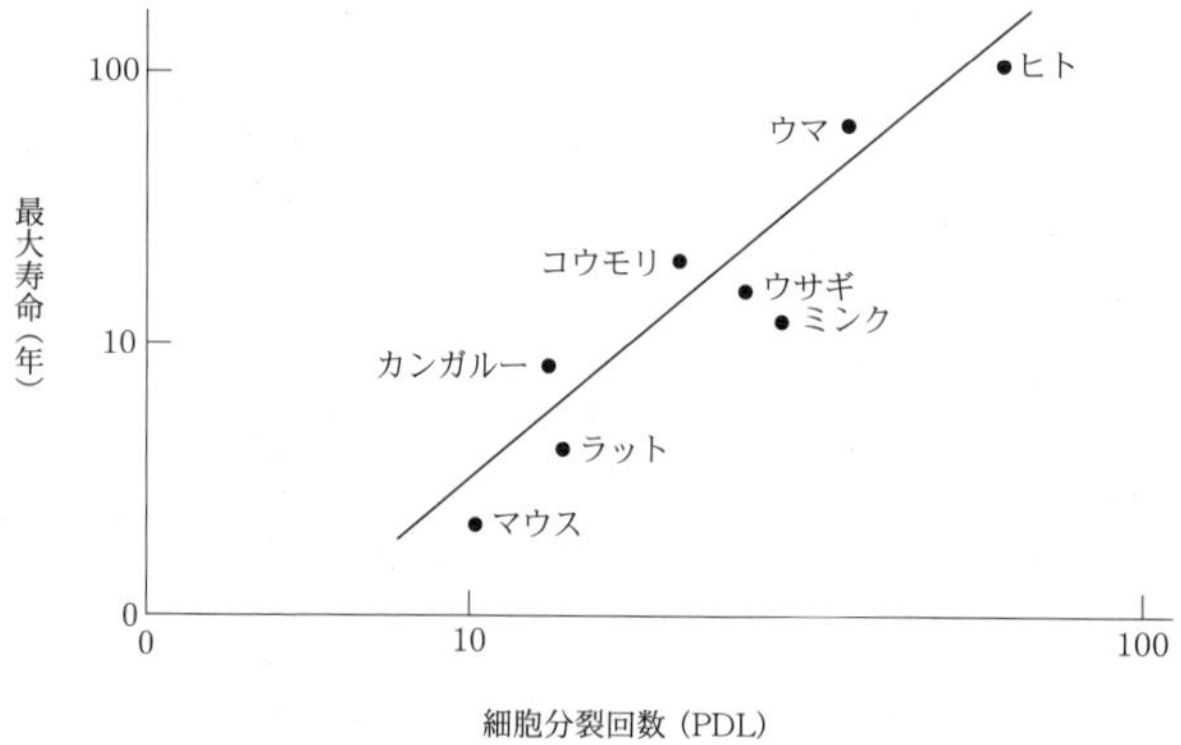

最大寿命と細胞分裂回数の相関

は通常再生能力がない。もっとも分裂回数の多い肝細胞（平均四八回）は、ヒトの臓器の中でもとりわけ再生力が強く、健康な組織なら大半を切除してもまた元通りの大きさに成長することができる。

また、同じ組織の細胞でも、胎児由来のものと成人由来のものとでははっきり分裂回数が違う。肝細胞の四八回という数値は胎児由来の細胞の場合であり、成人から採取した肝細胞は平均二〇回しか分裂できない。これは、それぞれの細胞の老化の程度をそのまま反映しているものと考えられる。

このデータから見るかぎり、ヒトの細胞にはやはり分裂寿命というものがあり、いずれヒトのあらゆる組織の細胞は分裂能力を失い、死んでしまった後はもはや補充がきかず、肉体は老衰し、やがて死に至る。細胞寿命にもとづく老化説がここに成立したのである。

この仮説には、右に述べたように問題点も多く、現在でも老化機構の研究者の中には、この仮説にあまり触れたがらない人もある。しかし、細胞の分裂寿命というアイデアはそれ以上に多くの研究者の注目を集め、ヒト以外のさまざまな動物においても同様の培養実験が行われた。そうして、最終的に判明したのは、やはり個体寿命の長い動物ほど細胞の分裂回数が多く、一般的に、細胞寿命が個体寿命を反映しているという法則が成り立つということであった（前頁表参照）。ただし、これには例外もあり、ヒトよりずっと寿命の短いネコの方が細胞の分裂寿命が長い、といった例も知られている。

少なくとも培養環境下で細胞が分裂寿命を持つことが確認されると、次に研究者たちの関心は、当然の事ながら細胞寿命を決めるものは何か、という点に移っていった。何が細胞の分裂寿命を決定しているのか、それがわかれば、その機構をコントロールすることによって、肉体を構成するすべての細胞を不死化させることも理論上は可能となる。

ここで、にわかに脚光を浴びたのが「テロメア」であった。

・細胞分裂の回数券「テロメア」

テロメアという言葉は、近年ポピュラーになり、新聞の見出しなどでもたびたび見かけるようになったため、それがどのようなものか、なぜ老化のコントロールにおいて重要な役割を果たすのか、といったことをご承知の方も少なくないだろう。テロメアとは、染色体の末端部分をなす特定の塩基配列の繰り返し部分のことである。

テロメアという概念が最初に登場したのは一九三八年のことだった。つまり、いまだDNAの構造はおろか、染色体を構成する核酸とタンパク質と、どちらが遺伝子の本体なのかさえ明らかでなかった時代である。厳密に言えばこの年、細胞の中から検出される二種類の核酸、DNAとRNAの内、DNAが細胞核の中に分布し、染色体の成分である核酸の正体はDNAであることが初めて確認された。

しかし、すでにこの年、アメリカの生物学者ハーマン・ミューラーは、染色体の末端部分に重要な機能があることを見抜いていた。ちなみに、ミューラーはX線照射によって生物に人為的な突然変異を引き起こすことに成功し、この業績によってノーベル医学賞を受賞しており、当時の遺伝子研究の最先端に存在した研究者の一人である。この頃、染色体は通常細胞内では糸のようにほぐれた形で存在し、細胞分裂の際にのみまとまって染色体の形をとる、という事実はよく知られていた。しかし、こうしてほぐれたりまとまったりを繰り返しながら、基本的には染色体がずっと同じ構造を維持し続けられるのは、完全にほぐれきってしまわないよう、その末端に安全弁のようなものがついているからに違いない。そして、実際にショウジョウバエを使った実験の結果、末端部分が正常に保持されている染色体は安定だが、末端の短くなった染色体はすぐに他の染色体と融合したり、分解されてしまうことをミューラーは見いだした。そこで、彼は染色体のほぐれ止めと思われるこの末端部分を、ギリシア語の「末端（Telos）」と「体（Meros）」の合成語である「テロメア」と命名した。日本語では「染色体末端粒」とも呼ぶが、現在ではテロメアという呼び名がそのまま口語化している。

しかし、テロメアの具体的な構造が明らかにされるまでには、それからさらに四〇年の時間を要した。一九七八年、米イェール大学のエリザベス・ブラックバーンとジョセフ・ガルは、単細胞生物テトラヒメナのテロメアの単離と構造決定に成功したのである。

テトラヒメナは細胞分裂の際、染色体の一部が分離し、これが大量にコピーされる。この部分にテロメアが含まれているため、いわば自発的にテロメアのクローニングが行われているわけである。このコピーを集め、テロメアの塩基配列を調べたところ、それが「TTGGGG」、すなわちチミン―チミン―グアニン―グアニン―グアニン―グアニンという配列の繰り返しであることが明らかになった。

しかし、ヒトのテロメアに関しては話はそう簡単ではなかった。ヒトの場合は染色体の末端だけがちぎれて自己増殖するということもなく、テトラヒメナの一〇〇倍もある巨大なゲノムの中で、テロメアの占める割合はごくわずかでしかない。この部分を選択的に読み出すのは至難の業である。しかし、米ロス・アラモス国立研究所のロバート・モイゼスらは、注射針を使って物理的にテロメアだけを分離し、これを増殖させることに成功し、一九八八年、ヒトのテロメアの塩基配列が「TTAGGG」、チミン―チミン―アデニン―グアニン―グアニン―グアニンであることがようやく明らかとなった。以降、テロメアと細胞寿命の関係は急速に解明されて行く。

ヒトの場合、胎児から採取した細胞では、TTAGGGの配列は二〇〇〇回以上繰り返されている。これが、いわば未使用の回数券の束である。さらに、テロメアの内側には、数千塩基対の長さを持ち、テロメアほど整然としたものではないがやはり大量の反復する塩基配列が見られ、ここを「サブテロメア」と呼ぶ。本当の遺伝子は、このサブテロメアの内側から始まる。

しかし、当初はこれだけの長さがあるテロメアも、その後細胞分裂を一回起こすたびに数十〜数百塩基対ずつ短くなって行く。そして、テロメアが完全になくなった時、染色体は崩れ始め、その細胞は分裂能力を失ってしまう。まさにテロメアは細胞分裂の維持を保証するための回数券に他ならなかったのである。

これまでのところ、テロメアはダイレクトに細胞の分裂寿命、ひいては個体の寿命を支配する、既知の唯一の先天的（遺伝的）メカニズムであり、現在老化研究の分野においてもっとも注目されるテーマとなっている。

細胞と個体の寿命を考える

それぞれの動物種、細胞の種類において、遺伝子レベルで定められた固有の細胞寿命があるというのは、もはや事実として否定できないようだ。

しかし、それでは、この現象はすべての生命において普遍的なものなのだろうか？　地球上のあらゆる生物は、単細胞生物から巨大なシロナガスクジラ、ジャイアント・セコイアのような動植物にいたるまで、みな細胞レベルでの分裂寿命（単細胞生物においては当然それがそのまま個体寿命となるわけだが）を持ち、分裂能力を失った細胞が徐々に死に絶えて臓器の機能が維持できなくなった時、否応なく死なねばならないのだろうか？

いや、決してそんなことはあるまい。

植物の中には、いつまでも細胞分裂が止まらないものはたくさんある。日本全国に生えている桜のソメイヨシノは、挿し木でしか増えない文字通りのクローンだ。しかし、日本全国のソメイヨシノが同時に寿命を迎えて枯れるという現象は起こったことがない。

よく考えてみると、ヒトの体の中にも、間違いなく細胞寿命とは無縁な不老不死の細胞が存在している。すなわち、生殖細胞である。

ヒトの体を構成するあらゆる細胞はたった一個の受精卵から分裂し、分化して生まれたものだ。そして、その一部に卵巣が形成され、そこから新たな卵が生まれ、これが次の個体発生の過程を経てまた次の卵となる。もし卵に有限の寿命があったら、このサイクルはいつかどこかで必ず断ち切られ、種はそこで絶滅する。有性生殖を行う生物であるかぎり卵だけは絶対に寿命というものを持っていては困るのである。

この考え方を適用すると、単細胞生物にも寿命があっては困ることになる。単細胞生物は、よく知られているように、一個の細胞が二個になり、二個が四個になり、四個が八個になり、というように倍々で増えていく。もし、分裂の際にもとのゲノムがそのままコピーされて増えていくのであれば、その中に細胞寿命を決めるプログラムが仕組まれていた場合、時がくればいきなりすべての個体が死に、その種はここで絶えることになる。したがって、単細胞生物は理屈の上からも不老不死でなければならないはずだ。

単細胞生物の特殊な増殖様式

では、進化の歴史の上で、いつ、なぜ、どうやって生物は細胞寿命などというものを獲得したのだろう?

まず、単細胞生物が本当に不老不死なのか、という問題から考えてみよう。

先ほどの理屈から言えば、単細胞生物は無限の寿命を持ち、いつまでも分裂を続けることができるはずだ。しかし、すべての単細胞生物にこの図式が当てはまるのかと言えば、決してそういうわけではない。

例えば、アメーバほど単純な生物なら、実際に飼育環境下でいくらでも分裂を続け、細胞寿命などは観測されない。しかし、これが同じ原生動物でももっと高度な体制を持つ繊毛虫の仲間、ゾウリムシあたりになると、そうはいかなくなる。

ゾウリムシは、決して無限に増殖できるわけではない。ゾウリムシを飼育し、二倍に分裂するたびにその一方だけを隔離してさらに飼育する、ということを繰り返していると、やがて最大六〇〇回ほどの分裂の後、彼らは死んでしまう。ゾウリムシには明らかに細胞寿命が存在する。にも係わらず、彼らが今日まで種としての繁栄を続けていられるのは、彼らが編み出した独自の「老化リセット法」のおかげである。

ゾウリムシの体内には、われわれと違って二種類の細胞核があり、その大きさによって「大核」、「小核」と呼ばれる。この内大核は、われわれと同様自分の肉体を形成し、生かしておくのに必要な遺伝子をすべて内蔵しているが、小核のほうはふだん何の機能も持っていない。しかし、ゾウリムシはその生涯の最初の五〇分裂（未熟期）を過ぎ、成熟期に入ると、「接合」と呼ばれる一種の交尾行動を行うようになる。この時、小核は減数分裂と呼ばれる、われわれ多細胞動物の生殖細胞に特有の分裂様式を示す。すなわち、通常有性生殖動物の細胞核内には、父親に由来するものと母親に由来するものと一セットずつ、二セット分（二n）のゲノム（ヒトの場合は一セットで染色体二三本、二nで四六本）が入っているはずだが、減数分裂の際にはその数が半分に減って一nだけになってしまうのである。そして、父親の一nを乗せた生殖細胞と、母親の一nを乗せた生殖細胞が融合し、再び二nとなって分裂を開始する。これと同じ減数分裂が小核に起こり、半数染色体しかもたない小核が二個できる。この時期にゾウリムシは他の個体と接合して、現数分裂した小核を交換しあい、自分の小核と相手の小核を融合させて新しい一個の二n小核を作る。

その後、接合を行った二匹のゾウリムシの大核は分解されて消滅してしまい、遺伝子の組成が変わった小核から新しい大核が作られる。したがって、この時すでに、細胞という器は同じでも、内蔵する遺伝情報は新しいものに変わってしまった別人としてのゾウリムシが誕生した事になる。

接合が可能な成熟期は、約五〇〇分裂の間続く。しかし、この間に接合できなかったものは、接合能力を持たない「老衰期」に入り、さらに五〇分裂ほど生きつづけた後、すべて死んでしまう。

だが、奇妙なことに、成熟期にある間に接合によって遺伝子組成を入れ換えたゾウリムシは、この時に老化をリセットしてしまうことができる。接合のたびに彼らは、成熟期初期の状態に戻り、そのままいつまでも同じ事を繰り返しながら、永遠に生きつづけることができるようになるのである。接合、すなわち有性生殖の原型とも言えるこのメカニズムが、ゾウリムシにとっては死と不死を分ける決定的な役割を果たすらしい。

・不死のゾウリムシは実在するか

かつて、米イェール大学の生物学者L・ウッドラフは、一九〇七年から一九四〇年までの三三年間にわたって、接合の起こらない状態でゾウリムシを飼育し続け、しかもその分裂能力がいささかも衰えないという結果を得た。この実験が正しければ、ゾウリムシの中にも確かに不老不死と言っていいものが存在することになり、このゾウリムシは「メトセラゾウリムシ」の名で呼ばれた。メトセラとは、旧約聖書創世記に登場するアダムとイヴの子孫の中でもいちばん長生きした人物の名である。

しかし、その後、一九五七年になって、米ジョンズ・ホプキンス大学のトレイシー・ソネボーンは、ウドラフの結論を決定的に否定する実験結果を発表した。

ソネボーンによれば、メトセラゾウリムシの見かけ上の不老不死の鍵は、その分裂様式にあった。先に、接合の後ゾウリムシの大核は分解され、小核がゲノム組成の変わった新たな大核を生み出すと書いたが、ウドラフの継代培養したゾウリムシも周期的に分裂のペースが落ち、この時やはり大核の消滅と再生が起きる。ウドラフ自身もこの現象には気づいていたが、この時には通常の有糸分裂、つまり染色体が二倍に増えてそれぞれに分かれて行くのと同じタイプの分裂しか起きないため、大核と小核の遺伝的組成はまったく変わっていないものと考えられていた。ところが、実はここで、大核と小核は内容が異なり、小核の持つ二nの内一n分だけが二倍に増やされて大核のゲノムを構成することが、ソネボーンの研究によって判明したのである。つまり、これは植物で普通に見られる自家受粉と同じ現象であり、メトセラゾウリムシは「自家生殖（オートガミー）」と呼ばれるこの方法によって、他の個体と結合するのと同様の効果を得ていたのである。

なぜ接合によって、細胞のそれまでの老化プロセスの蓄積がリセットされるのだろうか？　未熟期のゾウリムシの細胞質を取り出し、各老化段階にあるゾウリムシに注入する実験では、未成

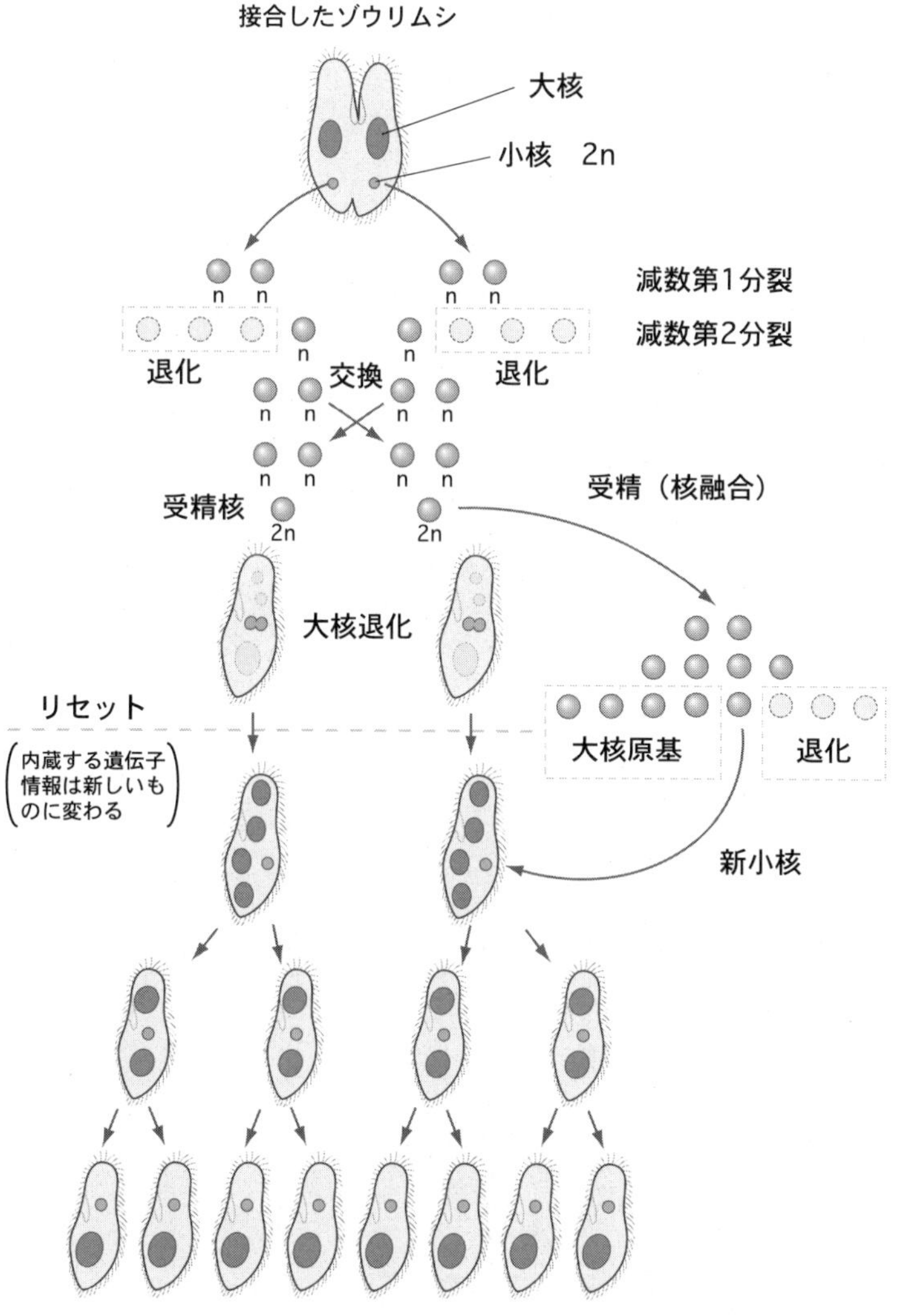

【図解・ゾウリムシの「老化リセット法」】

熟ゾウリムシの細胞質自体に、成熟期のゾウリムシの接合を妨げ、老衰期のゾウリムシに接合能力を取り戻させる効果があることがわかっている。すなわち、若いゾウリムシの細胞質に含まれる何かには、各老化段階のゾウリムシを一段階ずつ若返らせる効果があるわけだ。少なくともゾウリムシにおいては不老不死の妙薬ということになる、この細胞質の中の何かが、「イマチュリン」と呼ばれるタンパク質であることも今日ではすでに明らかとなっている。だが、今のところそのタンパク質の構造と機能については明らかになっておらず、接合とこのタンパク質の関連もわかっていない。

あるいは、必ずしもこのタンパク質の生産機序は接合と厳密に結びついているわけではないのかも知れない。同じ繊毛虫でも、ゾウリムシ（*Paramecium*属）とは別のテトラヒメナ（*Tetrahymena*属）の中には、接合なしで、まったく同じゲノム組成を持つクローンがずっと分裂を続けられる、という報告もある。日本において、繊毛虫を用いた細胞寿命研究の第一人者である奈良女子大の高木由臣教授は、テトラヒメナや、ゾウリムシの一種であるカウダツム種（*P.caudatum*）では、例外的に不死のクローンの系統が存在する可能性は永久に否定できないであろうと述べている。

細胞を不死化するタンパク質については、現在急ピッチで研究が進められているが、ここでもう一つ注目されるのは、単細胞動物における有性生殖と寿命の関係である。

性をもつことはなぜ有利か

単純な細胞分裂（クローン分裂）だけで永久に生き続けることのできる生物は、単細胞生物の中にはたくさんある。しかし、なぜかゾウリムシはわざわざ接合と小核の交換という手間のかかる方法でゲノムの組み替えを行うようになり、それと同時に細胞寿命というものもしょいこむようになった。しかも、ただ単にゾウリムシは、適当に他の相手と小核を交換しているだけではない。一九三七年、ソネボーンはすでに、ゾウリムシにも「性」があることを発見していた。つまり、ゾウリムシは相手かまわず接合できるのではなく、特定の性的な型を持つ相手としか接合できないのである。さらに、多細胞生物では性の型は雌雄二つしかないが、ゾウリムシの場合はまだ性の数が一定しておらず、接合型が二つだけの種もあれば四つのもの、八つのものもある。もっとも彼らは、自分と同じ接合型のものとは接合できないが、それ以外のものならどれとでも接合可能である。

ただ単に子孫を増やすだけだったら、別に接合など行わなくとも、単にクローン分裂を行う方がよっぽど簡単である。エネルギーと時間を費やして、わざわざ配偶子（精子・卵）を生産し、交配の相手を探して配偶子を交換しなければならないのは、いったいどんな理由にもとづくものなのだろうか？　そして、なぜそれが寿命に関係するのだろうか？

そもそも、生物がなぜ増殖しなければならないのか、という問いに対し、今のところわれわれは答える術を持っていない。現時点で、これに対する唯一の答えらしきものは、「生命とは遺伝子を増やすための生存機械である」という、社会生物学者の主張だけだ。

地球上に最初に現れた自己複製分子は、増殖してどうするという明確な意思もなく、ただやみくもに、増殖するということのみを自己目的化して増えつづけてきた。やがて、その分子はどうやってか——別個に存在していた代謝系、すなわち細胞の原型と合流したのか、自分の周囲に細胞を発達させたのか——細胞の中に住み着き、これによってむき出しのまま周囲の環境にさらされることもなく、効率よく自己複製を進めるための恒常的環境を手に入れ、さらに移動能力までも獲得した。こうして生まれた最初の単細胞生物は、ただ漠然と分裂して増えることができればそれで十分だった。恐らく、初期の単細胞生物のゲノム構成は単純で、ちょっとしたＤＮＡの傷でもすぐに死に絶えるものが多数あり、その中から、ゲノムを自力で修復できる能力を発達させたものが、永続的な分裂能力を持つに至ったのだろう。そうでなければ、いずれそのような生物はゲノムの中に蓄積する突然変異によって、それ以上の生存が困難になり、死ぬことになる。

しかし、やがてその中から、光合成によって代謝に太陽エネルギーを利用する者が出現する。そして今から二五億年前、始生代と原生代の境界あたりで、地球上に恒久的な大陸が形成された頃、光合成生物は爆発的に増大し、地球の大気中に十分な量の酸素が供給されるようになると、先にも述べたように、今度は積極的に酸素を代謝に利用する「真核生物」が登場する。この時点で、生物は初めて、どんな環境にでも進出し、そこに適応し、より確実に、広い範囲に自分の子孫（遺伝子）を残して行くだけの、進化のポテンシャルを獲得したわけである。

自分自身と同じ遺伝子をただ増幅させるだけの生物よりは、積極的に新しいゲノムの組成を生み出して行く生物の方がはるかに進化の速度が早く、適応の幅が広く、したがって遺伝子が拡散して行く確率も高い。進化の速度が早いということは、それだけ遺伝子の変形していく速度も早いということだが、遺伝子としてはただとにかく、自分の子孫が増えさえすればそれでよく、それが厳密に自分と同じであるかどうかはどうでもいい。あるいは、どうでもいいとさえ思っていない。分子は意思など持たない。

地球上で酸素分圧が高まり、酸素を呼吸することによって生物の生理活性が飛躍的に増大した当初、何らかの理由で、遺伝子の相互交換を始めた生物が現れた。その直接のきっかけが何であったのかはわからない（一説によれば、最初の接合は失敗した捕食行動であったともいう）が、ともかくも、遺伝子を別個体同士の間で相互に交換するか、あるいは少なくとも自分自身の中で手持ちの遺伝子をシャッフルして、劣性の遺伝子が表に出てくるような新しいゲノム組成を作ることのできる生物が出現したと思われる。恐らく、ゾウリムシは、その原初的な生殖形態を留めたまま、うまく生態系の中に自分の占めるべき地位を見いだし、そのままそこにはまりこんで、あえて進化する必要もなく生き延びたものなのだろう。

しかし、こうして遺伝子を互いに交換すれば、どこかの個体が生存により有利な新しい形質を突然変異によって獲得した場合、その形質が接合を通じて他の個体に広がり、種全体の進化のポテンシャルをより高めることができる。逆に、生存に不利な形質が現れた場合、たとえそれが種の遺伝子プールの中に広まったとしても、その遺伝子を二個そろえた者は生存率が小さくなり、いずれ淘汰される。カードゲームで強いペアを持った者がますます強くなり、弱いペアを持った者がゲームから脱落して行くのとまったく同じ事だ。接合による遺伝子交換を始めた者は、こうしてより有利な遺伝子ばかりを集めて行く「自然選択」の流れに乗ることができたのである。

もちろん、ここまでの話は、現在のところまったくの憶測にすぎない。多くの進化学者がこのようなシナリオを描いているが、それらが現実に観測された例はほとんどない。一九九七年、米ミシガン州立大のクリフォード・ゼイルらは、有性生殖を行うものと無性生殖を行うものと、二種類の酵母を用いて、どちらが新しい培養環境によりよく適応できるかを実験によって調べようとしたが、この時はむしろ、無性生殖型の方が適応能力が高いという結果が出た。ただ、不都合な突然変異を取り除くという点においてのみ、確かに有性生殖型の方が明らかにいい結果を得ていたという。

しかし、ここではとりあえず、理論的な予測が有効なものであると仮定して話を進めよう。有性生殖により、新しいゲノム組成を持った子孫が生み出されるようになると、今度は遺伝子にとって、もはや生殖能力を失った（つまり、新しいゲノム組成を生み出すシャッフル機能を失った）個体は、生かしておくだけ無駄な邪魔者となる。そんな者はさっさと死んでくれた方が、それだけ子孫の食べ物が増え、遺伝子の残る確率は向上する。したがって、これまでたびたび述べてきたように、有性生殖を行う生物は、生殖年齢を過ぎると遺伝子レベルで仕掛けられた時限爆弾が爆発し、老衰死を迎えるのである。ただし、この考え方では、無限に有性生殖を続けられる個体が遺伝子にとってもっとも都合のいい個体ということになり、なぜ生殖能力に年限があるのかまでは説明できないが。

有性生殖は寄生虫駆除から始まった？

ゾウリムシは、自家生殖という方法によって、細胞寿命を回避することができる。しかし、完全にオスとメスの機能が固定した生物はそうはいかない。オスとメスの配偶子の形がまったく違う生物、自家生殖能力を持たない生物は、すべて（あるいは、ほぼすべて）老化し、死ぬという運命をまぬがれられない。

ここでもう一つ不思議なのは、なぜオスとメスの配偶子の形がこんなに変わってしまったのか、という点である。単に新しいゲノム組成を作るだけだったら、ゾウリムシ式の小核交換で事足りるはずだ。メスばかりが巨大でエネルギーのたっぷり詰まった卵を生産しなければならないのはなぜだろう？

残念ながら、この問いに対しても、確実な解答というものはいまだ存在しない。ただ、近年では、雌雄の配偶子の違いは、たまたま他人の生殖システムを利用して勢力を広げる寄生体が登場したことによって、そこから逃れるために生物が編み出した自衛策ではないか、という説が有力視されるようになっている。

英バース大学のH・ハーストらによって、一九九〇年に唱えられたこの説は、その後、性の起源の研究者たちの多くに支持され、その詳細なシナリオが検討された。例えば、一九九三年、英シェフィールド大学のヴィヴィアン・ハットメンらは、少数の卵と多数の精子を作る二性型生物の誕生までの過程を数理モデル化し、次のような四段階の進化モデルを描き出している。

①まず、祖先種にあたる生物は、すべての個体が同じ大きさの配偶子を持ち、互いにこれを交換しあっていた。②ところが、ここに寄生体が出現し、この配偶子の中にもぐり込んで接合の際に他の個体に渡され、急速に種個体群の中に広まって行った。③そこで、ある個体に突然変異が起こり、配偶子を非常にコンパクトにして、ゲノムをタンパク質の殻で包んだだけのカプセルにして相手に渡すようになった。こうすれば寄生体は配偶子に入り込むことができない。④種個体群全体で、もっとも寄生体の伝搬する確率を低くおさえ、かつ彼ら自身の繁殖効率が最大になるよう淘汰圧が働いた結果、小型配偶子を作るタイプの個体は種全体の半分を占めるようになる。こうして、オスとメスの二型が完成する。

ここから先は、オスとメスのエゴとエゴのぶつかり合いである。オスは自分の遺伝子を最大限に増やすため、製造コストの安い精子を量産し、少しでもたくさんのメスを受精させようとし、メスは、コストの高い卵を少数生産し、これをなるべく高く売ろうとする。

つまり、もっとも適応度（増殖率）の高い優秀なオスを選び、そのオスだけを配偶相手に選ぼうとする。この進化の流れの果てに、今日のヒトのあらゆる性行動ないし生殖を目的とする社会行動も存在するわけである。

多細胞生物における生殖と寿命の問題

ここで再び話を蒸し返すが、生物を利己的な遺伝子の乗物としてとらえ、その観点から有性生殖と寿命の関係について考察する時、いちばん遺伝子にとって有利な生命形態は、いつまでも有性生殖を行う生物ということになる。

これと一見矛盾するように、有性生殖を行う生物に明らかな寿命が見られる傾向が大きいのはなぜだろうか？　もちろん、このあたりの問題は、どれをとってもはっきりした答えなど誰にも今のところ出しようがないのだが、根拠のあやふやな推測が許されるなら、それは生物が多細胞化し、環境が許容する限界まで大型化したことによる、単なる経済的な問題なのかも知れない。

一定の生活空間を占める生物の絶対的な量は、その空間の生産性によって上限値を定められる。地球上では、あらゆる生物は根本的には太陽エネルギーにもとづいて生産活動を行っており（ごく例外的に地熱を利用するものもいるが）、その太陽エネルギー密度は、地球軌道付近では一平方センチあたり毎分八・三八ジュールにしかならない。どんなに生物が効率よくこのエネルギーを利用したとしても、この大枠を超えたエネルギーを消費する生態系などあり得ない。その枠の中で生きていくのだから、生物量の絶対値が強い制約を受けるのは当然である。かぎられた環境にかぎられた個体数の大型動物しか住めないのなら、新しい世代に生態的地位を引き渡し、確実に遺伝子を残してもらうためには、個体数を制限するより他はない。と、なると、新しいゲノム組成をもつ個体に実験の場を与えるためにも、古い世代に引っ込んでもらうのが一番いい。

環境のキャパシティが個体の寿命と生殖方法に関与するというのは、よく知られた話である。多くの無脊椎動物は、環境が好適でいくらでも増殖ができそうな時には無性生殖で増えつづけるが、いったん環境が悪化するとオスが出現して有性生殖に切り替わり、各個体は寿命を持つようになる。腔腸動物のエラヒドラは、生息環境が栄養豊富である時にはクローン増殖を行い、同じゲノム組成の系統が一〇年以上生きつづけるが、有性生殖に切り替わると、各世代の寿命は二ヵ月に縮む。水田や水たまりにたくさんいるミジンコも、通常はメスだけで無性生殖を行い、急速に増殖するが、環境が悪化するとオスが現れ、有性生殖に移る。この時メスは、豆のようなさやに入った二粒の大きな「休眠卵」とよばれる卵を産む。この卵は、水が干上がっても何年も生きつづけ、環境が好転したり、新しい生息環境に風で飛ばされると、そこで復活して再び無性生殖を始める。

個体レベルでの寿命が、新しいゲノム組成を持つ子孫のための戦略であるなら、寿命とは、進化のレベルに関わりなく、両性生殖というシステムを確立し、固定化させたものほど明確になる、という推測が成り立つ。

自然界には、受精の瞬間に決まった性染色体の組み合わせにより、一生の間、性が厳密に固定されてしまう生物ももちろん数多いが、一方、性がその時々の環境要因によって、発生段階で恣意的に決定される、あるいは成熟過程にしたがって雌雄どちらにでもなりうる生き物も決して珍しくない。そして、それらの生物と寿命の関係を調べてみると、多くの興味深い事実に遭遇する。

長寿の秘訣はセックスレス

例えば、土壌の中に住む線虫 *Caenorhabditis elegans*、通称C・エレガンスは、地球上でもっともよく調べられた多細胞生物の一つで、一個の卵が分裂を重ね、九五九個の細胞からなる一個体になるまでのすべての細胞の履歴（いつ分裂し、分化するか）が完全に判明している。細胞の数は厳密に決まっており、すべての細胞が配置についた後は二度と分裂することはなく、細胞寿命がそのまま個体寿命となる。したがって、多細胞生物の寿命を研究する上でも、ベーシックなモデル生物として重宝されている。

この線虫には、通常のオス・メスの他、精子と卵を両方作ることのできる雌雄同体の個体も存在する。一九九二年、米アリゾナ大学のW・ヴァン・ヴーリーズは、この雌雄同体の線虫の中に、突然変移によって精子を作る能力がなくなった系列がいることに注目し、これを通常のオス、メス、雌雄同体と比較して、その寿命を比較した。その結果、原種のままのオスで交尾するものの最長寿命が一六日でしかなかったのに対し、精子を生産しない雌雄同体で、交尾行動のみ行った者は二三日、同じグループで交尾も行わなかった者は二六日生き延びることが判明した。つまり、線虫においては、どうやら精子の生産に非常に大きなコストを要し、精子を作ることと交尾を行うことが、彼らの寿命を縮める最大の要因であるらしい。

むろん、一〇〇〇に満たない細胞数しかもたない彼らにとっては、精子を作るのはまさにわが身を削るほどの大事業であることに間違いはなく、文字通りケタ違いに多くの細胞からなる大型哺乳類と同列に比較することは出来ないが、精巣をフル回転させて精子を量産し、のべつまくなしにセックスしてそれを浪費することが寿命を縮める結果につながる、という事は、経験的に人間も知っている。江戸時代の本草学者、貝原益軒の『養生訓』に出てくる有名な「接して漏らさず」という長生きの秘訣は、どうやら根拠がないわけではないらしい。仏教の高僧に長生きの人が多いのは、低カロリーの食事やストレスの少ない生活の他、長年にわたる禁欲も理由の一つであるという説もある。

昆虫のシビアな生殖戦略

昆虫もまた、変態を終えて最終的な形態（成虫）になった後は、二度と細胞分裂は起こらず、

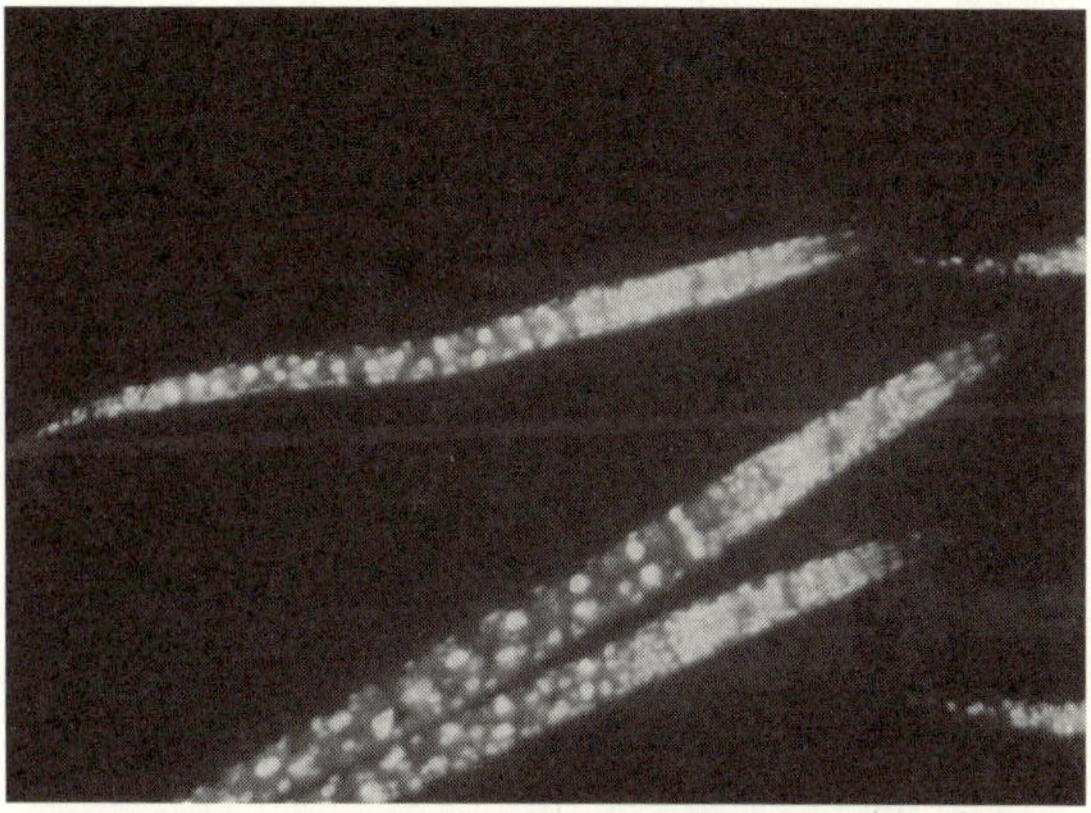

C.エレガンス。生きるために必須の遺伝子が働く様子を調べたもので、体中の細胞が緑色に光っている。(写真提供：神戸大学生物学科)

後はただ交尾し、卵を産んで死ぬことだけが唯一の役目である。中にはカゲロウやヤママユガの仲間のように、成虫の口器が退化しており、ただ生殖腺に移動装置としての羽や手足がついただけという極端な姿になったものもある。生殖以外の余分な機能はいっさい切り捨てられ、体内に内蔵されたエネルギーが切れればそれでおしまいである。

性が固定化され、限られた時間の中で最大限効率よく遺伝子を残さねばならないとなると、昆虫の中には苛烈な戦略を選択するものも登場する。ロンドン大学のトレーシー・チャップマンらが一九九五年に発表したところによると、ショウジョウバエのオスの精液の中には、メスの寿命を縮めることになる物質が含まれているという。彼らは、オスのショウジョウバエにジフテリア毒素の遺伝子を組み込み、この毒によってその精液に精子も精巣からのタンパク質も含まれないようにした上でメスと交尾させ、通常型のオスと交尾したメスと、このメスとの寿命を比較した。その結果、遺伝子組み替え型のオスと交尾したメスの方が明らかに寿命が延びる傾向にあった。通常型のオスの精液に含まれる特殊なタンパク質は、メスが以前に他のオスと交尾して蓄積していた精子を破壊し、メスの産卵速度を増加させ、結果的にメスの寿命を縮めてしまう。オスは、たとえメスの寿命を縮めてでも他のオスの生殖を邪魔し、自分の遺伝子だけが残る確率を高めようとしているのである。

近年の研究によれば、ヒトの精子の中にも、他の個体の精子を攻撃し、破壊する「兵隊精子」が含まれることが判明しており、もしかしたら、女性は男の遺伝子同士の争いのとばっちりを受けて、ショウジョウバエのように寿命を縮められている可能性も否定できない。

　現在の形態的・分子的系統樹の上では、昆虫を含む節足動物は、すべての動物の共通祖先から少なくとも二〇の分岐を重ねて登場した高等生物である。昆虫の中でも、系統的に古いアブラムシ（アリマキ）の仲間は、無性生殖と有性生殖を交互に行うが、進化したグループではいずれも性と寿命は固定されている。昆虫を含む広範囲な節足動物の細胞を培養しても、成体から採取したものはみな明確な寿命を示す。

　だが、同じ多細胞生物でも、より系統の基幹に近い各グループでは、このあたりがしだいにあいまいになって行く。例えば、軟体動物（貝類、頭足類の仲間）、環形動物（ミミズ、ゴカイなど）、扁形動物（ウズムシの仲間）は、長期にわたって飼育しても、生殖能力がしだいに低下する他はとりわけ老化の兆候は見られず、うまく飼育すれば何十年でも生きつづける。軟体動物の内、雌雄がはっきり固定され、寿命が認められるのは頭足類、つまりイカ、タコの仲間だけで、それ以外のものは雌雄同体であったり、一生の間に雌雄が交替したりする。環形動物、扁形動物などは、雌雄同体が普通である。ウズムシは生息環境の温度しだいで無性生殖、有性生殖が切り替わる。多細胞生物の中でももっとも初期に分化したグループの一つ、腔腸動物（クラゲ、イソギンチャクの仲間）では、イソギンチャクの同じ個体が水槽の中で九〇年以上飼育されたという記録があり、少なくともイソギンチャクにおいては老化や寿命という現象とは無縁である可能性もある。いや、少なくとも腔腸動物の中には、今のところ知られているかぎりただ一種、まぎれもなく不老不死の多細胞生物が存在する。

理想の不老不死を体現したベニクラゲ

学名*Turritopsis nutricula*、標準和名ベニクラゲと呼ばれるその生物は、傘の直径が一センチたらずの小さな、目立たないクラゲで、日本を含む世界中の温かい海に生息している。このクラゲそのものは一八五六年に記載され、古くから存在が知られていたが、その名が一気に知れ渡ったのは、一九九六年、イタリアの国立海洋研究所のS・ピライーノらが、このクラゲの特異なライフ・サイクルについて発表してからだった。

このクラゲは通常の環境では他のクラゲと同じく、有性生殖によって卵からプラヌラと呼ばれる遊泳型幼生、ポリプと呼ばれる固着型幼生の段階を経て、ポリプから次々に分かれた小型のクラゲが水中に泳ぎだし、親に成長する。しかし、環境が悪化すると、通常のクラゲなら死んで体が溶けてしまうが、このクラゲは体が縮んで水底に沈み、固着した後約二週間かけてポリプの状態に変形する。そして、そこから再び幼生の群体が形成され、水中に泳ぎだすのである。つまり彼らは、人生の継続が困難になったとわかると、いったん自力で赤ん坊の状態に戻り、それまでの成長過程をすべてリセットして、文字通り人生の「やり直し」を行うことができるのである。

ピライーノらの研究によれば、すでに四〇〇回以上のリセットを経て、なお生きつづけている

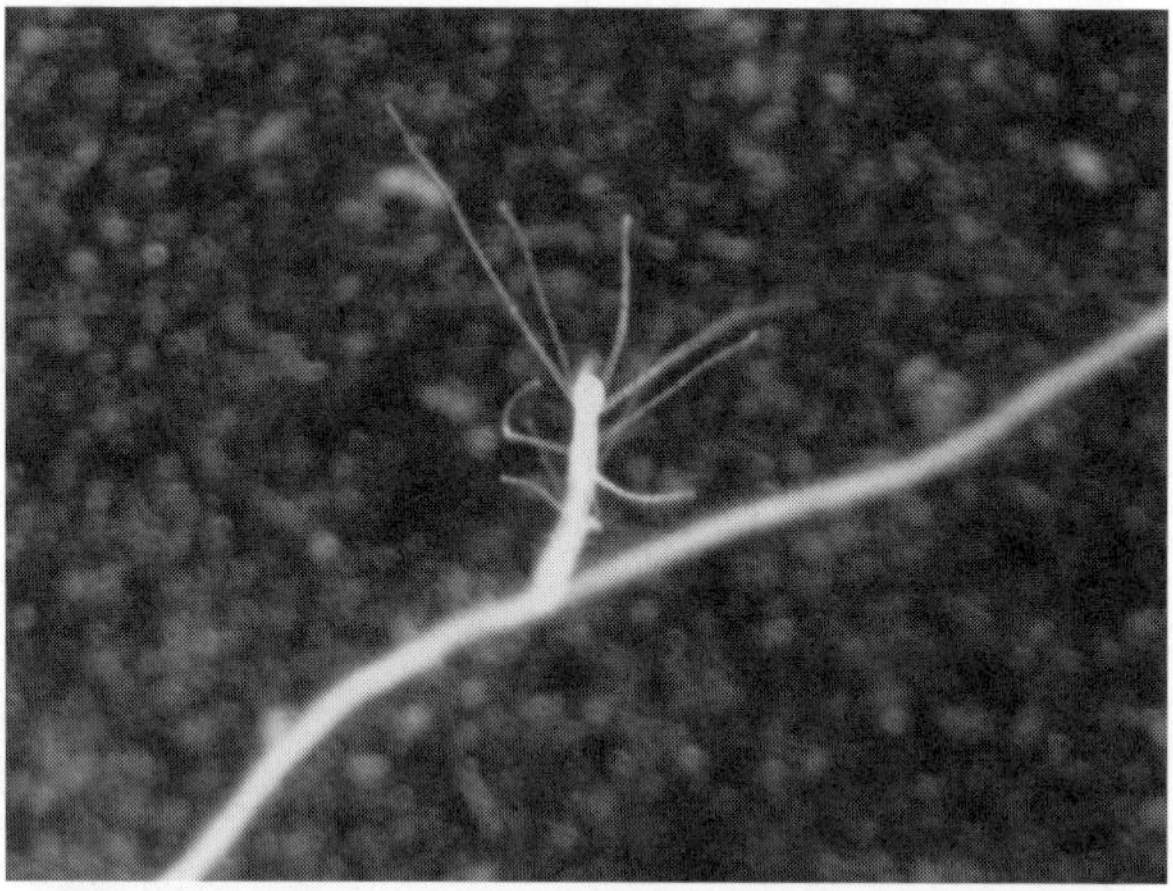

「若返り」現象が確認されたベニクラゲ（南日本新聞　2001年5月13日）

個体もあり、ベニクラゲは文字通り不老不死の多細胞生物であることが議論の余地なく確認されている。日本でも、二〇〇一年五月、京都大学瀬戸臨海実験所とかごしま水族館の共同研究チームが、鹿児島湾で採取されたベニクラゲを用いて若返り実験に成功したと発表した。

このニュースは、若返りや不老不死に興味を持つ人々に熱狂的に受け入れられ、ネット上では関連ホームページの間でさまざまな意見が飛び交った。二〇〇三年には、この情報に触発され、クラゲから抽出した若返り薬を飲んだ女性が子供に戻ってしまう、という内容のTVドラマも放映されている。

もちろん、若返りとは言っても、腔腸動物で起こった現象をそのまま脊椎動物にあてはめるのはあまりにも飛躍しすぎた話には違いない。しかし、脊椎動物においても、魚の中では種によって老化現象が認められず、飼育環境下でコイが一世紀以上生きつづけた例もある。東日本に生息するギンブナはメスしかおらず、天然クローンとして増殖を続けている。すなわち、脊椎動物も、その系統の基底部においては、潜在的に不老化のポテンシャルを保っていたことは確かである。

はたして、その脊椎動物の進化の末端に位置するわれわれには、不老不死を実現するだけの可能性は残されているのだろうか？　次章では、ヒトが不老不死（少なくとも不老）に至る実際的なメソッドについて考察してみよう。

第3章　実践・不老化への道

適度な運動で老化を防ごう

すでに十分ご理解いただけたことと思うが、老化とは、きわめて複雑な現象である。これまでにご紹介してきた幾多の老化仮説も、老化という総合的な現象の一側面について説明が可能なだけで、今のところ、髪が白くなったり肌に皺が寄ったり、免疫機能が低下したり生殖能力が衰えたり、細胞分裂が停止したり、というさまざまな現象を、たった一つの仮説ですべて説明できた、という例はない。そもそも、なぜわれわれは老化しなければならないのか（なぜ死ななければならないのか、という点は別として）、という根本的な理由について、誰もが十分納得できる説明も行われていない。

したがって、肉体の不老化を達成するための方法にも、ただ一つの基本戦略などというものは残念ながら今のところまだない。いつの日か、それは可能となるかも知れないが、今のところは、戦術レベルで個々の老化機構に対抗して行くしか方法はないようだ。

しかし、それでも、老化に対して有効とされるいくつかの戦術は、すでに確立されつつある。その中には、高度な医療テクノロジーを必要とする、一般人にはおいそれと手の出ないものもあれば、日常の生活習慣の改善によって、誰にでも実行可能なものもある。これらを状況の許すかぎり実行するように心掛ければ、少なくとも、老化にまつわるさまざまなデメリットは軽減され、相対的な若さを維持したまま長寿を得られる確率はかなり高くなるだろう。

本章では、日常的に実行可能なものから始まり、遺伝子レベルでの改変を要する未来医療まで、人間の不老化に役立つと思われるさまざまなメソッドを取り上げてみたい。ここに取り上げるのは、実験的・統計的に実効性が立証されたものが大半だが、これによって具体的に何歳まであなたが老化せずに生き延びられるかは、むろん予測できない。中には、先天的な要因（家系、性別）に縛られるものもある。それでも、これらの方法を試みてあなたの損になる、というようなことだけはないだろう。

まず、当面の目標として、百歳まで元気に生きられることを目指す、というのが、現時点ではもはやそう大それた望みではないはずである。そして今や、長生きすればするほど、われわれの最終的な夢、すなわち「不死」に至るための決定的な医療技術の誕生に遭遇できる可能性は確実に高まって行くのである。

そこで、まず最初のメソッドが「適度の運動」である。

適度な運動が、不老長寿の重要な秘訣であることは、非常に古くから一般常識とされてきた。体系化された史上最古の不老術である中国の神仙道においても、「導引術」、すなわち呼吸法と体操が中心メソッドの一つとされていたことからもそれは明らかである。適度な運動は体の代謝機能を活性化させ、心肺機能を増強し、過剰な脂肪の蓄積を防ぐ。筋肉や骨細胞の加齢による衰えを回避させ、これらすべてが積み重なって、結果的に老化を防止し、長寿をもたらす。

これは決して希望的観測のみによるものではなく、これまでにも多くの統計が、右の事実を立

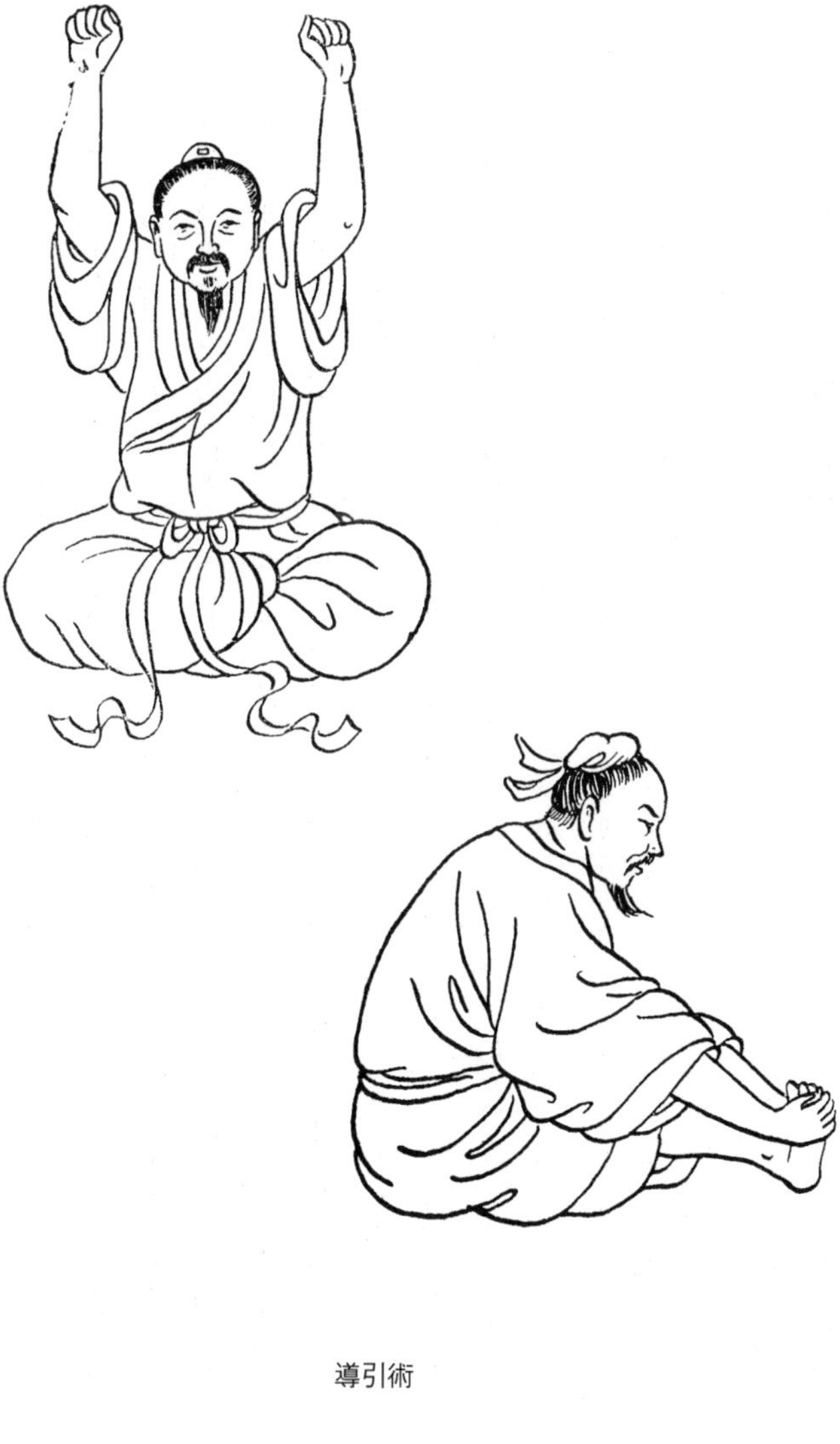

導引術

証している。

この種の研究でも、対象群の大きさと精度でとりわけ有名なものは、一九八六年に米ハーヴァード大学のラルフ・バッフェンバーガーらによって発表されたものだろう。

彼らは、一九六二年から七八年の間にハーヴァードを卒業した一万七〇〇〇人の追跡調査を行い、彼らを一週間の運動量に応じて八つのグループに分けた。そして、この内運動量が最小のグループ（積極的な運動なし）の死亡率を一とした場合、一週間あたり八マイルの歩行に相当する運動をしているグループで死亡率は〇・七八まで低下し、さらにその二・五倍の運動量を維持しているグループでは平均余命が最大二年延びていることが判明した。これは、運動をするグループがその運動量に応じて病気にかかりにくくなっていることと相関する、と考えられる。

この種の統計は非常に多く、一つ一つとりあげていけばきりがない。もう一つだけ似た例をあげておけば、二〇〇二年に九州保健福祉大学の研究チームが発表した、次のようなデータがある。

同チームは、六〇代、七〇代前半、七〇代後半の高齢者計二七三人を、さらにウォーキングの習慣のないグループと、週に二〇キロメートル以上歩くグループとに分けた。そして、これら両グループに対し、あおむけの状態から立つ、走る、溝を飛び越える、シャツのボタンをはめるなど、六項目の課題について、できるか否かを尋ねた。その結果、このすべてにおいて歩く習慣を持つグループが歩かないグループを圧倒し、すべての項目において、歩くグループではむしろ七〇代後半の方ができるという割合がそれより若いグループを上回った。これは、ウォーキングの習慣を長年続けることによって体力が向上し、むしろ若返ったと言えることを意味している。

運動とフリー・ラジカルの微妙な関係

こうして見ると、運動の習慣を持つことは、確かに老化防止に役立つかのように思われる。だが、それは果して、無条件であらゆるタイプの運動に当てはまるのだろうか?

ここで思い出していただかねばならないのは、ヒトに老化をもたらす主要なメカニズムの一つとしてあがっていた、フリー・ラジカル説のことである。

フリー・ラジカルは、ミトコンドリアにおけるエネルギー生産機構の中に最初から組み込まれ、その強い酸化力によって一定の機能を果していた。しかし、その反面、この過程から漏れたフリー・ラジカルは周囲の正常なタンパク質や核酸を破壊し、細胞の機能を損なわせ、老化過程を早めるものともされている。

例えば、呼吸機能の低下した人間は酸素テントの中で治療を受ける。しかし、だからと言って酸素そのものに治療効果があるわけではもちろんなく、これは患者の呼吸を助けるための緊急処置にすぎない。もし、健康な生物にこのような処置を施すと大変なことになってしまう。通常二〇%の酸素濃度の大気中で暮らすショウジョウバエやマウスを五〇%の酸素の中で飼育すると、その寿命は半減する。一〇〇%の酸素の中では、三年半の平均寿命を持つはずのマウスは一週間で全滅するという。酸素とは本来、それほど強力な毒性を持つ物質なのである。

さて、そこで問題とされるのが、スポーツと寿命の関係だ。

「適度な」運動が老化を遅らせる、という事実はどうやら間違いないらしい。だが、運動をすれば必然的に呼吸量もあがり、大量の酸素を体内に取り込むことになる。それによって体内で発生するフリー・ラジカルの量も増大しないはずはない。ならば、長寿を目指す運動も、度をこせば、それによって得られるメリットを御破算にするほどフリー・ラジカルによる破壊が進み、逆効果になるのだろうか？

まさにその通りであると主張する研究者もある。右の純粋酸素環境下での生物の飼育データを一九九三年に発表した東京大学の加藤邦彦博士は、日本におけるスポーツ有害説論者の筆頭としても知られる。同博士によれば、血液がいったん滞留し、虚血状態になった後再び流れはじめる時、多くのフリー・ラジカルが生じる。運動をすれば、つねに筋肉に血液が集中するため絶えずフリー・ラジカルが生産され、老化を促進させている。したがって、長寿のためには、スポーツはひたすら有害でしかないという。

大妻女子大の大沢清二教授は、ある国立大学の一八七二年以降の卒業生、三一〇〇人の寿命について統計をとった。この内、体育系の卒業者の自然死年齢は六〇・六歳であったのに対し、文系・理系の卒業者はともに六六歳で、その差は五歳にもなったという。

スポーツ有害説を裏付けるかのようなデータも、探せばまだいくらでも出てくるが、ではいったいどれほどの運動がどれだけ寿命を短くするのか、という定量的なデータをきちんと出せた例も、今のところ事実上ない。フリー・ラジカルを生物の体内に確実に発生させるためには、X線などの放射線を照射することがもっとも確実な手段であり、これによってその後の生物の寿命の変化を調べようという試みも過去に何度かあったが、結局この実験では、フリー・ラジカルの効果を確かめるよりも先に、ガンによって実験動物の寿命が大きく左右されることが判明し、実験そのものの信頼性が否定される結果となった。

しかし、激しい運動によるフリー・ラジカルの生産に、体が積極的に対抗していることを示す証拠は確かにあがっている。

もともと、ヒトの体には、フリー・ラジカルを除去するための防御機構が内蔵されている。つまり、スーパーオキシドディスムターゼ（SOD）と呼ばれる酵素は、スーパーオキシドラジカル（$\cdot O_2^-$）をO_2と過酸化水素に分解し、さらにカタラーゼと呼ばれる酵素は過酸化水素を水に変える。また、ビタミンE、ビタミンCも、活性酸素による破壊を修復する機能を持つ。このような防御機構が備わっていることはそれ自体、フリー・ラジカルがいかに体にとって危険なものであるかを示すものであり、と、同時に、これがあるからフリー・ラジカルによる老化の促進効果はあまり心配することがない、という主張の根拠ともなる。

一九九三年、東京医大公衆衛生学教室の高波嘉一助手は、もっとも過酷なスポーツ競技の一つであるトライアスロン（鉄人レース）の選手に対し、競技直後の血液中の過酸化生成物の濃度チェックを行ってみた。しかし、競技直後の選手らの過酸化生成物の血中濃度は、競技前に比べ、平均二九％もダウンしていた。一方、血液中のビタミンE濃度は平均二一％上昇していた。つまり、体内のフリー・ラジカルが運動によって増大すると、蓄積されていたビタミンEが大量放出され（ビタミンCは水溶性なので備蓄はきかない）、それを消去する仕組みがここで作用しているわけである。

だが、これも、普段過酷な運動を続けているトライアスロン選手だから言えることであり、通常運動と縁のない大多数の人間にはこの真似はできない。通常の人が、もはやこれ以上動けないというほど激しい運動をした時の運動量を一〇〇とした時、八〇を超えるほどの運動を行うと、血液中の過酸化脂質濃度が急激に上昇して行くというデータもある。

長寿にいい運動・悪い運動

つまるところ、やはりフリー・ラジカルは決して不老長寿にとってありがたいものではなく、先天的にフリー・ラジカルに対抗する力が体に備わっているからといって、それを過信しすぎるのは禁物、ということになる。運動をするなら、ウォーキングのように、自分で激しさを調整できる軽い運動を毎日欠かさず、できれば一時間は続ける、というのがわれわれにとってベストの選択、と言えるだろう。ウォーキングを軽い運動とあなどってはならない。病気の予防効果という点においては、時速五キロメートルで四〇分程度の、ごく普通の散歩でも、十分激しいスポーツに匹敵する効能があるようだ。

二〇〇二年に米スポーツ医学協会が発表したところによると、五〇歳から七九歳までの女性七万四〇〇〇人を対象に一九九四年から九八年まで調査を行った結果、まったく運動をしなかった人に比べ、右のウォーキングを毎日行っていた人は、冠動脈疾患で三九%、循環器系疾患で三二%も罹患率が低かった。これは、はるかに激しいスポーツを行っていた人における逓減率に等しく、ウォーキングは非常に効率的な疾病予防策、すなわち長寿化促進策であると言える。

一方、大量の酸素を取り込む、エアロビクスのような有酸素運動はむしろ、一時的に元気にはなっても、不老化のためにはやはり逆効果と考えておいた方がいいだろう。もともとエアロビクスとは、アメリカ海軍の将兵が、艦内の限られた空間を利用し、短期間で大量の酸素を体内に取り込んでリフレッシュすることを目的に開発された軍用体操である。もちろん、美容上の効果など当初からまったく目的とされていない。エアロビクスの健康への害(というものがあればだが)が定量的に計測された例はまだなさそうだが、職業的にエアロビクスのインストラクターを長年やっている人は、一度肉体の老化度のチェックをしっかり受けた方がいいのではなかろうか。

ただでさえ人間は年をとるとSODやカタラーゼの生産量が衰え、過酸化生成物が体内に増えてくる。それをわざわざ加速させる可能性のあるものは、避けた方が賢明かも知れない。

夢の抗老化酵素「EUK」

しかし、逆に言えば、どんなに運動をしたところで、体内のフリー・ラジカルを積極的に排除する方法さえあれば、それによる老化のプロセスをくい止められるはずだ。そしてまさに今、この考え方にもとづく抗老化医療の研究がさかんに行われている。すなわち、体外から抗フリー・ラジカル酵素や薬剤を注入するのである。

ただし、SODやカタラーゼをそのままコピーして体内に注入しても、あまり効果は高くない。そのそれぞれは、スーパーオキシドラジカルを無害化する過程の一部を受け持つにすぎず、そのどちらかだけでは効果は薄い。また、これらの物質は体外から細胞の内部にまで送り込むことは難しい。

ところが、去る二〇〇〇年、この研究に大きな飛躍がもたらされた。カリフォルニアの民間研究機関、バック老化研究所のサイモン・メロブらは、一つでSODとカタラーゼの二つの機能を併せ持つ新しい酵素「EUK」の開発に成功した。この酵素は、それまでの単独の酵素に比べて飛躍的にフリー・ラジカルの除去能力が高いばかりでなく、細胞内に簡単に入り込み、フリー・ラジカルの生産される現場であるミトコンドリアにまでたやすく到達できる。この酵素を投与された線虫C・エレガンスは、野性種で寿命が平均四四%伸び、さらに、フリー・ラジカルの影響が少なくなるよう遺伝子改良を施された系統の線虫では、実に六七%も寿命が伸びたという。何らかの薬物によって生物の寿命が具体的にここまで延びた例は他にない。

バック老化研究所とともにこの酵素の開発に携わったマサチューセッツのベンチャー企業、ユーカリオン社は、この酵素の特許を取得し、その後ＥＵＫの商品化へ向けた開発を続けている。すでに、マウスにおいても老化にともなう体機能の劣化を顕著に遅らせる効果があることは証明され、さらに、二〇〇三年には、もう一つの重要な作用がこの酵素にあることが判明した。同社の実験によれば、中年域に達したマウスに、三ヵ月にわたってＥＵＫ-１８９ないしＥＵＫ-２０７を投与し続けたところ、その学習能力はむしろ時間とともに向上したという。つまり、ＥＵＫの抗老化作用の中には、脳の若返り効果も含まれていたわけである。現在、ＥＵＫの脳への作用機序についてはさらに研究が続けられているが、もしかするとこれは将来、アルツハイマー病その他、老人ボケと呼ばれる症状をもたらす病気への特効薬となる可能性もある。

あらゆる点から見て、今のところＥＵＫは実用的な抗老化剤として、世界でもっとも実用化に近いところにある薬と言えるだろう。適度な運動とこの薬とを併用すれば、実際に人間の寿命を健康な状態で大幅に延ばせる可能性は決して小さくない。

カロリー制限で老化は遅らせることができる？

「腹八分目」は古来長寿の秘訣の定番とされてきた。

最初に誰がそれを言いだしたのか、その裏付けとなるどのような具体的データがあったのか、それはわからない。しかし、一九三五年のマッケイの研究以来、数多くの研究者が同様の実験に挑戦し、カロリー制限と生物の長寿化との間に明白な相関性があることを立証してきた。

もちろん、カロリー制限と言っても、ただやみくもに断食をすればいいというものではない。どんな生物にも、生きていくのに最低限必要な必須のカロリーがあり、その中での各栄養素の配分がある。これを満たし、なおかつ余分なカロリーはいっさいとらないように注意深く食餌制限をつづけた時、初めて健康なままで老化を防ぐことが可能となる。

このような条件下で、実際にどれほど生物の寿命が延びるかというデータを、米ウィスコンシン大学のリヒャルト・ヴァインドルッヒが紹介している。これによれば、

原生動物（ツリガネムシ）の場合、通常食での平均寿命が七日、個体最長寿命が一三日であるのに対し、カロリー制限を施した場合、平均寿命が一三日、個体最長寿命は二五日にまで伸びる。

節足動物（ミジンコ）では、通常食で平均三〇日、最長四二日が、カロリー制限の場合、平均で五一日、最長で六〇日。

同じく節足動物のサラグモでは、通常食で平均寿命五〇日、最長寿命一〇〇日であったものが、カロリー制限食で平均九〇日、最長一三九日。

脊椎動物のグッピーの場合、通常食で平均寿命三三ヵ月、最長五四ヵ月。カロリー制限を行うと平均四六ヵ月、最長五九ヵ月。

脊椎動物で、かつ高等哺乳類であるラットの場合、通常食で平均二三ヵ月、最長三三ヵ月が、カロリー制限により、平均三三ヵ月、最長四七ヵ月まで伸びる。

ただし、ヒトの場合、生まれてから死ぬまで、厳密なカロリー制限を施してその寿命を調べたという例はまだない。と、言うより、そのような実験はできないため、本当のところそれでどのくらい寿命が延びるのか、定量的なデータは存在しない。

これまでのところ、ヒトを使って行われた、もっとも長期的・体系的なカロリー制限実験は、一九九一年から九三年にかけての丸二年、アリゾナ州ツーソン近郊の実験施設「バイオスフィア2」の中で行われたそれであろう。この実験施設は、いくつもの区画に分かれた、総容積約二〇万四〇〇〇立方メートルの密閉型温室の中に、地球のさまざまな環境をモデル化した閉鎖生態系を作り上げ、ここに八人の志願者が二年間住み込んで、一切外部との物質的交流なしにこの生態系を維持し、生き延びることを目的としていた。その内部の耕地面積は二二三二平方メートルだが、これだけの農地では、先進国の国民が消費する一人あたりのカロリー量を確保するにははるかに足りない。もちろん、ここではさまざまな高度集約農法や家畜・魚の飼育が行われるが、それでも居住者はぎりぎりの低カロリー生活を強いられる。それこそ、「二年にわたって一かけらのポテトチップも口にできない」生活である。まさにカロリー制限実験には理想的な環境と言える。

この実験に参加した八人の中にいたのが、カロリー制限による老化防止理論の主導的研究者の一人、ＵＣＬＡのロイ・ウォルフォードである。彼は、「バイオスフィア２」の中で入手できるすべての食材を組み合わせ、必要最小限のカロリー量の中ですべての栄養素をバランスよくとれるメニューを提供し続けた。その結果、わずか二年間ではあったが、すべての被験者において血圧、血糖値、コレステロール値など、老化の指標となるあらゆる数値に改善が見られ、たしかにこの間全員の老化プロセスは停滞していたという。

ヒトではないが、霊長類を使った実験ならば、一個体の寿命に対して相対的にもっと長い実験もいくつか行われている。

一九八七年から、米国立老化研究所と国立衛生研究所（ＮＩＨ）が合同で開始した実験は、平均寿命三〇歳のアカゲザルと二〇歳のリスザル、計二〇〇匹のサルを対象としている。この内一部のサルには生後一～二歳の若い頃から、残りのものには思春期をすぎてから、通常食より三〇％カロリーを減らした餌を与え、その経過が今も観察されている。一九九六年、実験開始から一〇年後に発表された中間報告では、すべてのサルにおいて新陳代謝レベルの低下が見られ、生化学的な老化指標にはほとんど変動がなかったという。

また、一九八九年から、ウィスコンシン大学マジソン校のジョセフ・ケムニッツ、ウイリアム・アヒシュラーらのチームは、もっと成長した八～一四歳のアカゲザルを対象に、同じく三〇％のカロリー制限を行い始めたが、こちらも、血圧や血糖値は同じ年齢層の対象群に対して顕著に低く、明らかに老化は遅れているという。

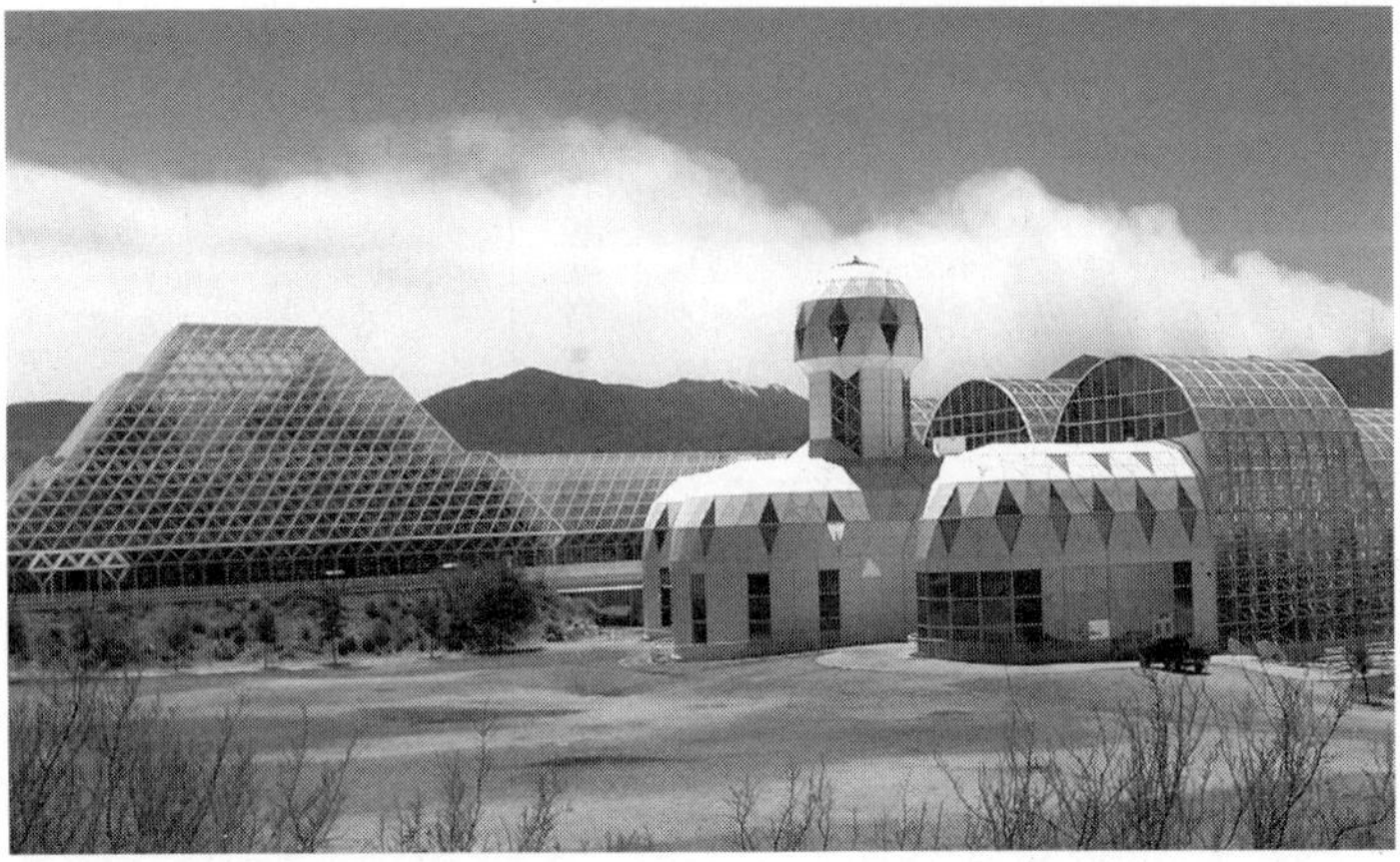

バイオスフィア2（写真提供：PANA）

国立老化研究所・国立衛生研究所のチームによる研究は、あと数年でリスザルの平均寿命の線に到達し、それを超えた時点で、初めて老化の制御が本当にうまくいったかどうか結論が出る。そして、もし結果がポジティブと出れば、ヒトにおいても同じ結果が期待できる確率は非常に高くなるだろう。一部の老化研究者は、これによってヒトの平均寿命は一気に一二〇歳、場合によっては一五〇歳にまで延びると考えている。

なぜカロリー制限で寿命は延びるのか

だが、仮にそうであることが立証されたとしても、ここにはなお三つの大きな問題が残されている。

まず、第一に、カロリー制限をすると寿命が延びるというのは今のところ経験則でしかなく、なぜそうなるのかという理由がまだわかっていない、ということ。

大量のカロリーを摂取した個体では、確かに代謝レベルもあがり、フリー・ラジカルの生産量も増えて遺伝子損傷が増大する、ということを示すデータは多い。しかし、それ以外のメカニズムがここに関与しているという証拠もまた少なくない。

二〇〇二年、米マサチューセッツ工科大学のレオナード・ガレンテらのチームは、出芽酵母を用いた実験で、少なくとも酵母では、必ずしもカロリー制限による寿命の延びがフリー・ラジカルの生産量の減少と結びつかないことを発見した。出芽酵母*Saccharomyses cereviciae*は、餌として与えるブドウ糖の量を減らすか、ブドウ糖の識別に係わる酵素、ＰＫＡの活動を抑えることによって、その寿命を、野性種の四〇分裂から最大五〇分裂にまで伸ばすことができる。そして、出芽酵母の中には、ＰＫＡの機能が低下し、寿命が延びた変異型も存在する。しかし、この変異型が誕生するには、Ｓｉｒ２と呼ばれる遺伝子が活性化している必要がある。

今回、同チームは、この長寿型変異におけるＳｉｒ２の機能を調べ、この遺伝子が活性化している系列では、むしろその細胞の酸素消費量が野性種の三倍近くに増え、ミトコンドリア周辺でも通常よりずっと多くのフリー・ラジカルが生じていることを発見した。この結論を果して他の多細胞動物や脊椎動物にまで拡張していいものかどうか、議論は分かれるところだが、少なくとも出芽酵母においては、酸素の消費量の向上（およびフリー・ラジカルの増大）と寿命の短縮とは結びつかなかったのである。

同年一二月には、コネチカット大学の研究チームも、ショウジョウバエを用いたカロリー制限実験により、次のような興味深い事実を確認した。野性種で餌を無制限に与えたもの、野性種だが餌のカロリー量を通常の半分に抑えたもの、寿命が長い変異種のゲノムを比較したところ、後者二グループでは、ともにＳｉｒ２が通常レベルの二倍ほど活性が向上しており、それと同時にＳｉｒ２の活動を抑制するｒｐｄ３遺伝子の活性は低下していたのである。

すでに、線虫Ｃ・エレガンスにおいて、寿命が非常に長くなる変異型のＳｉｒ２が活性化していることは、九〇年代末から知られていたが、この研究において、カロリー制限食による体内環境の変化がSir2の活性化とrpd3の抑制化をもたらすらしい、ということが明らかとなった。

もちろん、これも今のところはショウジョウバエにかぎっての話であり、高等哺乳類においても同じことが言えるかどうか、まだ明らかではない（わかるのも時間の問題に違いないが）。しかし、もし、右の事実が一般化できるなら、実は、カロリー制限はそれ自体が重要な意味を持つものではなく、それを引き金として起こる、長寿遺伝子の活性化の方が本当に望ましい目的ということになる。今後、この部分の研究は、ヒトの不老化という目標達成にとって、きわめて重要なものとなってくるだろう。

具体的な作用機序がいかなるものであるにせよ、カロリー制限が、今のところそこに至る確実な入口であることは間違いないのだが、ここで第二の問題となるのは、カロリー制限によって人間の活動能力も大きく制限される、ということである。

不老長寿を得るためのカロリー制限は、人間が生きるための最低限の栄養素の摂取しか許してくれない。それ以上食べれば、確実に不老効果は減少する、とされる。しかし、それでは、営業で外回りをしなければならない人、さまざまな家事をこなさなければならない人はどうすればいいのだろうか？　不老化のためのカロリー制限を実行できるのは、労働をすべて使用人にまかせることのできる裕福な地位にある人だけ、という状況が現出することも起こりうるわけである。

そして、第三の問題。――実はこれこそもっとも切実で、誰にとっても最大の問題であるだろう。つまり、いくらそれで寿命が延びると言われても、意思の力だけで食欲をねじ伏せることのできる人間など非常に珍しい、という事実である。でなければ、これほど大規模にダイエット産業なるものが成立するはずはない。

究極のダイエット法を求めて

夢のダイエットと言えば、好きなだけ食べてなおかつ痩せる、というものだ。しかしこれは不可能である。痩せるための原理はただ一つ、入った以上に出す、ということのみである。入れるだけ入れて、その上痩せるというのはどう考えても虫が良すぎる。考えれば誰にだってわかるこの鉄則を頭では理解しつつ、それでもどこかに抜け穴はないものかと誰もがひそかに期待している。そこにつけこんで、「食べて痩せる」が売り物の新手のダイエット商品が次々に登場し、今度こそと飛びつく多くの女性がまたも失望する。いわばそれは、永久機関サギがいつまでもなくならないのと同じである。

だが、それは本当に見果てぬ夢にすぎないのだろうか？　永久機関は、古典力学の根本原理に反する存在であるから、これを実現するのが不可能というのは誰にでもわかる。だが、食べてなおかつ太らず、カロリー制限を行ったのと同じ効果を得るということは、同じ不可能でも不可能のレベルが違う。要は、体内に入った栄養が分解され、エネルギーに変わり、余剰分は脂肪として蓄えられるという過程のどこかを何らかの方法でブロックしてしまえば問題は解決するのである。これならば、原理的に不可能とは言えまい。そしてそれは自動的に、カロリー制限による抗老化作用をもたらすことにもなるはずだ。

そこで、現在注目を集めているのが、「カロリー制限模倣薬」と呼ばれる薬である。通常の場合、食物が分解されてブドウ糖に変わり、それが細胞内に取り込まれ、数段階の酵素による中間処理を受けた後ミトコンドリアに到達し、ここで、体内の基本エネルギー通貨であるATP（アデノシン三リン酸）に変換される。しかし、この過程でなんらかの阻害物質を割り込ませ、本来なら本物のブドウ糖の処理に回るはずの酵素を横からかすめとってしまうことにより、実際に処理されるブドウ糖の量を減らし、結果的に炭水化物をわずかしか摂取しなかったのと同じ状態を作りだす、というものである。

アメリカのベンチャー企業メルク社のマーク・レーン、米国立加齢研究所のドナルド・イングラムらは、このカロリー制限模倣薬の有力候補として、「2DG（2-デオキシ-D-グルコース）」と呼ばれる物質に注目し、現在その研究を進めている。この物質は形がブドウ糖分子によく似ているが、微妙に形が違うため、ブドウ糖の代謝系には途中までしか乗ることができない。この間、細胞内で、ブドウ糖を中間処理する酵素を2DGが消費してしまうため、細胞全体のブドウ糖処理能力は大幅に低下して、カロリー制限と同様の効果を得ることができる。

これまでにも、同チームをはじめ、いくつかの研究機関が少量の2DGをマウスに数ヶ月間与え続け、徐々にその血糖値が下がり、インシュリン分泌量や体温も低下する、といった、カロリー制限と同様の効果が現れたことを確認している。もちろん、この間、実際に餌の量が減らされたわけではまったくない。

ただ、残念ながら、2DGは投与して安全な臨界量の幅が狭く、投与量が多すぎると明らかに有害な効果が出てくるため、そのままではヒトには使えない。そこで今、カロリー制限模倣効果は維持しつつ、なおかつ安全性を実用レベルまで向上させた、2DGの改良型の探究が続けられている。

もし、このような薬が実際に完成すれば、われわれは二度とダイエットに苦しむことなく、好きなものを食べながら、肉体だけは厳しいカロリー制限を課されたのと同じ状態に保ち続けることが可能となり、多くの生活習慣病は根絶され、われわれの平均寿命は大幅に延びることになるかもしれない。一日も早いその登場が待たれる。

不老長寿の桃源郷伝説

運動とカロリー制限は、もっとも明確に効果が現れる不老化メソッドとされるが、実際にはこの他にも、健康で長寿を保っている人々の間に見られる、ライフ・スタイルの共通点とされるものは数多い。以下にそれらを列挙してみよう。

世界には、伝説的な長寿地域がいくつも存在する。中でも、グルジアのコーカサス（カフカス）山地、ペルーのビルカバンバ、パキスタンのフンザ地方は、世界の三大長寿地域として知られ、七〇、八〇は鼻たれ小僧だとか、九〇歳で若い奥さんが二人いるだとか、一四〇歳に達した人がいるだとか、それはもう色々な伝説が飛び交っていたものである。

この話が流布されていた当時、多くの研究者（とりわけ旧ソ連の老人医学の研究者）たちが現地調査を行い、なぜこの地域に長寿者が多いのか、さまざまな仮説を発表した。中でも、コーカサス地方やその周辺の食生活に注目が集まり、新しい食品が話題になるたびに、日本でもヨーグルトやコンフリー、プロポリスのたぐいから紅茶キノコのような得体の知れないものまでが、次々に一時のブームを巻き起こしては忘れられて行った。もちろん、不老長寿に効能のある何らかの特定の食品のせいではなく、塩分や糖分の摂取量が少ないのがいいのだ、とか、総カロリーの摂取量のせいだとか、ストレスの少ない環境がいいのだ、といった説もそれぞれに支持を集めていた。

しかし、つまるところ、これらの長寿地域の存在は幻にすぎなかった、というのが今日の研究者たちのほぼ一致した見解である。

そもそも常識で考えて、これらの地域は人里離れた交通の便のきわめて悪い痩せた土地で、医療体制は整わず、栄養状態も通常いいとは言えない。乳製品の豊富なコーカサスはともかく、アンデスの山中では、カロリー制限効果よりも、栄養の偏り（とりわけ動物性タンパクの欠乏）によるマイナスの効果の方が大きそうだ。こんな土地では当然乳幼児の死亡率も高く、平均寿命はむしろ低いと考えられる。旧ソ連においては、国内にことさら長寿者が多いと喧伝されていたが、これには明らかにプロパガンダ的な意図があった。本当に長寿地域の住人は言われているほど長寿なのか、という疑問はつねにあった。

そこで、一九七〇年代後半から、これらの地域の住民に対する徹底的な年齢の再調査が行われるようになり、結果的に長寿地域など存在しない、という結論が下されたのであった。これらの土地では、長寿を自称する人々の生年月日を確認できる戸籍や教会などの記録も整っておらず、自分は何歳であると本人が主張すれば、周囲の人間もそれをそのまま受け入れてしまう。コーカサスでは、世界の他の地域における常識と異なり、百歳以上と自称する人間に女性より男性の方が多いことが謎とされていたが、調べてみるとこれは謎でも何でもなく、公的記録の管理があいまいなのをいいことに、父親の名を息子が名乗って兵役を逃れるというテクニックが使われていたという。ビルカバンパでは、調査の結果、百歳に達した人間は一人もいなかったことも判明した。長寿地域というのは、世界のどこか、文明から隔絶された別天地に、不老長寿の桃源郷（シャングリ・ラ）があって欲しいという人々の願望が生み出した幻想にすぎなかったようだ。

では、本当に地球上にそのような桃源郷はまったく存在しないのだろうか？　実は、そこの正規の住民であるだけで、世界の他の地域より確実にある程度の長寿が見込まれるという桃源郷のような国がある。すなわち、他でもないこの日本である。

日本こそ世界の桃源郷だった

日本は、世界でももっとも戸籍が厳密な国の一つで、国民一人一人の出生記録はきわめて信頼性が高い。そして、この戸籍にもとづく年齢調査の結果、二〇〇四年度の平均年齢が男性七八・六四歳、女性八五・五九歳で世界最高（ただし、独自の統計を行っている香港では、男性七八・七四歳となっている）という結論が出たのである。これは、むろん日本の医療制度が発達し、乳幼児死亡率がごく低いこと、成人後もケアが完備していることによる部分が大きい。

そして、さらに日本国内での地域差を調べてみると、沖縄県の平均寿命がもっとも高いということがわかる。

人口一〇万人あたりで、百歳を超える人（百寿者）の数を調べると、南西諸島（沖縄県と鹿児島県の一部）では、二〇〇〇年度の統計で三九・九人であり、これは全国平均の三・五倍以上となる。百寿者の比率は、南西諸島をトップに、北九州地方（福岡・長崎・佐賀および山口）、南海地方（南九州・四国南部・三重県南部）と続き、気候が寒冷になるほど長寿者が減る傾向が見られる。しかも、全国の百寿者の六割以上が寝たきりであったり、痴呆症が現れたりしているの

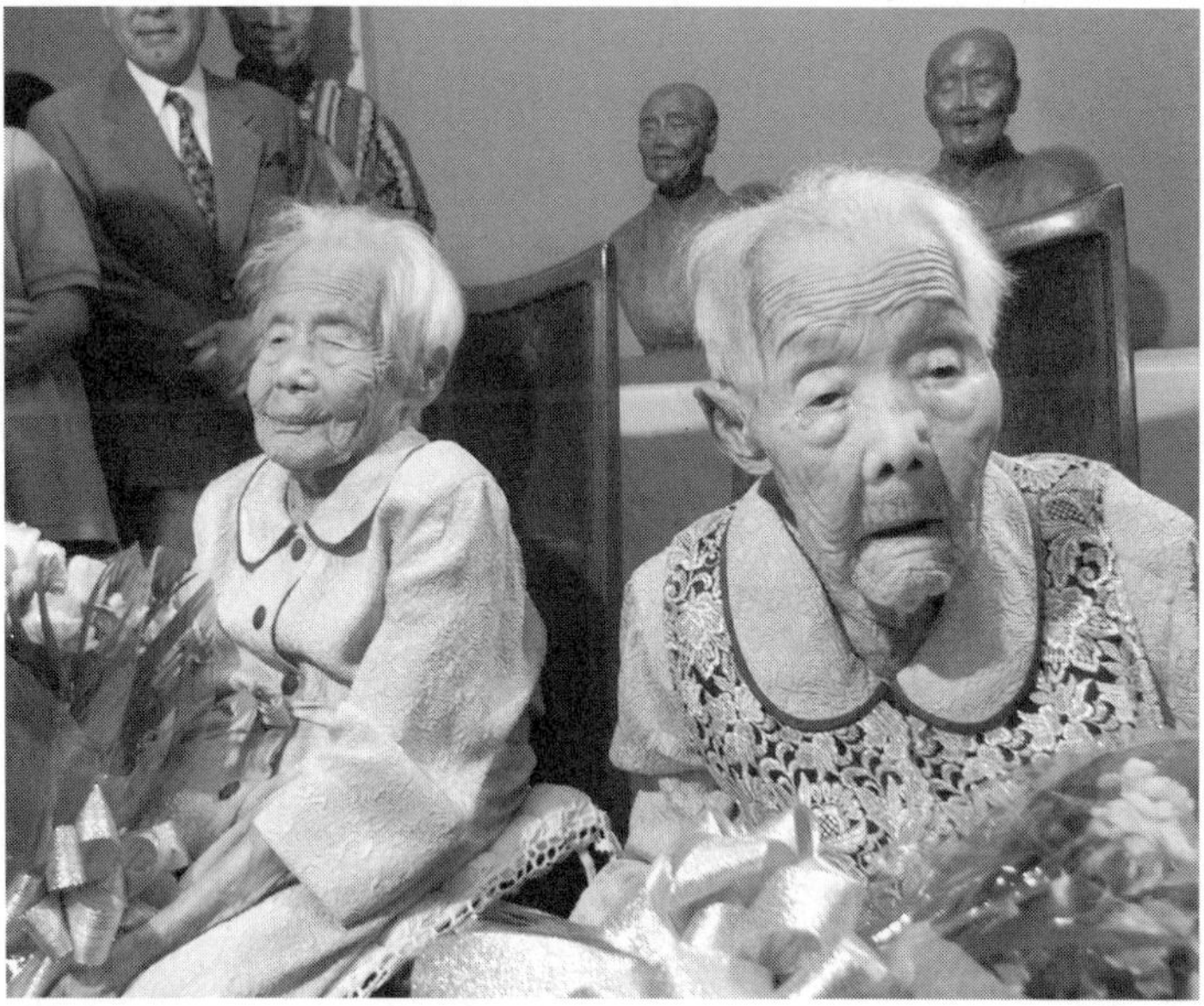

百寿者の象徴でもあった“きんさんぎんさん”（写真提供：PANA）

に対し、沖縄県では百寿者の九割が在宅で健康な生活を送っており、明らかに沖縄は特異な長寿地域であると言える。

なぜ沖縄にこれだけ健康な百寿者が多いのか、これは現代の老人医学の重要な研究課題とされており、少なくともその理由の一部がその温暖な気候と沖縄固有の食文化にあることがほぼ確定されている。

温暖で穏やかな気候が長寿をもたらすことは、百寿者の数が西高東低で、北へ行くほど少なくなることからも見てとれる。変温動物であれば、一般に気温が低く、代謝レベルが低いほど寿命が延びる傾向にあるが、恒温動物で、体の大きさもほぼ一様なヒトの場合は、気候が寒冷になるほど体温を維持するために代謝レベルをあげなければならず、これが寿命に影響してくるのかも知れない。もっとも、一九八〇年代以降、南西諸島の百寿者の増加率が頭打ちの傾向にあるのに対し、本州内陸の長野・群馬・岐阜などの各県、日本海沿岸地方の百寿者の伸びは著しい。

一説によれば、これは、一方において暖房が普及し、冬季の室内環境が全国で平均化していることが関係しているという。冬でも温暖に暮らすことが可能になったとしたら、今度は逆に、屋外へ出た時寒気にさらされ、体が適度に刺激を受ける方が、むしろ長寿化を促進する上では望ましい、というわけである。

このままだと、いずれ数から言えば、百寿者比の全国平均も沖縄の数値に近づくかも知れないが、百寿者が健康であるか否かという指標を重視するなら、やはり沖縄の特異性はきわだっている。これまでの調査によれば、沖縄の健康な百寿者は若い頃から、通常六〇代まで、サトウキビ農場や漁場で働いており、その後悠々自適の生活に入った人が多い。若い頃過酷な労働に従事し、体が鍛えられていたことに、温暖な気候による長寿化の効果が加わり、このような結果をもたらしたのではないか、と多くの研究者は考えている。しかし、近年では全国一律に農業の機械化が進み、若い頃の重労働は日本中どこでも見られなくなったため、沖縄の長寿化のペースが鈍り、他の地域が追いついてきたとも考えられる。

さらに、老後はストレス要因のほとんどない環境で暮らしていることも、沖縄の百寿者の長寿化を促進しているとされる。したがって、日本で長生きをしたい人は、なるべくなら若い内から温暖な気候の土地、できれば沖縄に引っ越し、農業や漁業に従事しつつ沖縄的ライフ・スタイルを身につけることが望ましい、と言えるだろう。

肉食は長寿の味方

沖縄の百寿者の食生活を一つの理想的モデルとするなら、そこには、腹八分目という一般的な原則以外にも、確かにいくつかの特徴が見られる。

例えば、沖縄の平均的な家庭における塩分摂取量は全国でももっとも低く、とりわけ東北各県と比べてその格差は顕著だった。これは、同時に脳卒中や心臓病の発生率が沖縄においてもっとも低いという結果にもつながっていた。ただし、近年では塩分の取りすぎが高血圧や循環器系疾患の原因になるという認識が広く行き渡り、味噌や醤油をはじめ、あらゆる食品は減塩を売り物にするようになったため、塩分摂取量の地域格差は急速に均質化されつつある。いずれ、この点において、沖縄も他県とそれほど大きな違いがなくなるのは間違いないだろう。

だが、それよりも目につくのは、沖縄県の豚肉の消費量が全国でも飛び抜けて多い、という点である。

一般に、肉食は血中のコレステロール値をあげ、老化を促進させるものと考えられている。また、高齢者は食べ物の好みが変わり、通常肉を食べなくなる。しかし、沖縄では肉食、とりわけ豚肉を食べる習慣が食生活の中に完全に溶け込んでおり、高齢者でも食事の中に肉の占める割合は他県に比べて圧倒的に高い。そして、実は高齢者にとってこそ肉食は栄養のバランスをとる上で重要である、というのが近年の通説となりつつある。

一九七二年以降、東京都老人総合研究所では、健康な長寿者の食生活を数回にわたって大規模に調査しており、健康な高齢者ほど肉を食べる比率が高く、脳卒中などを起こす危険度が低い、という結果を得た。初期の調査の段階では、当時全国に四〇〇人ほどしかいなかった百寿者の一日に摂取する総タンパクの内、約六〇%が動物性タンパク質で、これは全国平均の四八%を顕著に上回っていた。六五歳以上、八四歳までの健康者の二〇%はほぼ毎日、平均四五グラムの肉を食べる習慣があり、高齢になるほど牛乳をよく飲む傾向があることも判明した。肉食の習慣と生活機能の低下度との間には明らかに反比例する関係があり、ほとんど肉を食べない高齢者が生活機能に障害を起こす危険度を一とした場合、週に一、二回食べる人は〇・六七、ほぼ毎日食べる人では〇・五六と、ほとんど半減している。全国で一番肉を食べる沖縄では（全国平均で一日あたり八〇グラム。沖縄では九五グラム）、高齢者の脳卒中の発生率が全国一低い。

肉に含まれる鉄分は、人体にとって一番吸収されやすい良質な鉄であり、また、肉に含まれるセロトニンは脳の働きを活性化させ、痴呆を予防する。肉食の習慣を持つ人は、栄養度の指標である血中アルブミンの量が高齢になっても低下しない。実は肉こそ食生活における不老長寿の要だったわけである。ただし、沖縄の場合、じっくり煮込んで脂を抜いたラフテー（豚の角煮）などに特徴的なその調理法にも秘密がある。沖縄からブラジルへ移民して、毎日大量の牛肉を食べる食生活に変わった人々は、平均寿命が沖縄より一七年も短くなっているという。食べるなら、牛よりも豚、それも脂の少ないロー・カロリーの料理法がいいようだ。

適度の飲酒も寿命を延ばす

沖縄の食生活と言えば、豚やゴーヤのチャンプルーを肴に泡盛というのが定番である。沖縄の百寿者の中には、毎晩の晩酌を欠かさない人が多い。そして、飲酒の習慣も、度を越しさえしなければ、実は老化にともなう体の機能低下や病気を予防するらしい。

厚生省（当時）の研究班が、一九九〇年から九六年までの七年間、岩手、秋田、長野、沖縄の各県に住む四〇歳から五九歳までの男性一万九二三一人を対象に、飲酒と発ガン性の関連についての大規模な調査を行った。これらの人々を、まったく飲まない人、二日に一合飲む人、毎日一合から四合まで飲む人の六グループに分け、それぞれのグループにおける発ガン頻度を調べたところ、まったく飲まない人はガンによる死亡率が一・一％、毎日四合飲む人が一・七％であったのに対し、二日で一合というグループはもっとも低く、〇・六％にすぎなかったという。つまり、全然飲まないよりは、毎日日本酒換算で〇・五合（ビールなら大瓶半分、ウイスキーならシングル一杯に相当）程度飲む方が、むしろガンによる死亡のリスクを低下させ、平均寿命を延ばすのに貢献するということになる。

飲酒のポジティブな効果は、別なデータでも立証されている。一九九七年、米国対ガン協会のマイケル・サンらは、一九八二年に飲酒調査を行った三〇歳から一〇四歳までの男女四九万人のその後を追跡したデータを発表した。これによると、ビール、ワイン、スピリット類を一日一杯飲む人は、まったく飲まない人に比べ、むしろ三五〜六九歳までの間の総死亡率が二〇％低かったという。しかも、このグループをさらに詳細に調べると、健康な人より心臓発作の病歴を持つ人の方が、なお飲酒の効果は顕著だった。ただし、一日四杯以上飲む人の場合は、心臓のリスクを持つ人よりも持たない人の方が、飲まない人に比べて死亡率が有意に高かったという。心臓に問題のある高齢者は、むしろ少量飲んだ方が健康によく、長生きできる、ということである。

もう一つ、沖縄の特殊な食環境について指摘されているものがある。それは水である。

一九九一年、岡山大学の小林純名誉教授は、日本陸水学会の席上で、次のようなユニークな調査結果を発表した。日本全国五〇〇箇所の河川の水のアルカリ度を、そこに含まれる炭酸カルシウムの量を指標として比較した場合、全国平均では一リットル中二五・四ミリリットルだが、沖縄県那覇市では四一五ミリリットルと、きわめて高い。そして、沖縄県はまた、脳卒中の発生頻度が全国で一番低いことでも知られ、人口一〇万人あたり四九人にすぎない。これは、本土で最高の長野県の約三分の一である。沖縄の土地は隆起したサンゴ礁からなる部分が多く、大量の炭酸カルシウムが水に溶け込んでいる。炭酸カルシウムは高血圧による脳卒中や肝臓病の予防に高い効果があり、常時このような水を飲みつづけていることが、沖縄県の長寿の一つの原因であると小林名誉教授は述べている。

いわゆるアルカリ・イオン水などというものが、どのくらい健康にいいものか、今のところはっきりした定量的なデータは存在しないようだが、こういうデータを見るかぎりでは、炭酸カルシウムの服用を試みるのも無駄ではないのかも知れない。

長寿者は楽天的な脳を持つ

百寿者の間に、何らかの生活態度・気質の上での共通点などはあるのだろうか?

これは、なかなか容易には答えにくい問題である。人間の性格など、本人の自己評価と周囲の人間からの印象とでは大きく異なる場合もあるし、単純に一つの性格しか持たない人間など実際にはいるはずもない。

それでも、昔から、長生きする人間は一つのことにこだわらず、くよくよしない楽天的な性格である、と一般に言われてきた。そして、それを裏付ける調査報告も確かにある。

健康な百寿者は、脳の活動が高齢になっても衰えない。いわゆるボケが始まれば、それはもう健康な長寿とは言えなくなる。楽天的でくよくよしない、ということは、すなわち嫌なことはさっさと忘れて前向きに生きるということであり、これはつまり、要らない記憶は積極的に削除して脳の容量を新しいタスクに振り向ける機能が発達している、ということに他ならない。これもまた、健康な長寿の一つの指標と言えるだろう。

脳の側面にある「海馬」と呼ばれる部分は外界から入ってくる情報を短期記憶・長期記憶に振り分けて脳内に蓄える上で重要な役割を果たしている。ここには、これから神経細胞に成長する神経幹細胞が多数存在し、これらの細胞が成長して新しい神経回路を形成することが、新しい記憶に対応すると考えられていた。

しかし、二〇〇一年に米プリンストン大学の研究チームが発表したところによると、実はこの新しい神経細胞の成長は、それによって古い記憶を抹消することにより強く関与しているらしい。同グループは、アルツハイマー病の原因遺伝子の一つとされるプレセリニン遺伝子を破壊したネズミを使ってその行動パターンを調査した。この遺伝子を破壊されると、新しい神経細胞の成長が阻害される。このネズミは、床の一部に電流の流れる飼育箱で飼育された後、通常の飼育箱に移されても、かつての飼育環境のいやな記憶をいつまでも忘れず、行動パターンが制約された。これに対し、通常のネズミはすぐに新しい環境に慣れたという。

二〇〇四年には、ドイツのマックス・プランク研究所のチームも、分子レベルでいやな記憶を抹消するメカニズムについて報告している。同グループは、脳内物質の一種であるカンナビノイド化合物と、それを受けとるCB1受容体が、記憶の保持にどう関与しているかを調査した。まず、マウスに電気ショックと特定の音を同時に経験させ、条件づけを行う。すると、マウスは音を聞いただけで硬直するようになる。しかし、同じことを繰り返すと、間もなく正常なマウスは音を聞いただけでは硬直しなくなる。一方、遺伝子操作によってCB1受容体を欠いたマウスは、条件反射が長く持続した。また、この受容体の機能を阻害する薬を与えられた通常のマウスは、同様に長くいやな記憶を忘れることができなかった。これに対し、条件づけの後には、通常のマウス、遺伝子改変マウスともに、カンナビノイド化合物が脳内で増大しているのが確認された。すなわち、いやな経験を経た後、脳内ではこれらの化合物と受容体が、積極的にその記憶を消す作用を担っていたのである。

健康な脳は、いやな記憶をどんどん消し去る仕組みをいくつも内蔵しているらしい。これによって、生物は過去のいやな経験にとらわれることなく——性懲り(しょうこ)りもなく、とも言うが——新しい環境に積極的に踏み出し、行動範囲を広げて行くことができる。この能力が老化とともに衰えると、人間は過去の思い出に囚われ、くよくよ悩み、消極的になり、知的好奇心をも失って行くものらしい。くよくよしない、とは、長生きの秘訣であるとともに、先天的な資質でもあり、そういうタイプの人が長生きするのだとも言える。

もっとも、これはあくまでも長寿者の性格の一側面にすぎず、長寿者がすべて楽天的、あるいは楽天的な人間は悲観的な人間より長生きする、ということを意味するものではない。実際、長寿者本人が口にする長生きの秘訣としての楽天的性格とは裏腹に、実際の周囲からの評価はこれとかなり異なる、というデータもある。

二〇〇二年、厚生労働省が、東京都内の百寿者四五〇人とその家族に対し、面接およびアンケート調査で、六〇項目にわたり、その性格を詳細に調査した。その結果判明したのは、これらの百寿者がむしろ几帳面で努力家である、という少々意外な結果であった。同様の調査は静岡、愛知、沖縄でも行われ、ほぼこれと同じ結果が出ており、さらに、一九九七年にスウェーデンで行われた調査も同様の答えが一番多かったという。

あるいは、長寿者は、楽天的に生きるように努力し、しいていやな事を考えないよう日頃から自らを律しているのかも知れない。実際、本当に楽天的な人間なら、欲望のおもむくままに暴飲暴食したり、毎日の運動を面倒くさがったりしそうにも思われる。なんの努力もしないで不老長寿を得ようというのは、あるいは虫がよすぎる話なのだろうか。

睡眠時間は寿命と関係するか

長寿者は概して早寝早起きであると一般に思われている（歳をとれば誰だって自然に早起きにはなるはずだが）。つまり、長寿者には特有の睡眠パターンがあるとされている。

では、具体的に、いつからいつまでどのくらい寝ることが長寿と関係するのだろう？

一般に言われるのは、一日八時間睡眠がベストだ、という説である。だが、最適の睡眠時間というものには個人差が大きい。ナポレオンは一日三時間の睡眠しかとらなかったと伝えられるが、これは、彼が典型的な分眠タイプだったからだと思われる。ナポレオンは居眠りの名人で、重要な会議の席上であろうとおかまいなしによく居眠りをしていたという。その結果、短時間の良質な熟睡を、一日に何度にも分けてとっていたことになり、それを合計するとけっこうよく眠り、つねに頭はすっきりしていた、というわけである。人間の睡眠サイクルは九〇分を基本単位としており、九〇分ないしその倍数のサイクルで一日に何度も分眠することにより、効率的に時間を使っている人もある。

一方、アインシュタインは一日一〇時間眠らないと調子が出なかったとも言う。

もっとも、このような睡眠時間の個人差が、彼らの寿命をどれだけ左右したのかはわからない。冬眠する動物は、それによって代謝率を下げ、老化を遅らせていることは先に述べた。ならば、人間でも、睡眠時間が長ければ長いほどいいようにも思われるが、実際には必ずしもそういうわけではないらしい。

　二〇〇四年、名古屋大学の玉腰暁子助教授は、文部科学省の助成のもとに、過去一〇年にわたって行った、睡眠その他の生活習慣と寿命に関する調査データを発表した。四〇歳から七九歳までの日本人一〇万人を対象につづけたこの調査によると、日本人の平均睡眠時間は男七・五時間、女七・一時間であったが、この内、調査中の死亡率がもっとも低かったのは、男女とも七時間睡眠をとっているグループであったという。意外なことに、これより短い人も長い人も、死亡率はこれより高かった。例えば、八時間睡眠の人は男で一一％、女で二三％、七時間睡眠の人よりも死亡率が高く、これが一〇時間になると、男七三％、女九二％にはねあがった。一方睡眠四時間以下の人は、男六二％、女で六〇％死亡率があがっている。このデータから見るかぎりでは、寝過ぎよりはむしろ睡眠不足の方がまだ多少まし、ということになる。

　もともと哺乳類の睡眠という機能は、地上の覇権を恐竜が握っていた頃、その足元に隠れひそんでいた哺乳類が、昼間は巣穴の奥で体を休め、代謝レベルを下げてエネルギーを無駄遣いしないように獲得した能力だ、という説がある。本当のところ、睡眠は哺乳類にとって今でも必要不可欠な機能かというと、必ずしもそういうわけではなく、全人類六二億人の中にはごく稀ながら、まったく睡眠を必要としない「無眠者」と呼ばれる人も存在する。彼らはまったく眠ることなく二四時間をフルに利用でき、しかも、特に健康上何の問題も生じていない。それによって老化が他人より早まるという兆候もない。

周囲に恐竜のような敵もなく、社会全体が二四時間体制で動いている現在、人間にとってもはや眠らなければならない生理的必然性というのはしだいに薄れてきており、これからも、最適な睡眠時間というものはしだいに短くなって行くのかも知れない。ともあれ、暇だからといって惰眠をむさぼるよりは、多少夜更かしして、〇時就寝、七時起床といった生活パターンをとることが、今の段階ではもっとも有効な長寿法と言えそうだ。

独身生活は命を縮める

人生の目標を何に置くかは人それぞれだが、事前に自分でその時期や内容をある程度設定できる人生最大のイベントと言えば、結婚し、家族を作ることであろう。そして、子供を持ったか否かが、やはりその後の寿命の長さを左右する重大な要因となるらしい。

二〇〇一年、イギリスの国立統計局は、独身者がさまざまな病気によって死亡する確率は、結婚した人間より明らかに高いという気になるデータを発表した。

イギリス国内での統計によれば、四五歳以上の独身男性は、既婚男性に比べ、早死にする確率が二三%高く、さらに、いったん結婚したものの離婚した同年代の男性では、この危険度が三〇%にも達するという。また、同年代の女性が未亡人となった場合にも、死亡率は二〇%向上する。ただし、再婚するとこのリスクは低下する。夫婦で暮らすことは、喫煙者よりも七〇%死亡率が低く、毎日運動をしている人間に近い効果があるともいう。あるいは、結婚したカップルの生存率は、統計上毎朝きちんと朝食を食べ、定期的に健康診断を受けている人のそれに匹敵する。

イギリスでもご多聞にもれず、晩婚・非婚化率は上昇の一途をたどっており、一九七一年には結婚適齢期以上の国民の一八%が独身であるにすぎなかったものが、二〇〇一年現在では二八・五%にまで上昇している。なぜ結婚しないことが早死につながるか、についてはさまざまな意見があるが、主要な要因としては、精神的な健康が保てないということ、そして、独身でいると(特に男は)外食傾向が高く、どうしても栄養のバランスが偏りがちになる、というものがあげられる。たとえ結婚していなくとも、家族や友人と同居しているだけでも、この点はかなり改善されると見られる。

結婚したら、やはり子供を持つということは重要である。日本では、鹿児島県の奄美群島(奄美大島、徳之島などの五つの島)における、長寿と子孫の数の関係を裏付ける調査報告が二〇〇三年に鹿児島県から発表された。

実は、奄美群島のみにかぎって言えば、一〇万人あたりの百寿者の比率は五六・五七人にものぼり(鹿児島県全体では二一・五二人)、全国平均の一〇・七人を五倍以上も上回る。この数値は、沖縄県の三一・九九人をもしのぎ、異常なほど高い。地上における真の桃源郷とは、奄美群島のことだったわけである。

百寿者の数と並んで、もう一つ奄美群島が飛び抜けて高いものが、女性の生涯出産数である。

現在、全国平均が一・四四人であるのに対し、奄美群島ではこれが二・二二人で、生涯出産数の全国ベスト五はすべて奄美群島の市町村で占められるという。

奄美群島の長寿の理由としては、食生活（特に黒糖によるミネラルの吸収）や、早寝早起きの生活習慣が一般的であること、海洋エアロゾルに含まれるミネラルの影響などを鹿児島県ではあげている。糖分の過剰摂取は一般には寿命を縮める結果にしかならないが、黒糖にかぎって言えば、各種の栄養補給効果の方がデメリットを上回るらしい。そして、ここで注目されるのは、百寿者の多くが孫ないし曾孫の世話に大きな生き甲斐を見いだしている、という調査結果である。

昔から、孫を持つ人（特に女性）は、そうでない人に比べて長生きである、という通説があった。そもそもヒトの女性は、閉経後、つまり生殖年齢が過ぎた後も数十年にわたって生き続ける、哺乳類の中ではきわめて珍しい寿命上の特性を持つ。なぜ、もはや遺伝子の増幅に役立たない個体が長生きし、子供の口に入るべき餌を消費してわざわざ子供の生き残る確率を下げなければならないのか、これは奇妙と言えば奇妙な話である。老化は遺伝的にプログラムされたプロセスだ、とする立場に立てば、生殖能力を失った個体は口べらしのためにさっさと老化し、死んでもらわなければならないはずである。

「おばあちゃん仮説」を検証する

これに対する一つの解答として、社会生物学者の間で唱えられているのが、「おばあちゃん仮説」と呼ばれるものである。女性の更年期は四〇代から五〇代だが、この時点ではまだまだ女性は元気で、この個体を老衰させるにはかなり無理をしなければならない。それよりも、せっかく元気でまだまだ使い道のある個体なのだから、この個体に孫の世話をさせ、その個体の子供がさらに子孫を増やす手助けをさせる方が、結果的に遺伝子を増幅する上で有利になる、というものである。

近年まで、これは科学的仮説と言うよりは単に憶測の域を出ないものだったが、二〇〇四年、フィンランドとカナダの合同研究チームは、この仮説に根拠があるらしいことを初めて明らかにした。

フィンランドのトゥルク大学、カナダのケベック大学などの研究者が、両国の数世代分の記録の中から、フィンランドの五〇〇人、カナダの二三〇〇人の閉経後の女性をサンプルに選び、その寿命と家族構成を調査した。すると、どちらのグループにおいても、孫の数が多い女性ほど長生きする傾向が見られることが明らかとなった。とりわけカナダ側はサンプル数が多いこともあって、子孫の数と寿命とがきれいに比例し、グラフ上で右肩上がりの直線上に並んだ。この統計によると、五〇歳の人で子孫の数は三八〜四〇人、七〇歳の人で四二〜四四人、九〇歳の人で四六〜四七人の子孫を持つという。これは、自分自身も早く結婚して子供を産み、その子供がなるべく早くから多くの子供を生むチャンスを増大させるような適応の結果であり、この傾向は家系に依存するという。

右の仮説の傍証として、子孫の多い長命な女性は、自分の子供が更年期を迎える頃になると、すべての役割を果たし、死亡率が上昇するという結果も出ている。

したがって、もしあなたが女性で、ぜひとも長生きしたいと思っておられるなら、独身主義を貫くよりは、結婚して子供をたくさんもうけ、老後は孫や曾孫の世話にいそしむのが、長生きの秘訣であるということになる。

ただし、ここにはさらに重要な付帯条件がつく。二〇〇四年、ケンブリッジ大学のスーザン・オザンヌらがマウスを使った実験によって明らかにしたところによると、子供の寿命は、妊娠中の母親の栄養状態によって大きく左右されるらしい。妊娠中に、タンパク質を二〇％含む通常の餌を与えられた母親の産んだ子ネズミは、通常二年の寿命を持つが、妊娠中に低タンパクの餌を与えられ、授乳中に通常の餌に戻した母親の子は平均して一年半しか生きることができなかった。

したがって、いわゆる産後の肥立ちばかりに注意するのでなく、子供を産む場合は妊娠中の栄養にも十分注意を払う必要がありそうである。それによって、生まれた子供は健康に育ち、たくさんの子供を産み、引いてはその世話をすることによって、自分自身も長生きできる可能性が、それだけ高くなるのである。

ホルモン療法で老化は防げるか

肉体が老化するのはいやだが、さりとて食餌制限や毎日の運動を一生続けるだけの根気はとてもない。沖縄に引っ越すのも諸般の事情が許さない（あるいは、引っ越しできるほどの余裕ができた時にはすでに中年ないし初老の域に入っている）、という世間一般のごく普通の人間が、自分の手の届く範囲で不老化の夢を買おうと思った時、まず頼ろうとするのは、市場に氾濫する無数の抗老化薬、抗老化ホルモンの類いである。

試みに、インターネットで「若返り」、「不老」、「アンチ・エイジング」、「ホルモン」などというキーワードで検索をかけてみるとよくわかる。世間には、不老長寿の妙薬がこれほどまでにあふれ返っていたのかと、どなたも驚かれることだろう。

そのそれぞれの薬品には、なぜそれが老化をくいとめるのに効果があるのか、もっともらしい説明がついている。また、過去に行われた多くの実験の結果も紹介されており、その薬を使うことのメリットとデメリットが一通り並べてある。

むろん、それらの多くは商品広告として書かれたものだか、話半分としても、薬事法というものがある以上、その薬効について根も葉もないでたらめが書いてあるとも思いにくい。たとえ、広告主の多くが実際には単なる輸入代行業者であり、その薬品が日本では認可されていないものだとしても。

かくして、多くの顧客（大部分はやはり女性のようだ）はさまざまな抗老化薬を買っては試し、やがて、これはと思う薬品にめぐり合うと、果てし無くその薬にのめりこみ、ついには収入の大半をそれにつぎ込むようになる、などという例もあるようだ。

だが、本当のところ、それらの内どれだけの薬が実際に老化を遅らせると証明されているのだろうか？　その効能書きは信用に値するものなのだろうか？　以下に、よく知られたいくつかの抗老化薬について、その現況をご紹介しておこう。

候補その1・DHEA

恐らく、これはもっとも広く認知され、一般になじみ深い抗老化ホルモンであろう。ハワイやロサンゼルスの土産物屋の店頭で、ビタミン剤のように色とりどりの瓶に入ったDHEA入りサプリメントがずらりと棚に並んでいるのをご覧になった方も多いと思う。

DHEA（デヒドロエピアンドロステロン）は、副腎皮質から分泌される性ホルモンの一種で、一九三一年、ドイツのアドルフ・ブテナントにより、ヒトの尿の中から分離された。そして、一九六〇年、コレージュ・ド・フランスのエティエンヌ‐エミール・ボーリュー教授により、これが副腎皮質で合成されていることが確認された。このホルモンは「すべてのステロイドの母」とも呼ばれ、エストロゲン、テストステロンなど一八種類のステロイド・ホルモンに変化できる。

ＤＨＥＡは七歳前後から分泌され始め、二〇歳頃に血中濃度はピークに達し、通常は血液中でもっともありふれたホルモンだが、その後は加齢とともに分泌が衰え、七〇歳頃には血中濃度はピーク時の数％まで落ち込んでしまう。

このホルモンがまず注目されたのは、ガンとの関わりにおいてであった。すでに一九六二年には、イギリスで、乳ガンにかかった女性はＤＨＥＡの血中濃度が異常に低いという報告がもたらされており、一部の研究者は、この頃からＤＨＥＡの機能解明に本格的に取り組み始めていた。中でも、米テンプル大学のアーサー・シュワルツは、乳ガンの発症しやすいマウスを用いてＤＨＥＡの抗ガン効果を集中的に調べ、ＤＨＥＡを投与されたマウスでは明らかに乳ガン発症率が下がることを一九七九年に発表した。その二年後に発表された、より詳細なデータでは、八ヵ月齢のマウスで一〇〇％、一五ヵ月齢のマウスでは七五％発ガンが抑えられたという。

この研究は大きな反響を呼び、多くの研究者がこのホルモンの機能解明に乗り出した。そして、その中から、ＤＨＥＡの抗老化作用が急速に浮上してきたのである。

一九七七年、アメリカの種苗会社、イーライ・リリー社のテレンス・イェンは、マウスにＤＨＥＡを投与し続けた結果、餌の量や質はまったく変わらないにも係わらず、その体重が最大三〇％も減少することを発見した。これは、高度のカロリー制限を行ったのと同様の効果をもたらし、マウスの老化は大幅に緩和された。

一九八六年、カリフォルニア大学サンディエゴ校のエリザベス・バレット‐コナーは、三〇歳以上の男性二四二人を対象に調査を行い、ＤＨＥＡの血中濃度が高い人は、そうでない人に比べて明らかに心臓病で死ぬ確率が低いことを明らかにした。さらに、心臓病を持つ人にＤＨＥＡを投与したところ、死亡率は七〇％低下した。

また、米ジョンズ・ホプキンス大学、ドイツのフンボルト大学などの調査では、男性の前立腺ガン患者は、健康な人に比べてＤＨＥＡの血中濃度が大幅に低いことが判明した。

ユタ大学のレイモンド・デインズの報告によれば、ＤＨＥＡの投与は老化したマウスの免疫力を回復させ、インフルエンザ、ジフテリア、破傷風などに対する免疫力が若いマウスの水準まで回復した。後に、スタンフォード大学病院はこれをヒトの自己免疫性疾患の治療に応用し、全身性エリテマトーデスの患者にＤＨＥＡを投与することによって、その症状を改善するとともに運動能力の回復などの効果をあげることができた。

ＤＨＥＡの出所を突き止めたボーリュー教授自身もまた、高齢者を対象にデータを収集し、高齢でもＤＨＥＡの血中濃度が高い人ほどリューマチ、筋肉・皮膚の衰え、性欲減退などの老齢にともなう症状が軽いことを明らかにした。

この他、ＤＨＥＡは血糖値の低下、アルツハイマー病の症状緩和、更年期障害の軽減などの効果を持つという報告が相次いだ。要するに、ＤＨＥＡは老化に伴って起こるとされるさまざまな身体機能の低下に対して総合的な効き目があるらしい、と判明したのである。

中でも、人々の期待をさらにあおったのは、一九九四年、カリフォルニア大学サンディエゴ校のアーレン・モラレス、サミュエル・イェンらが行った次のような発表であった。

彼らは、四〇歳から七〇歳までの女性七一名、男性一三名に、毎日五〇ミリグラムのＤＨＥＡと同量の偽薬を投与し、三ヵ月間観察を続けた。その結果、女性の八四％、男性の六七％は健康状態が向上したと感じるようになった。しかし、偽薬（本人には本物か偽物かは知らせていない）を与えられた方は変化を自覚しなかった。実際、ＤＨＥＡを投与されたグループは筋肉量が増え、脂肪が減り、五名では慢性関節炎が改善され、多くの人が快適な睡眠をとれるようになり、ストレスが減少したと答えた。

イェンらによれば、ＤＨＥＡは、体内でのタンパク質合成を司る「インシュリン様成長因子（ＩＧＦ－１）」と呼ばれる物質の生成に深く係わっている。そのため、ＤＨＥＡの減少は体内の正常なタンパク質生産を阻害し、これがさまざまな老化現象をもたらす原因の一つになると考えられる。

こうして、ＤＨＥＡは抗老化剤の本命と見られるようになり、今日のＤＨＥＡサプリメントの氾濫をもたらすに至ったのである。

これまでのところ、マウスやラットを使った長期投与実験においては、たしかに顕著な若返りや寿命の延長が見られ、あるデータでは、マウスの寿命が最大五〇％も延びたというデータもある。しかし、ヒトの寿命をこれで延ばせるかどうかは今のところ未知数で、ヒトに対して行われた臨床試験では、少なくとも初期の景気のいいデータのいくつか（心臓病による死亡率の低下など）は、かなり割り引いて考えなければならないようだ。

候補その2・HGH（ヒト成長ホルモン）

ヒト成長ホルモンは、その名の通り体の正常な成長を司るホルモンで、一九五六年、ヒトの脳下垂体から初めて分離された。このホルモンが正常に分泌されないと、小人症（ただし、プロポーションは正常で知能障害もない）を発症する。これは、ある程度の年齢になった時点でHGHを投与することにより治療できるが、一九七〇年代までは、このホルモンはヒトの遺体から抽出する他はなく、きわめて高価であった。また、二〇〇四年、米国立衛生研究所が発表したところによると、一九七〇年代を中心に、ヒト由来のHGH製剤投与を受けた七七〇〇人の中に、クロイツフェルト・ヤコブ病（狂牛病のヒト版）を発病して死亡した人がすでに二九人確認されたという。ただし、遺伝子組み替え技術の発達によって、ヒトの遺体に依存しないHGH製剤が出回り始めた一九七七年以降、この恐れはない。

HGHは脳下垂体前葉で作られ、生後すぐから分泌が始まり、思春期から二〇歳前後までが分泌のピークで、その後は加齢とともに分泌量は一〇年に一四％のペースで減って行く。六五歳以上になると、ほぼ五〇％の人ではほとんど分泌が見られなくなる。HGHはいわば体内のあらゆるホルモンの司令塔のような存在で、このホルモンによって他のホルモンの分泌がコントロールされ、全身の正常な成長と機能の維持が保証される。

HGHが抗老化ホルモンとして一気に脚光をあびるようになったのは一九八九年のことだった。この年、米ウィスコンシン医科大学のダニエル・ラドマンは、六一歳から八一歳までの男性一二人に対し、次のような試験を行った。

まず、彼ら全員に、特別な運動もダイエットも一切せず、喫煙・飲酒もやめないという条件で六ヵ月間、毎日HGHを投与し続けた。その結果、半年後には平均して全員の体重が八・八%増えたが、逆に脂肪は一四%減少していた。また、全員の皮膚が厚みと弾力を増し、骨量も増えていた。そして、被験者全員が、自分の感覚として一〇歳から一五歳若返ったと述べたのである。

一九九〇年に発表されたこのデータに刺激され、九〇年代には世界中でHGHの抗老化作用についての追試が行われた。その結果、このホルモンには免疫機能の向上、皮膚の角質化の回復、コレステロール値および血圧の低下、認識能力や記憶力の向上、性的機能の回復など、多くの効能があることが明らかとなった。そして、折からの抗老化サプリメント・ブームに乗り、多数の製薬会社が遺伝子操作によってカイコや菌類にHGHを作らせる方法を開発、一気に抗老化市場にさまざまな薬があふれだした。

もっとも、現時点でもHGHはかなり高価で、継続的な投与を行うためには月々十数万円の出費を覚悟しなければならない。また、HGHの過剰投与は体のホルモン・バランスを崩し、むくみや甲状腺ホルモンの異常、インシュリン感受性の低下、男性の女性化乳房などの症状が現れることもある。

候補その3・GHRH

ヒト成長ホルモン（HGH）は、それ単独で分泌され、効果をもたらすわけではない。このホルモンにも、その分泌を誘導する別のホルモンがあり、また、HGHにコントロールされ、体の末端で各標的器官に直接作用する別のホルモンもある。したがって、高価なHGHを投与するより、これらの物質を投与した方が効果的だという考え方も成立する。

成長ホルモン放出ホルモン（GHRH）は、脳下垂体前葉に働きかけ、HGHの放出をうながすさらに上位のホルモンで、脳の視床下部で生産され、アミノ酸四四個からなるごく小さなタンパク質である。同じく視床下部から放出されるソマトスタチンがHGHの放出を抑制するのに対し、こちらはHGHの放出を促進する。ラットを使った調査によれば、脳下垂体のGHRHへの反応性は年齢にあまり関係しないのに対し、ソマトスタチンは年齢とともに分泌量が増大し、これがHGHの加齢にともなう減少をもたらすらしい。

HGHの抗老化機能が明らかになってくると、当然その分泌をコントロールするこれらのホルモンにも注目が集まり、一九八〇年代後半から米ジョンズ・ホプキンス大学、フランシスコ・スコット・メディカル・センターなどを中心にその効果の研究が始まった。その結果、内分泌系における老化の重要な指標の一つ、ＩＧＦ‐１の血中濃度が、一日二回のＧＨＲＨの注射によって三〇代のレベルにまで回復することが判明した。

ただし、このような効果は、毎日複数回のＧＨＲＨ投与によって初めて生じるものである。一九九七年、ジョンズ・ホプキンス大学の研究チームは、健康で太っておらず、ＩＧＦ‐１の分泌レベルが低い六四歳から七六歳までの高齢者一一人を対象に、毎晩二ミリグラムのＧＨＲＨを一回だけ六週間注射し、その結果を発表した。これによると、体脂肪率や筋力、ＨＧＨ、ＩＧＦ‐１の分泌レベルなどには目立った変化は見られず、少なくとも一日一回の投与では抗老化作用は得られないという。

また、ＧＨＲＨ投与の副作用についてもさまざまな報告が行われており、一般的には危険な副作用はないとされるが、一九九九年、米国立加齢学会（ＮＩＡ）は、ＧＨＲＨの長期にわたる投与が肺ガン発症リスクを増大させる可能性があると警告を発している。

候補その4・IGF-1

ＩＧＦ‐１（インシュリン様成長因子‐１）は、ソマトメジンと呼ばれる、インシュリンに似た構造と機能を持つタンパク質の一つで、ＨＧＨの刺激によりおもに肝臓から分泌され、タンパク質合成を促進し、骨や筋肉の組織を増殖させる。

このタンパク質にはいくつかの種類があるが、ＩＧＦ‐１と呼ばれるものはとりわけインシュリンと似た働きを持ち、血糖値を下げ、糖尿病患者のインシュリン依存度を大きく低下させる効果を持つ。また、小人症患者で通常のＨＧＨやＧＨＲＨの投与に脳下垂体が反応しない場合でも、インシュリン様成長因子の投与では高い効果を示し、その効力はー口にＨＧＨの一〇倍とも称される。

ＩＧＦ‐１の抗老化作用が研究者の注目を集めるようになったのは、一九九〇年代以降のことで、いまだ研究は十分に進んでいないが、これまでわれわれがＨＧＨの作用と思っていたものの多くは、実際にはＩＧＦ‐１によってもたらされたものだという。

一九八五年、イリノイ大学のキース・ケリーは、老齢のマウスにＨＧＨを投与することによって縮小した胸腺（免疫系の司令系統を司るＴ細胞を作る）が増大し、免疫力が再び若い個体のレベルにまで回復することを発見した。しかしその後、ＨＧＨの作用機序を解明するため、培養した胸腺細胞を用いてさらに研究を進める内、実際に胸腺に働きかけているのはＨＧＨではなくＩＧＦ‐１らしいということが判明したのである。

さらに、ケリーを中とするイリノイ大学の研究チームは、一九九九年、ＩＧＦ‐１が脳の神経細胞の損傷を防ぐ機能があることを報告した。脳がダメージを受けた時、損傷部分の細胞からはシトキン（あるいはシトカイン）と呼ばれる物質が放出され、脳に炎症を起こすが、この時同時に脳内では広くＩＧＦ‐１の分泌が始まり、これがシトキンの作用を抑えて脳を守る働きをするという。この機構の発見により、脳卒中、アルツハイマー病、多発性硬化症などによる脳の損傷をIGF-1の投与によって回避できる可能性が浮上してきた。すなわち、IGF-1には脳の劣化を防ぐ効能があるらしい、ということである。

この報告によってIGF-1の研究はさらに加速され、IGF-1とPDGF（血小板由来成長因子）などの複合投与は、損傷を受けた神経細胞さえ再生させることが発見された。いずれ、この物質は脊髄損傷の治療などにも応用可能と考えられている。

IGF-1の研究はまだ日が浅いため、抗老化ホルモンとしての機能や作用機序についてはまだまだわからない事が多いが、今後の研究しだいでは、この物質がHGHに完全にとってかわる可能性もある。もちろん、IGF-1を使用することのリスクもまた未知数であるが。

その他もろもろの抗老化剤候補

各種のホルモンを含む人体の主要な構成要素はタンパク質であり、タンパク質はわずか二〇種類のアミノ酸の順列組み合わせからなっている。したがって、アミノ酸は人体の機能を維持・強化する上でもっとも重要な栄養素の一つであり、近年ではアミノ酸入りサプリメントが日本でも大ブームとなっている。そして、アミノ酸ないしその前駆体を補給することにより、抗老化ホルモンの分泌量が増大するというデータも少なくない。

抗老化剤候補リスト

ホルモン

	分泌部位	概要
ヒト成長ホルモン（HGH）	脳下垂体	体内のあらゆるホルモンの司令塔
成長ホルモン放出ホルモン（GHRH）	視床下部	HGHの分泌を促進
デヒドロエピアンドロステロン（DHEA）	副腎皮質	性ホルモンの一種　18種類のステロイドホルモンに変化
メラトニン	松果体	睡眠サイクルを調節　ガンの予防（？）
エストロゲン、プロゲステロン	卵巣	女性ホルモン
テストステロン	睾丸	男性ホルモン

アミノ酸

トリプトファン	セロトニンに変化し、HGHの分泌を促進
アルギニン、オルチニン グルタミン	HGHの分泌を抑制するソマトスタチンをブロックし、HGHの分泌量を増やす
グルタチオン	ＳＯＤ酵素の基質　抗酸化作用

カロリー制限模倣薬

２ＤＧ（2-デオキシ-D-グルコース）	

不飽和脂肪酸

エイコサペンタエン酸（ＥＰＡ）	血液の流れをスムースにする
ドコサヘキサエン酸（ＤＨＡ）	脳の機能を活性化（？）

その他（抗酸化作用を有する）

ＥＵＫ	ＳＯＤとカタラーゼの二つの機能を併せ持ち、フリー・ラジカルを抑制
アスタキサンチン	天然色素カロチノイドの一種　肌に良い
ドーパミンアゴニスト	抗パーキンソン病に効果
ビタミンC、ビタミンE	

その他

ソマトメジン（IGF－1）	タンパク質合成を促進　骨や筋肉の組織を増殖　脳の劣化を防ぐ
プレグネノロン	体内ステロイドホルモンの先駆物質　DHEAに変化
黄体コリン	高血圧・動脈硬化の予防、記憶障害の改善
プロケイン	脳内の老化生成物を抑制、細胞の新陳代謝を促進、皮膚と髪を若返らせる

例えば、トリプトファンを摂取すると、このアミノ酸は脳内で睡眠のリズムを司るセロトニンと呼ばれるホルモンに変化するが、このセロトニンはHGHの分泌をさかんにする機能を持つ。特に、脳の視床下部においてトリプトファンをセロトニンに変換する際に必要なビタミンB6とビタミンCを同時に摂取すると効果が高い。

アルギニンは、脳下垂体内でHGHの分泌を抑制するソマトスタチンをブロックすることにより、HGHの分泌量を増やす。その結果、脂肪を燃焼し、筋肉量が増える。スポーツ選手は経験的にこの事をよく知っており、競技の一時間前、空腹時に数グラムのアルギニンを摂取してきた。アルギニンと構造の類似したオルチニンも、近年の研究によればアルギニンの約二倍、HGHを分泌させる能力があるという。さらに、必須アミノ酸のひとつ、リジンをアルギニンと同量、同時に服用すると、アルギニンの効力は一〇倍も高まるというデータもある。

また、グルタミンも、少量の経口投与でHGHの分泌レベルを四倍にも高める効果があると報告されている。

これらの他にも、現在抗老化作用をうたい文句に市販されている薬品は数かぎりない。例えば、右にあげた物以外で、名の通った抗老化サプリメントの成分と言えば、EPA、DHA、メラトニン、テストステロン、エストロゲン、プロゲステロン、アスタキサンチン、プレグネノロン、グルタチオン、黄体コリン、ドーパミンアゴニスト、プロケイン（商品名ゲロビタール）などがあげられるが、むろんこの他にも、本章ですでにとりあげた各種の抗酸化薬、カロリー制限模倣薬が存在する。そして、このリストは今もなお、休むことなく伸びて行く一方である。

市販の抗老化剤は本当に安全か

これだけ多様なホルモンや薬品が氾濫すると、もはやどの薬を選べばよいのか、素人にはまったく判断がつかなくなってしまう。ホルモン剤の中には、現在でもまだ一回の注射で数万円かかるものもあるし、重篤な副作用をもたらすものもある。そこで、抗老化医療業界では、「総合ホルモン補充療法（ＨＲＴ）」と呼ばれる療法を売り物にする専門の治療院も少なくない。すなわち、専門医が施療希望者の内分泌系を徹底的に調べ、体に不足しているホルモンのみを適量補充することによってホルモン・バランスを若い肉体と同レベルに保ち、副作用なく若返り効果を得よう、というものである。

ホルモンや各種の薬品を用いて老化を遅らせよう、という考え方そのものが間違っているわけではない。確かに、個々の薬品にはそれ相当の効果があることは実験的にも立証された例が多く、心から老化を恐れる人には確かに試してみるだけの価値はあるだろう。

だが、ここでいくら強調してもし足りないのは次の事実である。すなわち、世の中に、老化のプロセスそのものをストップさせる魔法の薬など存在せず、どれだけ高価なホルモンを投与しても、着実に老いはやってくる、ということである。老化のメカニズムはただ一つではなく、非常に多くの要素が複合的にからみ合って人間の肉体を老衰と死へと追いやって行く。遺伝子に刻み込まれた老化のためのプログラムは、どんな薬をもってしてもデリートすることはできない。抗老化医薬産業は製薬業界において、今後もっとも大きな成長が期待できる分野の一つであり、加齢にともなう肉体の衰えを大幅に緩和してくれそうな新薬のニュースは次々に飛び込んでくるが、どんな業界でも常にそうであるように、科学的に十分な裏付けを持つ中核部分の周辺には広大なグレー・ゾーンが広がり、中にはとうてい信ずるに足りない怪しげな不老長寿薬もたくさん存在するのである。

二〇〇二年五月、各国の代表的な老化研究者五一人が連名でインターネット上に声明を発表し、世間に氾濫する怪しげな抗老化薬品に飛びつく人々に強く警告を発した。

この声明は、事実上、あらゆる現行の抗老化薬品を否定するかのような論調となっている。もっともらしい抗老化作用をうたう薬品や医療は無数にあるが、それらが本当に老化を遅らせ、人間の寿命を延ばしているのかどうか、科学的に立証することは決してできない。なぜなら、現在の医学では、老化の進行の度合いを判断する客観的な指標が確立されておらず、実際に、何を用いてどれくらい老化速度が緩和されたか、それを判断することができないからである。また、個々の老化現象を緩和できたという報告はあっても、それによって実際に寿命が延びたということを示すデータはいまだまったくない。それを断言するためには、治療を受けたあるサンプル群が、生殖年齢を過ぎた後の死亡率の変化を調べ、それが通常のサンプル群に比べて明らかに低下していることを立証しなければならない。だが、人間の集団でそれが確認された例は一つもない。

もちろん、これから先、老化のメカニズムの解明がさらに進めば、いずれ何らかの形で本当に抗老化作用のある治療法が発見される可能性は決して小さくはない。例えば、本章でも触れたカロリー制限模倣薬などは、抗老化薬品に対する懐疑論者であるこの五一人の中でもかなり期待が持たれている。あるいはまた、現行の抗老化医療の中にも、いまだ十分なデータが集積され、その効果が証明されていないだけで、寿命を本当に延長できるものも含まれているのかも知れない。

しかし、少なくとも現時点において、抗老化薬品の多くは科学的根拠のほとんど、ないしまったくないインチキにすぎない、と彼らは断定する。とは言うものの、最終的にそれを使うか否かの判断は結局使用者個々人の判断に委ねられるわけだが。

臓器移植で寿命の延長をめざす

さて、本章でこれまでに取り上げてきたのは、すべて、現在の肉体を丸ごと少しでも健康なまま長持ちさせることを、暗黙の前提とした長寿法であった。

しかし、全身どこにも問題がなく、すべての臓器が年相応にせよ正常な機能を保ったまま自然死を迎えられるのは、実際のところかなり限られた肉体的エリートのみに許された人生であろう。

まずほとんどの人は、年とともに臓器が衰え、心臓や肝臓、膵臓や腎臓などの重要な臓器に病変をきたして、それが寿命を縮め、多くの場合それが直接の死因につながってしまう。たとえそれほどまでには至らなくとも、白内障や緑内障で視力が衰えたり歯が全部なくなったり、胃を切除してまともな食事がとれなくなったり、といった具合に、臓器上の支障で生活質が低下し、老後の人生をエンジョイすることもできないというのでは、何のために長生きするのかわからない。

老化をくい止めるということの中には、個々の臓器を若い状態に保つ、ということも当然含まれる。カロリー制限も運動もホルモン補充も、うまくいけば、全身の臓器の機能バランスを維持したままの老化をもたらしてくれるだろう。

だが、もし、その内特定の臓器だけがクラッシュしたら、どれほど体の他の部分が健康でも、すべてが無意味になってしまう。いかにも健康そうにジョギングをしている人が、いきなり心筋梗塞でぽっくり逝ってしまったり、他は何ともないのに、腎不全一つを抱えているだけで、一日おきに人工透析を受け、何時間もベッドに横になっていなければならない、などという例はわれわれの身の回りにも珍しくない。

そこで、誰もが考えるのが、悪くなった特定のパーツだけを交換するわけにはいかないだろうか、ということである。人体は多数のパーツの集合体であり、その中でも生命の維持に欠かせない重要な臓器を新品のスペア・パーツと交換することができれば、体の耐用年数を大幅に引き延ばすことも可能であろう。点火プラグ一つがだめになったからと言って、あたら新車を丸ごと廃車にするのはばかげている。
そう考える人は、実のところ医学の歴史のかなり早い時期から存在したらしい。

臓器移植医療の始まり

輸血も広義の臓器移植の一つとすれば、第一章でも触れたように、すでに古代ギリシアにおいて若返りを目的とした輸血実験が行われていたともいう。物理的な臓器移植にかぎっても、紀元三世紀のキリキア（トルコ南部。地中海沿岸地方）の双子の医師、コスマスとダミアンは、ローマにおいて、脚が壊死して切断された患者に対し、死んだばかりのムーア人の脚を移植したという伝説がある。被移植者はその後何の問題もなく移植された脚で歩けるようになったと伝えられ、この二人は後に列聖されて医学の守護聖人となった。欧米では、これが臓器移植の最古の先例としてたびたび文献にとりあげられており、この「黒い脚の奇跡」は後にフラ・アンジェリコなどによってたびたび画題とされた。

もちろん、これは中世になってから成立した聖人伝説の一つにすぎず、たとえその元になった何らかの事実があったとしても、それが失敗に終わったことだけは間違いない。ちなみに、今日、臓器移植とは血管系の吻合（ふんごう）をともなう移植を指し、皮膚や角膜の移植のように、血管吻合の必要のないものを組織移植と呼んで、この両者を区別している。

近代医学の歴史の中で、最初の臓器移植とされるのは、一九〇二年にウイーンの医師エメリッヒ・ウールマンによって行われた。この時の実験は、イヌから摘出した腎臓を同じイヌの首に移植するというもので、いわゆる自家移植だが、この腎臓はうまく生着し、正常に機能し、当時の学界に大きな反響を呼んだ。

その三年後、フランスのアレクシス・カレルは、やはりイヌを使った腎臓移植実験を行った。この時彼は、移植を成功させる重要なポイントは、移植された臓器にどれだけ早く新鮮な血液の供給を再開できるかにある、と考え、移植臓器と被移植側の体の血管を正確に縫合する吻合術を確立した。しかし、イヌやネコを使った個体から個体への腎臓移植実験では、一時的に腎臓が生着したように見えてもすぐにそれは止まり、移植された腎臓は死んでしまった。これが、拒絶反応の発見であった。

続いて一九〇六年、カレルの大学での指導教授であったマシュー・ジャブレイは、腎臓病患者の腕の血管にブタやヤギの腎臓をつなぐという治療法を試みたが、もちろんこれがうまくいくはずがなく、わずか一時間で腎臓は機能を停止した。今で言うところの超急性拒絶反応である。一九〇六年と言えば、血液型が発見されてからまだ六年しかたっておらず、免疫とは何かということすら知られてはいなかった。経験的に、何らかの感染症にかかった人間は多くの場合二度と同じ病気にかからない、ということが知られていた程度である。現在のわれわれの常識からすれば身の毛もよだつような乱暴な方法だが、当時はこれでも最先端の医療テクノロジーであった。

免疫系と拒絶反応の発見

そもそも、生物の体には免疫という機能が備わっており、移植された臓器は移植先の肉体から異物とみなされて攻撃される、という事実が判明したのは、一九三九年になってからのことである。この年、イギリスのピーター・ゴーラーは、純系マウスの各系統間の移植実験を通じて、マウスの細胞の上に、自分とそれ以外の個体を識別する指標としてのタンパク質が存在することを発見し、これを「主要組織適応抗原（ＭＨＣ）」と命名してこの年に発表した。しかし、この発見が臓器移植においてどのような意味を持つかということが認識されるのは、もう少し後のことになる。

イギリスの医師、ピーター・メダワーとトーマス・ギブソンは、第二次大戦で火傷を負った患者に皮膚移植を施す治療を行っていた。もちろん、免疫という概念が確立される以前の話であるから生着率は低かったが、それでも、同じ一人の提供者からの皮膚を移植する時、一回目よりも二回目の方が、移植された皮膚が死ぬまでの時間が短いことに彼らは気づいた。これは、最初の移植の際に、何らかの記憶が移植された側に残り、同じ組織がまたやってきた時に前以上に素早く拒絶するのではないかとメダワーらは考え、動物実験によってこの仮説を確認した。彼らの最初の論文は一九四二年に発表され、これによって初めて世界の医学界は、免疫系というものを無視して行う移植が必ず失敗に終わることを知ったのである。

そして、一九五四年一二月、ボストンの外科医ジョセフ・マレーは、史上初めて、一卵性双生児の一方からもう一方への腎臓移植に成功した。この時は、腎臓が生着したばかりでなく、その後八年に渡って患者は生き続けた。これにより、少なくとも一卵性双生児の間では免疫系による拒絶反応が働かないこと、つまり、自分と他人とを区別するメカニズムが作用していないことが判明した。

しかし、何らかの理由で臓器の移植を必要とする人に、たまたま双子の兄弟姉妹がいる可能性はきわめて低い。臓器移植を医療技術として確立するためには、どんな個人の間でも拒絶反応なしに移植ができるようでなければならない。

拒絶反応を直接担うのは、おもに白血球やリンパ球である。これらの細胞は、体内に侵入した異物を発見するとそれを見分け、攻撃する。そして、これらの細胞は骨髄で作られる。ならば、その骨髄の機能をX線照射によって弱め、血球細胞を減少させることも一つの方法として考えられる。実際、アメリカでは、一九五八年から四年にわたり、先のマレーの在籍する病院で、四〇人の患者に対して全身X線照射を併用した腎臓移植が試みられた。しかし、このほとんどが合併症によって死亡し、例外的に一人が三年、もう一人は一五年生き延びたのみだった。

拒絶反応のメカニズムについて、決定的な研究上の進展が見られたのは、一九五七年のことであった。フランスの輸血医療の専門家アンリ・ドセーは、一九五〇年代初頭、輸血を受けた患者の血液を調査する内、血液型は適合しているにも係わらず、輸血先で血小板を凝集させる性質のある血液があることに気づき、白血球の表面に、血液型とはまったく別個の自己識別システムが存在することを発見した。同年、彼はこれを「ヒト特異抗原（ＨＬＡ）」と命名した。

その後の研究により、これは先にゴーラーが発見したマウスのＭＨＣのヒト・バージョンに他ならず、この抗原が複雑なタンパク質からなる細胞の「名札」であることがしだいに明らかとなって行った。つまり、ヒトのすべての細胞の表面にはこのＨＬＡが突き出しており、その構造はヒト一人一人によってまったく違う。骨髄で作られたリンパ球は、いったん胸腺へ送られ、ここで自分の属する肉体のＨＬＡ型をインプリントされて体内に出ていく。そして、出会う細胞のＨＬＡを調べ、それが自分の属する組織のものではないとわかった時、全免疫系に警報を出してその組織を激しく攻撃する。これが拒絶反応の正体だったわけである。そして、胸腺が加齢とともに縮小することにより、リンパ球を教育する能力も衰え、免疫力が低下して行くわけである。

したがって、臓器を移植する際には、なるべくＨＬＡの構造が似た相手を探さなければならない。ＨＬＡ遺伝子は単独のものではなく、第六染色体の短腕の上にいくつにも分散して存在し、遺伝子組成の多様性はきわめて高い。親子や兄弟の間なら、ＨＬＡ遺伝子組成も確率的に半分は一致する（一卵性双生児なら完全に一致する）ため、移植もしやすいが、血のつながっていない他人だと、ＨＬＡ遺伝子の組成が一致する確率はかぎりなく低い。それでも、少しでもＨＬＡの一致度が高ければそれだけ拒絶反応は少なくなるため、現在、臓器移植を行うにあたっては、なるべく多くの提供者の中からＨＬＡの一致度が高い人を探すのである。

こうして、臓器移植に不可欠の重要な免疫学的要件は判明したわけだが、それがわかったからといって、拒絶反応そのものが消滅するわけではない。腎臓ならば二個あるから一個とってもさして健康上害はないし、肝臓は三分の二まで切除しても健康な人ならまたすぐ生えてくるから、肉親がいる人は、これらの臓器に関しては何とかなる。しかし、一つしかない重要な臓器を提供者（自動的に死者ないし脳死者となるが）からもらう場合、ほとんどが赤の他人からの提供とならざるを得ない。元々肉親がいない人、何らかの理由で肉親からの提供が望めない人は言うまでもない。結局のところ、よほど条件に恵まれないかぎり、ほぼすべての臓器移植において、依然として拒絶反応は最大の難関である。

そこで、次に求められたのが、拒絶反応を抑制する薬の探究であった。

免疫抑制剤による移植医療の新展開

一九五九年、アメリカのR・シュワルツとW・ダメシェクは、それまで抗ガン剤として用いられていた6‐メルカプトプリンと呼ばれる薬剤を二週間ウサギに投与したところ、この薬がヒト・アルブミン（人体を構成する基本的なタンパク質の一つ）に対する抗体の生産を抑止することを発見した。つまり、このウサギはヒトのタンパク質に対する拒絶反応を示さなかったのである。

その翌年、イギリスのロイ・カーンらは、この薬を用いてイヌの腎臓移植実験を行い、「勇気づけられる成果」を得た。六四年、カーンらは、6-メルカプトプリンを用いて、始めて三人の人間に腎臓移植を行ったが、残念ながらいずれも失敗に終わった。

確かにこの薬は、画期的なものではあったが副作用が強すぎた。しかし、その一方、アメリカのG・ヒッチングスとG・エリオンは、6-メルカプトプリンの誘導体、すなわち分子の一部のみ形が変わった物質である、B-W322と呼ばれる薬品が、免疫抑制効果のみはそのままで副作用が大幅に低いことを発見した。この薬品は別名アザチオプリンと呼ばれ、初の実用的な免疫抑制剤として、さっそくジョセフ・マレーによって腎臓移植の臨床に応用された。最初の二例は残念ながら患者は間もなく死亡したが、三例目では一年以上生存し、さらに、同年他の病院でも実施された移植例では、アザチオプリンにステロイド・ホルモンを併用することでさらに良好な成績が得られた。

一九六三年、この成果が論文として発表されると、世界中の移植医療研究者がアザチオプリンに飛びつき、一気に臓器移植の臨床応用研究が本格化した。一九六三年には最初の肝臓移植、同年には肺の移植、六六年には膵臓の移植が試みられている。

そして、一九六七年、南アフリカのクリスチャン・バーナードが、脳死者からの心臓移植を世界で初めて実施し、大きなセンセーションを呼んだ。この第一例では、被移植者は一八日目に死亡したが、翌年に行われた二度目の手術では被移植者は九ヵ月にわたって生き延びた。この成果に刺激され、各国の医療機関の間では、時ならぬ心臓移植のブームが巻き起こり、六八年だけで百件近い移植が試みられたという。日本でも同年、札幌医大の和田寿郎教授により、最初の心臓移植が行われ、被移植者は八三日後に拒絶反応で死亡した。結局、六八年に行われた移植で一年生き延びた患者は一人もいなかった。

バーナードの最初の移植の時から、脳死者の臓器を移植に用いることについては大きな議論が巻き起こっていたが、拒絶反応の壁が想像以上に高いことが判明すると、あまりにも拙速だった心臓移植ブームへの反動がやってきた。和田教授の移植に関しても、脳死の判定が適切だったか、また、移植適応の判定も十分慎重だったかについての疑惑が指摘され、同教授は殺人罪で告訴された。後にこの件は証拠不十分で不起訴となったが、これが日本の移植医療にとって大きな足かせとなり、その後長い間、脳死者からの臓器移植そのものがタブー視される風潮を作ってしまったのである。

しかし、欧米では、脳死をヒトの死と認める世界医師会の新しい定義が容認され、その後も脳死移植の研究は絶えることなく続けられた。

とりわけ、一九七〇年、スイスの製薬会社サンド・ファーマ社が、土壌中の真菌類から発見したシクロスポリンと呼ばれる物質が、驚異的な免疫抑制力を持つことが判明してから、臓器移植の成功率は飛躍的に上昇した。例えば、アザチオプリンを用いた場合、肝臓移植者の一年生存率は三八％であったが、シクロスポリンが使用されると一気に七八％に上昇し、心臓移植の場合も一年生存率が八〇％を超えるに至っている。シクロスポリンが登場してからを、本当に移植医療が実用段階に達した時代と評価する研究者も多い。

すでに、臓器移植それ自体は医療として確立し、臓器に問題を抱える人にとっては、長期生存率を確実に高めるための重要な選択肢となっている。いずれ、拒絶反応のコントロール技術は完成段階に達し、臓器移植は何ら普通の手術と変わりない、ありふれた治療行為となるだろう。そして、その時こそ、臓器移植は抗老化医療の一環として大きな意味を持つに違いない。

だが、そこでわれわれは、どうしようもない一つの壁に直面することになる。それは言わずと知れた、移植用臓器の入手先の問題である。

日本で脳死移植が普及しない理由

よく知られているように、一九九七年、長い論議を経て、それでも関係者全員の完全な合意に至らないまま、日本でも「臓器移植法案」が可決され、脳死者からの臓器移植が可能となった。しかし、これもまたよく知られているように、日本での脳死移植はその後も遅々として普及せず、二〇〇五年一一月現在、ようやく全国で一五四例が実施されたに過ぎない。この他、心停止者からの移植が、同じ九年一ヵ月の間に総計一一六〇例。全部合わせて、死者からの移植は一三一四例のみである（「日本臓器移植ネットワーク」の統計による）。

これを、例えば臓器移植の最先進国であるアメリカの統計と比較してみよう。

アメリカでは二〇〇五年一月一日から一二月一六日までの間に、脳死者・心停止者からの移植は二万一二六五例実施された。この数値は年を追うごとに増えつつある（「United Network for Organ Sharing」の統計による）。

もともと日本人は、欧米の各民族に比べれば死生観がアジア的にあいまいで、きっぱりした生死の二元論が肌になじまず、死んだ者にもきわめて情緒的な接し方をするのが常である。このような民族性が、脳死者を単なるパーツ取りの対象とみなせない大きな理由の一つであることは間違いない。

そのため、たとえ本人が生前にドナー・カードを持ち、死後ないし脳死後その臓器を提供するという意思を表示していたとしても、家族が肉親の体を切り刻むことを心情的に受け入れられず、問題になるという話も聞くし、また、心臓を移植したことによって提供者の人格が新しい持ち主に乗り移ってしまう、臓器はただのパーツではない、などということを真顔で主張する医療関係者も存在する。さらには、それをマスコミが面白可笑しく取り上げ、いっさいの検証なしにドラマや小説に仕立てたりする。これがますます臓器移植の難しさに拍車をかける。

実際、臓器移植に際しては大量の免疫抑制剤を使用し続けるため、体質が変わり、食べ物の好みや性格にも影響が出ることはありうる。しかし、最近の新型抗うつ剤ほどドラスティックに人格が変わり、別人のようになる、などということは、臓器移植ではまず考えられない。心臓に心が宿るというのは、古代ギリシアの医学においては正論であったかも知れない（感情の高ぶりと心臓の動悸がシンクロするという、それなりの根拠はあった）が、心臓に人格（体系的記憶の集積）を保存する何らかの機構が備わっていると考えるべき証拠はまったくない。一九六〇年代までそう信じられていたように、脳の神経細胞のネットワークにではなく、タンパク質やリボ核酸の分子配列の中に記憶が蓄えられることがあり、その作業が主に心臓内部で起こっているとすれば、別に心臓だけに限らず、輸血をしただけで人格の転写は起こってしかるべきだろう。

すでに始まっている臓器の奪いあい

しかし、いくらこうして理屈を説いても、神秘主義者をそれで改宗させることは本質的に不可能である。それ以前に、自分は臓器を人にやるなど絶対にいやだ、という人に、死んだら臓器を提供しろと強要することはできない。

かくして、日本で緊急に臓器移植を必要とする人は、否応なく海外へ出ていかざるを得ない。アメリカのように臓器移植が日常化し、ドナー登録者の数も日本より圧倒的に多い国では、当然HLA適合者の見つかる確率もそれだけ高く、たまたま適合者がいれば、アメリカで順番を待っている人（二〇〇五年一二月現在、さまざまな臓器をあわせておよそ九万八〇〇〇人）を飛び越え、日本から優先的に移植を受けられる人が出ることもある。しかし、そこでどうしても、さまざまな軋轢が生じてくることだけは避けられない。

何より、日本では実際の臓器提供者がごく少なく、日本からアメリカに提供できる臓器がほとんどない。日本でもこれまでに、ドナー・カードは総計八〇〇〇万枚以上配付されたが、それを常時持ち歩いている人は五％前後にとどまるという。二〇〇四年一年間に臓器を提供した人の数は、脳死者が五人、心停止者が九〇人、計九五人にすぎない。一方アメリカでは二〇〇五年一月から九月までの間の提供者は一万九三二一人である。アメリカ側からすれば日本は一方的なテイク・アンド・テイク状態にある。さらに、日本の医療保険はアメリカでは通用しないから、移植手術を受ける人は旅費および適合者が現れるまでの滞在費もコミで全額自己負担とならざるを得ず、多くの場合、患者は街頭募金などで集めた資金で渡米し、手術を受ける。善意の募金でやってきた患者であれば、なおさらアメリカ側は拒絶しにくい。このような歪みが蓄積した結果、あまり口にしたい言葉ではないが、アメリカの移植医学界の中には、日本からやってくる患者のことを、陰で「オーガン・ベガー（臓器乞食）」などと呼ぶ人もいる、という話を聞く。

それでも、ここまではまだ、送り出す方も受け入れる方も善意が介在しているだけ救いがある。もっとひどい例では（これは日本にかぎった話ではないが）フィリピンあたりに腎臓移植を受けにいくツアー、などというものがあり、一頃マスコミでも話題になった。

つまり、東南アジアの低所得者層で、腎臓を一個売ってもいいという人を募り、経済的に余力のある日本人患者が臓器を買いにいくわけである。別に誰かがそれで死ぬわけではなく、少なくとも一人はより健康になるのだし、法的に非難されなければならない部分はないはずだが、やはりこのような話を聞いて思わず引いてしまうのは、われわれが日本人であるからだろうか。南米では、臓器を目的にストリート・チルドレンが殺されているとも言うし、いつぞや、ロシアでは、祖母が自分の孫を臓器故買屋に売り渡そうとして逮捕されたというニュースさえあった。ここに至っては何をか言わんや、である。

これらすべての問題の根源は、ともかく臓器を求める人間に対して圧倒的に提供者の数が少ない、という点にある。そして、この状況は今後も大きく変わることはないだろう。

基本的に、ドナー・カードを持った誰かが臓器提供者になれるのは、その人が健康な状態からいきなり事故などで急死したか、脳死状態におちいる場合である。つまり偶発的な事故にあうことが暗黙の大前提である。その人が事故にあわず長生きすれば、今度は自分が提供者から被移植申請を行う側に回る確率の方が大きくなって行く。あるある特定のＨＬＡ型を持った人間が事故死する確率より自然死する確率の方が高いかぎり、慢性的な臓器不足は決して解消されることはない。

では、われわれはこの問題にどう対処すべきなのだろうか？　まず、今の時点でいちばん現実的な回答は次の二つだろう。すなわち、人工臓器の導入と異種移植である。

実用化の急がれる人工心臓

どこの国でもそうだが、臓器移植希望者がもっとも多い臓器は腎臓、その次に微妙な差はあれ心臓、肺、肝臓、膵臓がほぼ横並びで求められている。ちなみに日本では、二〇〇五年一一月現在、腎臓の移植希望者が一万二一一八人、心臓が七六人、肺が一〇五人、肝臓が一〇五人、膵臓が一一四人である。

この内、つねにとりわけ緊急度が高いものが心臓である。腎臓ならば、少なくとも二日に一度人工透析を受けているかぎり患者が死ぬことはないし、膵臓の機能障害ならインシュリン投与を続けてさえいればやはり死ぬことはない。激症肝炎となると危険度は高いが、心臓病に比べれば発症例は稀である。だが、心臓だけはそうはいかない。日本でもアメリカでも、心臓疾患は成人の死因のトップをガンと争う重大な疾患であり、とりわけ拡張性心筋症と呼ばれる病気は、今のところ心臓移植以外に打つ手がない。そこで、古くから人工臓器と言えばまず人工心臓が開発計画のトップにあがっていた。

人工心臓の構想は古くからあり、大西洋単独横断飛行で有名なアメリカのチャールズ・リンドバーグはすでに一九三五年、後の人工心臓の原型を開発している。

世界最初の人工心臓は、米クリーブランド・クリニック研究所の阿久津哲造によって開発され、一九五八年、イヌへの移植実験が行われた。この時は九〇分イヌは生き延びた。

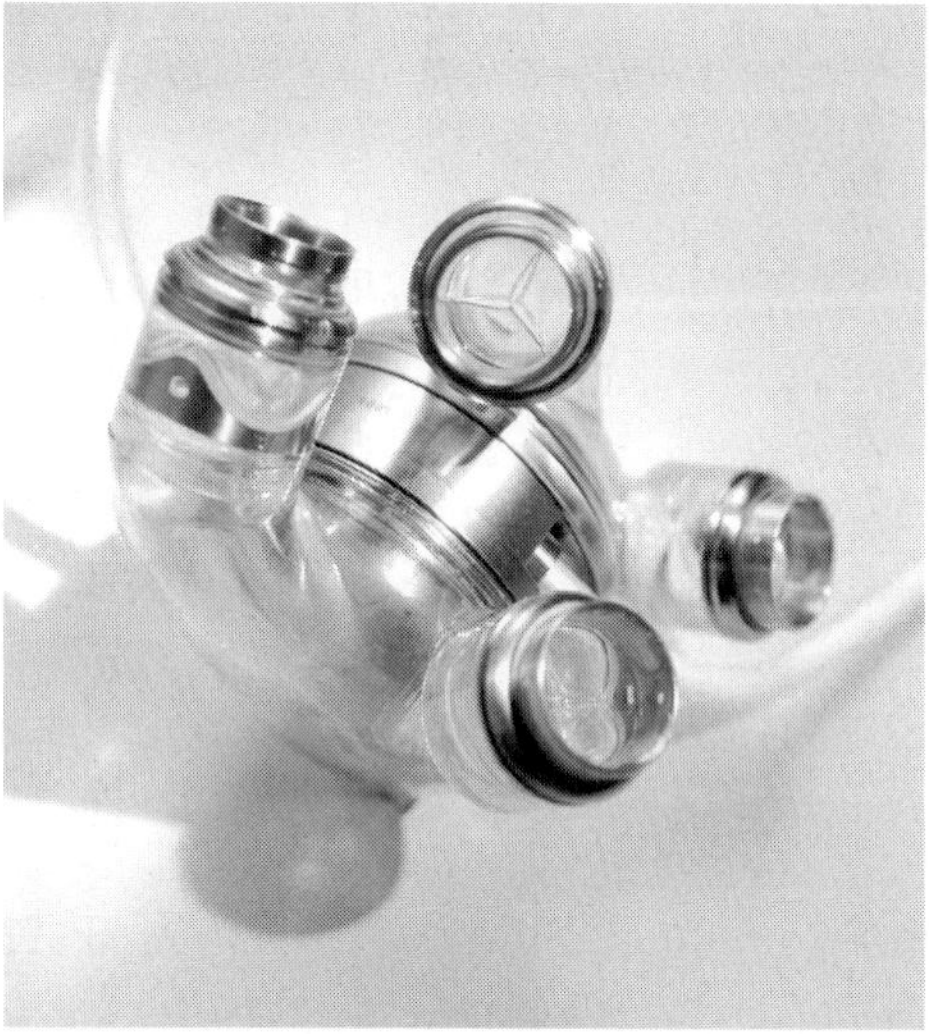

米国マサチューセッツ州のアビオメド社で開発された埋込型完全人工心臓・アビオコアⅡ。2008年の実用化を目指している。(写真提供：アビオメド社)

これにやや遅れ、日本でも一九六二年、東京大学の渥美治彦教授が独自に人工心臓の開発に乗り出した。その翌年、アメリカでは、発足当初のジョンソン政権が国家プロジェクトとして人工心臓の開発計画をスタートさせた。

この当時研究者たちが考えていたのは、圧縮空気でポンプを駆動するタイプの人工心臓で、体の外の電源から有線で電力を供給されるため、胸郭に穴を開けざるをえず、感染症の危険も高かった。また、血液が人工心臓の内側に触れて凝固し、血栓ができるため、動物実験でも二日間生存させるのがやっとの状態だった。しかし、一九六九年、この装置を心臓移植を受ける患者に対し、移植用の心臓が届くまでのワンポイント・リリーフとして使用する、初めての臨床応用が試みられた。テキサス心臓研究所のデントン・クーリーによって執刀されたこの手術では、患者は心臓が届くまでの六四時間を無事生き延びたが、残念ながら心臓移植後三六時間で死亡した。

しかし、その後人工心臓のテクノロジーは着実に向上して行った。人工心臓内側の血液と接触する面には、生体由来分子によるコーティングが施されるなどの改良が進み、血栓の発生率はしだいに低下した。同時に、システム全体の小型化も進められた。一九七八年には、クリーブランド大学の能勢之彦らにより、拍動せず、一定の速度で血流を流し続けるタイプの人工心臓がウシに移植され、三ヵ月生存の記録を作った。

そして、一九八二年、いよいよつなぎ役ではなく、永続的な使用を目的とした人工心臓の最初の埋め込み手術が行われた。この時は、重度心不全の男性に対し、ユタ大学のロバート・ジャービックが開発した装置が、同大のウイリアム・ラブリースの執刀によって移植された。男性は何度か危機的状況に陥りながらも手術後一一二日を生き延び、一般病棟に入れるまでに回復したが、最終的には多臓器不全と感染症で死亡した。これに続いて行われた四例の手術でも、やはり患者はみな感染症で死亡しており、これ以降、アメリカでは、動力系統を内蔵した完全埋め込み型以外の人工心臓は永続的使用を禁止される。

その後、世界各国で、体外から電磁誘導によって電力を供給するモーター駆動式の人工心臓が次々に開発され、試験が繰り返されてきた。日本の医療機器会社テルモが一九九五年に開発した人工心臓は、一九九七年にヒツジに対して行われた移植で、八六四日の生存記録を樹立し、これはいまだに破られていない。

二〇〇五年現在、すでにこのタイプの完全埋め込み型人工心臓は何人かの人間に対して使用されたが、いまだ二年生存出来た人はいない。だが、それが着実に実用化段階に近づいているのは確かであり、当面、一〇年間の連続使用を可能にすることが人工心臓の大きな技術的課題とされている。

この他、現在開発が進んでいる人工臓器には次のようなものがある。

生体組織を用いたハイブリッド人工肝臓

肝臓は、人体の中でも最大の分泌器官で、その機能は非常に広範囲にわたる。例えば、肝臓は胆汁を分泌して、消化管における脂質の分解を促進し、グリコーゲンを貯蔵して体がエネルギーを必要とした時にはそれを放出する。また、全身の血液は必ず循環の途中で肝臓を通過し、ここで血液中の老廃物が分解処理され、古くなった赤血球もここで分解・排出される。

そのため、肝臓を人工物で置き換えるのは、人工臓器研究の歴史の初期にはとうてい不可能と考えられ、もし人工肝臓を作ろうとすれば、そのサイズは家一軒分にも相当するだろうと一九六〇年代には言われていた。

しかし、近年では、生体から採取・培養した本物の肝細胞と人工物とを組み合わせた「ハイブリッド人工肝臓」という新しい概念が登場し、肝臓の機能の内、緊急性の高い血液の解毒作用だけは代替できるようになった。現時点では、ヒトの肝細胞を体外で大量に培養する技術は一般化しておらず（一九九九年に、岡山大学医学部で、ヒト肝細胞に一時的にガン遺伝子を導入して増殖させる技術は開発された）、量を確保しやすいことから主にブタの肝細胞を使用し、それをポリウレタンなどの基盤の上で培養して血液をその中に通す、人工透析装置に似た大型装置が一般的である。もちろん、ヒトの血が直接ブタの肝細胞に触れると拒絶反応が起こってしまうため、両者の間は膜で仕切られ、血漿と肝細胞の浮遊液との間でのみ物質の交換が行われる。日本でも人工肝臓の研究はさかんで、京都大学、九州大学などで高性能の人工肝臓が開発され、臨床応用も始まっている。

もっとも、現時点では、人工肝臓はあくまで、肝臓移植を待つ間の繋ぎの役割に徹している。肝臓内部では、現在確認されているだけで少なくとも五〇〇種類の代謝機能が働いていると言われるが、ブタの肝細胞で代替が効くのはその内のごく一部でしかない。いずれは本当に肝臓の替わりになる人工肝臓も作れるようになるかも知れないが、それ以前に、肝臓の再生能力の高さを考えれば、人工肝臓の目標は、肝臓が再生するまでの間、移植を必要とせず、安全に患者を生かし続けることに絞られてくるだろう。

埋め込み型人工透析器＝人工腎臓

腎臓の機能は、血液を濾過し、そこに混じる老廃物を尿として排出することにある。これを何らかの機械的手段で代替できることは、すでに一九一三年には動物実験によって実証されており、一九二五年には、抗凝結剤を使用することで、体外に取り出した血が固まることなく安全に血液浄化が行えることも証明された。そして、一九四三年には、戦争で負傷した軍人が一時的に腎機能不全に陥り、死亡するのを防ぐための、世界最初の人工透析装置がアメリカで実用化された。

今日、人工透析を受けている患者は日本だけで約一八万人に達し、その内の半分が腎臓移植を希望していると言われ、実際一万二〇〇〇人強が移植希望の申請を行っている。人工透析そのものは完全に確立された技術だが、通常は二日に一回、四～五時間をただじっと横になって耐えなければならず、日常生活が大きく制限される。もちろん、治療施設から離れて泊まり掛けで遠出することも難しい。

しかし、この分野でも現在着実に技術革新が進んでいる。基本的に、人工透析は、一～一〇ナノメートル（一～一〇億分の一メートル）級の穴が無数にあいた透析膜を使って血液の中から老廃物を漉し取るという作業だが、この作業を始めると、免疫系がポリマー製の透析膜を異物と認識し、抗体タンパク質が膜の表面に付着して穴を塞いでしまうため、濾過効率がどんどん低下していく。そこで、東京大学の石原一彦助教授は、一九九九年、血管内壁の細胞表面を覆うリン脂質と同じ分子構造を持つ、MPCポリマー樹脂を開発した。この樹脂で作った透析膜は、血管内壁と同様タンパク質が付着しないため透析効率が低下せず、これまで五時間かかった透析が一時間で済むようになった。

現在、東海大学腎センターでは、イヌの尿細管細胞をポリマーの管の内側に並べた人工尿細管の開発を進めており、数年以内にこれを利用した携帯式の持続透析装置が試作されるという。さらにその先には、永久埋め込み型の人工腎臓の開発も、すでに視野に入りつつある。ただし、その実現は、現時点では今世紀中頃と見込まれている。

インシュリン自動投与装置＝人工膵臓

膵臓の主要な機能は、ブドウ糖を細胞内に取り込ませるホルモン、インシュリンを分泌し、糖代謝を円滑に行わせることである。膵臓の機能が低下ないし停止すると糖尿病となり、体内に糖があふれ出してさまざまな障害を引き起し、ついには昏睡を経て死に至る。

膵臓の機能障害で糖尿病を発症した人は、インシュリンをつねに体外から投与し、血糖値を適切な値に保っておかなければならない。

現時点では、膵臓が完全に機能を停止した患者に対し、移植可能な膵臓が見つかるまでの間の繋ぎとして、患者の血糖値を常時監視し、必要な時に適量のインシュリンを注入するベッドサイド・タイプの大型人工膵臓が用いられている。しかし、インシュリンそのものはごく微量で済むため、近年、ブタなどの膵臓細胞、とりわけインシュリンを生産するランゲルハンス島細胞を利用した小型ハイブリッド型人工膵臓の開発がいくつかの研究機関で進められている。

例えば、日本のバイオ・ベンチャー企業、バイオクエスト社と東京女子医科大学が共同で開発したのは、直径二・五センチ、厚さ五ミリほどの小さな円盤状の人工膵臓である。この内部には、培養されたブタのランゲルハンス島細胞、バイオ・センサー、電源などが内蔵されている。この装置は腕の皮膚の下などに埋め込まれ、血糖値の上昇がセンサーによって検知されると、内部で生産されたインシュリンが放出され、血糖値を正常値に下げる。臨床試験でも良好な使用成績が得られており、まもなく実用化の予定である。また、アメリカでは、腕時計型のインシュリン・デリバリー・システムが開発されており、センサーが血糖値の上昇を検知すると、装置の内部に貯蔵されたインシュリンが皮膚を通して浸透する仕組みとなっている。いずれ、これらの装置が一般化されれば、糖尿病患者はもはやインシュリンの定期的投与から解放される。

永久使用型をめざす人工肺

現在使用されている人工肺とは、いわゆる「人工心肺装置」のことに他ならない。つまり、心臓の外科手術の際、患者の心臓を止めて手術している間、人工心臓と組み合わせて血液中のガス交換を行う装置である。

基本的には人工肺も人工腎臓と同じく、ポリマー製の薄膜に微細な穴を無数にあけ、この穴を通じて血漿内の二酸化炭素を放出し、酸素を吸収する。現在日本で普及しているタイプのものは、内径〇・二ミリのポリマー製中空糸の表面に直径五〇ナノメートルの穴を多数開け、この糸の内部に酸素を流し、糸の外側を流れる血液（の中の赤血球）とガス交換を行う。しかし、単なるポリマーの中空糸では、やはり血液の中の抗体が付着して穴を塞ぐため、効率がしだいに低下して行くという問題があった。これに対し、大阪大学の沢芳樹講師らは、培養したラットの血管内皮細胞で中空糸の表面を覆った「ハイブリッド人工肺」を開発した。この培養細胞は遺伝子操作を施し、血液の免疫系への刺激が抑えられているため、従来の中空系に比べてはるかに長く使用できるという。

それでも、まだこの段階では、移植用肺が見つかるまでの間、人工肺の交換が少なくてすみ、医療費が抑えられる程度でしかない。だが、人工肺の研究者たちは、患者の体内に内蔵できる永久使用型の人工肺開発を最終目標に掲げており、いずれは肺移植そのものが不要になる可能性も小さくはない。

異種移植という考え方

現在、人工臓器は、ナノ・テクノロジーを導入し、分子レベルで微細構造を自在に構築できる新しい高機能材料や、遺伝子操作を施した培養細胞の組み合わせにより、大きな技術的転回点にさしかかりつつある。単なる一時しのぎではなく、本物の臓器と同等の性能を持つ永久使用型の人工臓器の開発が視野に入ってきたのである。このままその流れが順調に進展すれば、今日の慢性臓器不足という状況にも大きな変化が訪れるかもしれない。

一方、異種移植の方にはどれほどの将来性があるのだろうか？

異種移植とは、その名の通り、ヒト以外の種から臓器を移植する技術である。すでに述べたように、臓器移植の歴史のごく早い時期から、ヒト以外の動物は臓器の供給源として注目されてきた。免疫という概念が確立されていない時代にあっては、ヒトの新しい死体から臓器を取るより、ブタやヒツジなどの家畜から必要な臓器を取る方がむしろ自然な発想であっただろう。その後、系統的にはよりヒトに近いヒヒやサルが臓器取りの対象となり、拒絶反応に関する認識が広まるまで、散発的な実験が続いた。

最初の実用的な免疫抑制剤であるアザチオプリンが登場した一九六三年には、早くもヒヒ、サル、チンパンジーからヒトへ、腎臓移植が三例、心臓移植が一例試みられている。六〇年代には、世界中で、これらの動物からの腎臓移植が二七例、心臓移植が八例、肝臓移植が六例行われたが、この内、チンパンジーからの腎臓移植で患者が九ヵ月生き延びたのが最長記録で、あとは数十日から数時間で全員が死亡した。

シクロスポリンが登場し、ヒト間の同種移植が高い成功率を示すようになると、さっそくそれを異種移植に導入する試みが始まった。一九八四年、イギリス国立心臓病院のレナード・ベイカーは、先天性の心臓障害を持つ生後一〇日の女児にヒヒの心臓を移植したが一八日目に女児は死亡した。この後、シクロスポリンないしＦＫ５０６のような新世代の免疫抑制剤を用いた移植がさらに三例試みられたが、いずれも失敗に終わった。言うまでもなく、異種移植では、拒絶反応の壁が同種移植とは比較にならないほど高かったのである。

ベイカーの試みからほどなくして、異種移植における特殊な免疫反応の仕組みが明らかになる。ヒト以外のほとんどすべての哺乳類は、その細胞の表面に、αガラクトース抗原と呼ばれる特殊な抗原タンパク質を持っている。ヒトの血液中には、後天的にこの抗原に対する抗体ができており、この抗体がただちにαガラクトースと結合する。さらに、ここに血液中の「補体」と呼ばれるタンパク質が加わり、通常の免疫反応よりはるかに激しい拒絶反応が起こる。これが「超急性拒絶反応」と呼ばれるもので、通常異種移植が行われてから数時間以内にこの反応は始まる。

超急性拒絶反応をいかに抑えるか

したがって、異種移植を成功させるには、まずこの超急性拒絶反応をいかにして制御するかが最大の難関となる。これさえ乗り越えれば、通常の拒絶反応は従来の免疫抑制剤の使用で抑えることができる。

そして、その一つが、超急性拒絶反応の一つの要となる、ヒトの補体の活動を封じることである。補体は血液中の白血球やリンパ球の活動を活性化させ、自分が結合した細胞を攻撃させるが、あまり補体が活動しすぎると免疫反応そのものが暴走するため、その活動は、補体制御タンパク質と呼ばれる一連のタンパク質によって制御される。そこで、このタンパク質の遺伝子を移植用臓器に組み込んでおけば、臓器は自分で被移植者側の免疫反応を抑制することができる。

ケンブリッジ大学のデヴィッド・ホワイトは、ブタの受精卵にヒトの補体抑制タンパク質の一つ、ＤＡＦの遺伝子を導入し、すべての臓器にヒトＤＡＦ生産能力があるブタを一九九二年に初めてつくり出した。また、米デューク大学のジェフリー・ブラットらは、ヒヒの補体抑制タンパク質遺伝子をブタの受精卵に導入して、ヒヒ型の臓器を持つブタをまず作り、そのブタの心臓をヒヒに移植するという実験を一九九四年に行った。この時は三〇時間後に拒絶反応でヒヒは死亡したが、これらの成果は世界各国の研究者に刺激を与え、遺伝子組み替えで超急性拒絶反応を抑制したさまざまな動物が世界中で続々と誕生した。一九九五年には早くも、ブタの心臓がサルの体内で六〇日生きつづけるという記録が達成されている。通常、超急性拒絶反応は六〜七日で収まるとされているから、すでにこの壁は実験では突破されたわけである。

この他にも、超急性拒絶反応を抑えるため、リンパ球B細胞が生産する血液中の自然抗体を、特定の免疫抑制剤で減らしてしまう方法、移植臓器の表面からαガラクトースを除去するため、最初からαガラクトース遺伝子を除去した移植用動物を作る方法などが実際に研究され、いずれも一定の成果をあげている。

ウイルスで汚染された移植用臓器

ただし、もちろん異種移植にも固有のリスクは少なくない。

例えば、ブタやヒヒのゲノムの中には、かつてこれらの動物に感染し、今はゲノムの中に完全に溶け込んで無害化されているウイルスの遺伝子もいろいろ混ざっているはずだ。それをヒトの体内に移植した時、環境の変化によって、それまで無害だったウイルスが活性化し、病原性をもち始めるかも知れない。

この危険性は、異種移植が本格的に検討され始めた頃から指摘されており、感染症の危険性を指摘する研究者と、心配するほどではないと主張する研究者の間で論争も続いている。一九九七年には、ロンドンガン研究学会のロビン・ワイズとグラスゴー大学のデヴィッド・オニオンズがそれぞれ独自に、ブタ・ゲノムの中に潜む「内在性レトロウイルス（ＰＥＲＶ）」が移植を通じてヒトに感染する危険性について発表した。このウイルスは、通常はブタの体内で増殖し、細胞から出ていく時にはαガラクトース抗原をそのまま自分の殻の上へ乗せて出ていく。したがって、仮にブタからヒトへこのウイルスが感染しても、それはただちに免疫系にひっかかり、排除されてしまう。ところが、臓器移植用に遺伝子操作を施され、αガラクトース抗原を持たないブタの細胞からは、当然その抗原を持たないＰＥＲＶが現れ、移植先のヒトの体に思いがけない害を及ぼすかも知れない。

これに対し、米疾病管理予防センター（ＣＤＣ）を中心とする国際研究チームは、九九年に次のような反論を行った。すでにブタの肝細胞や膵臓細胞を使用した人工臓器を使用し、あるいは体内に埋め込まれている患者一六〇人の血液を入念に調べたが、ＰＥＲＶその他のブタからのウイルス感染例は皆無で、心配するには及ばない、と。

だが、二〇〇〇年、米スクリップス海洋研究所のダニエル・サロモンは、ＰＥＲＶ遺伝子を含むブタの膵臓細胞とヒト細胞を混合培養したところ、ヒト細胞にＰＥＲＶが感染することを初めて実験的に確認した。ただし、これは遺伝子操作をしていない原種のブタの細胞をそのまま使用しているが、人工臓器用のブタの細胞も特に遺伝子操作はしていないものが多く、そこから感染する可能性は否定できなくなったわけである。

さらにもう一つ、心臓や腎臓はまだいいとしても、肝臓のように内分泌腺としても大きな役割を果している臓器は、そう簡単に他の動物で置き換えるわけにはいかない。インシュリンのように単純な分子なら、ブタでもヒトでも構造と機能にほとんど差がないため、ブタの膵臓をそのまま使用できるが、肝臓が扱う物質はそれよりはるかに多岐にわたり、構造も複雑なのである。

二〇〇五年現在、遺伝子操作を施したブタの開発は、なお世界中でさかんに続けられているが、現時点で、これらのブタの臓器が商業ベースで移植に利用された例はまだない。将来的には、ブタのゲノムを完全に解読し、危険な因子をすべて取り去った超クリーン・ブタが実用化されるかも知れないが、なお、移植用臓器としては、本物のヒトの臓器の性能には敵わないだろう。

再生医療は不老化の切り札か？

臓器移植も人工臓器の導入も、医療行為としての有効性は、すでに立証されている。かつては、ただ手を拱(こまね)いて死を待つより他なかったさまざまな病気の患者が、これらの手段によって確実に寿命を延ばしているのだから、その延命効果に疑問の余地はない。

しかし、それはわれわれが望む本来の不老不死という目的に即したものであるかと言うと、必ずしもそうとは言えないようだ。

人工臓器は、基本的には、移植用臓器が見つかるまでの緊急避難措置として選択されるものである。もちろん、将来は永久使用に耐えるものを作るというのは、すべての人工臓器研究者の究極の目標であるが、客観的に見てその目標ははるかに遠い。今のところは、一つの臓器が持つもっとも重要な機能を機械で模倣するだけがせいいっぱいで、肝臓のように複雑な多機能臓器を完全に機械化することなど及びもつかないのが現状である。つまりは本物の肝細胞を使ったハイブリッド臓器を作る方が合理的であり、最終的にはやはり本物の臓器が一番いいということになる。

かと言って、本来自分のものではない他人の臓器を体内に入れてしまえば、どうしても免疫系によけいな負担がかかる。臓器移植が一般化してからまだ十分な時間がたっていないため、それによってどこまで余命が延ばせるのか、被移植者の寿命が平均寿命にどれほど近づいているのか、具体的なデータは乏しい。しかし、現在知られているかぎりでは、もっとも普及し、安全性が高いとされている腎臓移植でも、手術後の一五年生存率は七一％にとどまり、この時点をすぎると、慢性拒絶反応によって移植された腎臓の機能は急速に低下し、再び透析が必要となるか、あるいは病状が悪化して死に至る。しかし、中には移植された臓器と相性がよく、移植から三〇年を経ても順調に腎臓が機能している人もある。このような人は恐らく本来の天寿を全うできるだろう。

理想的には、すべての被移植者をこのような状態に持って行くことにより、臓器の疾病や老化にともなう臓器の機能低下による死亡を地球上から一掃し、人類の平均寿命を大幅に延ばすことができるだろう。外科手術の技法がさらに改良されれば、手術を受けることそのものにともなうリスクより、それによる延命効果の方がはるかに上回るようになり、いずれは虫垂炎の手術程度の手軽さで、痛んだ臓器を交換できるようになるかも知れない。

しかし、現在の移植医療が抱える二つの原理的な壁、すなわち拒絶反応と慢性臓器不足が打破されないかぎり、それは永久に夢物語の域を出ないだろう。

そこで、今注目を集めているのが、万能細胞を用いた臓器再生医療である。

われわれの体は、すでに述べたように約二〇〇種類、六〇兆個の細胞の集合体である。そのそれぞれが特殊化した別個の機能を担い、それらすべてが協調してヒトという一つの個体を形成している。

だが、この非常に複雑高度な細胞の集合体も、もとをただせばたった一つの受精卵が分裂に分裂をかさね、しだいに機能分化して生じたものにすぎない。発生初期の胚は、数えるほどの細胞しかもたず、そして、そのすべてが平等である。つまり、まだどれが何の組織になるか決まっておらず、初期の胚から細胞の一部を取り除いても、すぐに残った細胞がその穴を埋め、失われた細胞の代わりに必要な組織を作りだすことができる。このような性質を「万能性」と呼ぶ。

では、この初期胚から細胞を取り出し、これを、万能性を保ったまま培養できるとしたらどうだろう？　もちろん、これはすでに発生の始まった誰かの胚であるから、そのまま培養すれば、特定のゲノムを持つ特定個人になってしまう。そこで、その細胞核を抜き取り、代わりに臓器移植を望む人の細胞核をそこに挿入する。その後、この細胞を誘導因子を使って培養し、特定の臓器に育て上げるのである。この臓器はすでに本人と同じゲノムを持つ本人自身の臓器であるから、移植してもむろん一切の拒絶反応は起こらない。

さらに、どのような組織でもこの方法で自在に培養できるようになれば、常時さまざまな臓器をストックしておくこともできる。拒絶反応を引き起こすのは、個々の細胞の表面に存在するＨＬＡ（ヒト特異抗原）タンパクであるから、この遺伝子を最初にノックアウトしておけば、誰に移植しても拒絶反応を起こさない免疫フリーの臓器が作れる。遺伝子を徹底的にクリーンアップしておくことにより、どんな感染症の心配もなくなる。むしろ本来の臓器より機能を強化することも可能だろう。単に故障した臓器を交換し、本来の寿命を取り戻すだけでなく、さらに寿命を延ばすという目的まで視野に入れるなら、こちらの方がわれわれの目的にはよりふさわしい。

ヒトＥＳ細胞の研究の現状

哺乳類の初期胚の中から、万能性をもった細胞が取り出せることは、早くから知られており、すでに一九八一年には、ネズミの胚の中から、継代培養可能な細胞株が得られていた。哺乳類の卵は、通常受精から五～七日で初めて細胞が二つのタイプに分かれ、胎児の本体になるＩＣＭ細胞と、胎盤になる栄養芽細胞とに分かれる。この段階で外部に取り出したＩＣＭ細胞は、未だどんな組織にも分化していくだけの万能性を保ちつつ、なおどこまでも継代培養が可能である。この細胞を、「胚性幹細胞」、または「ＥＳ（Embryonic Stem）細胞」と呼ぶ。

しかし、理論的にそうであることはわかっていても、ＥＳ細胞を分化させず、ガン化もさせず、どこまでも安定して培養して行くことは至難の技だった。ウシやブタのようなありふれた家畜のＥＳ細胞株すら作れないまま、二〇世紀ぎりぎりいっぱいまで、この分野での研究は足踏みを続けていたのである。

ところが、一九九八年、事態は一気に急転した。同年二月、米ウィスコンシン大学のジェームズ・トムソンは、培養中のヒト細胞株の中に、アカゲザルのＥＳ細胞とよく似た細胞が混じっていることに気づき、数ヶ月かけてそれを分離・培養する方法を確立したのである。この細胞をマウスの皮下に移植したところ、この細胞は筋肉、骨、軟骨、小腸の絨毛（じゅうもう）、神経細胞の原型である神経上皮などに分化していく過程がはっきり観察できた。それまで、誰も成功しなかった――より正確には、存在が確認さえされていなかったヒトＥＳ細胞が、こうして初めて姿を現したのである。また、ちょうどこれと同じ頃、米ジョンズ・ホプキンス大学のジョン・ギアハルトらもヒト胎児から取り出した卵巣や精巣の中から同様の細胞を分離することに成功していた。

この事実が報道されると、世界中の研究機関が色めきたち、ヒトＥＳ細胞の研究になだれをうって参入してきた。この技術を手中にし、重要な技術を特許でカバーできた者は、臓器再生医療の分野に君臨し、莫大な収益を得ることができる。その応用分野は、およそヒトの体で損傷しうるすべての組織に及ぶ。心筋梗塞の患者には新しい心筋、あるいは心臓そのものを、脊髄損傷で身動きできなくなった患者には新しい脊髄を、骨粗鬆症の患者には骨細胞を増殖させて強い骨を取り戻させることもできる。網膜に損傷を受けて失明した人のために、新しい網膜を生やして視力を回復させる研究も進んでいる。足の血管が詰まって壊死を起こし、足を切断せざるを得ない状況に追い込まれていた人に、血管を新生させ、再び歩けるようになった例がすでに日本でもいくつか報告されている。近い将来、日本一国だけで再生医療は五兆円の収益を生み出す巨大産業になると予測されている。

ただ、ES細胞研究の前には、大きな倫理的壁が立ちはだかっていたのである。

ES細胞株を得るためには、ヒトの受精卵をある程度まで発生させ、初期胚が形成されたところでそれをばらばらにほぐさなければならない。そのまま育てば一人の人間になるはずだった胚を破壊することに対する抵抗は大きく、各国政府はその対応に苦慮することとなった。アメリカは、二〇〇〇年八月、当時のクリントン政権下で、新たにヒト胚を作り、それを破壊してES細胞を取り出すことは禁止しつつも、すでに成立しているES細胞株については、その研究を国で支援することを決定した。この時点で、アメリカでは、廃棄処分にする予定の凍結受精卵から取り出したES細胞株が何系統も成立しており、これを使った研究が解禁されたわけである。当時まだ次期大統領候補であったジョージ・ブッシュは、ES細胞研究反対の立場で選挙に臨んだが、当選後は、再生医療研究の必要性を説く学界や医療産業界からの突き上げにより、研究容認の方向に転じた。

これに対し、イギリスでは、すでに一九九〇年の段階で「ヒト受精卵・胚研究法」が成立し、許可制でヒト胚を研究に使うことを正式に認めていた。ただし、この法律では、ヒト胚から取り出した細胞を利用してクローン人間を作ることは禁止していた。二〇〇一年にはこの法律が改正され、クローン技術を用いたヒト胚作成までは認めることとなる。つまり、ヒト胚から取り出したES細胞の核を抜き取り、そこに他人の核を移植して、ある特定個人のゲノムを持った万能細胞を作ることもOKとなったわけである。これで、イギリスは、拒絶反応のない特定個人向け移植用臓器の研究をバックアップする法的根拠をすべて整えたこととなった。

日本でも、二〇〇〇年二月、科学技術会議生命倫理委員会のヒト胚小委員会が、ES細胞研究容認の方向で報告書を提出した。もっとも、この時点では、国内で受精卵を確保し、それを使用することについての法整備がなされていなかったため、国内の研究機関はアメリカやイギリスからES細胞株を輸入して用いることが可能になるだけであった。しかし、その後、世界中で急速に再生医療の研究が進み、日本もこのままでは決定的にその流れに立ち遅れる恐れが生じたため、二〇〇四年六月、日本の科学技術政策の最高決定機関である総合科学技術会議が、ヒト・クローン胚研究にゴー・サインを出した。

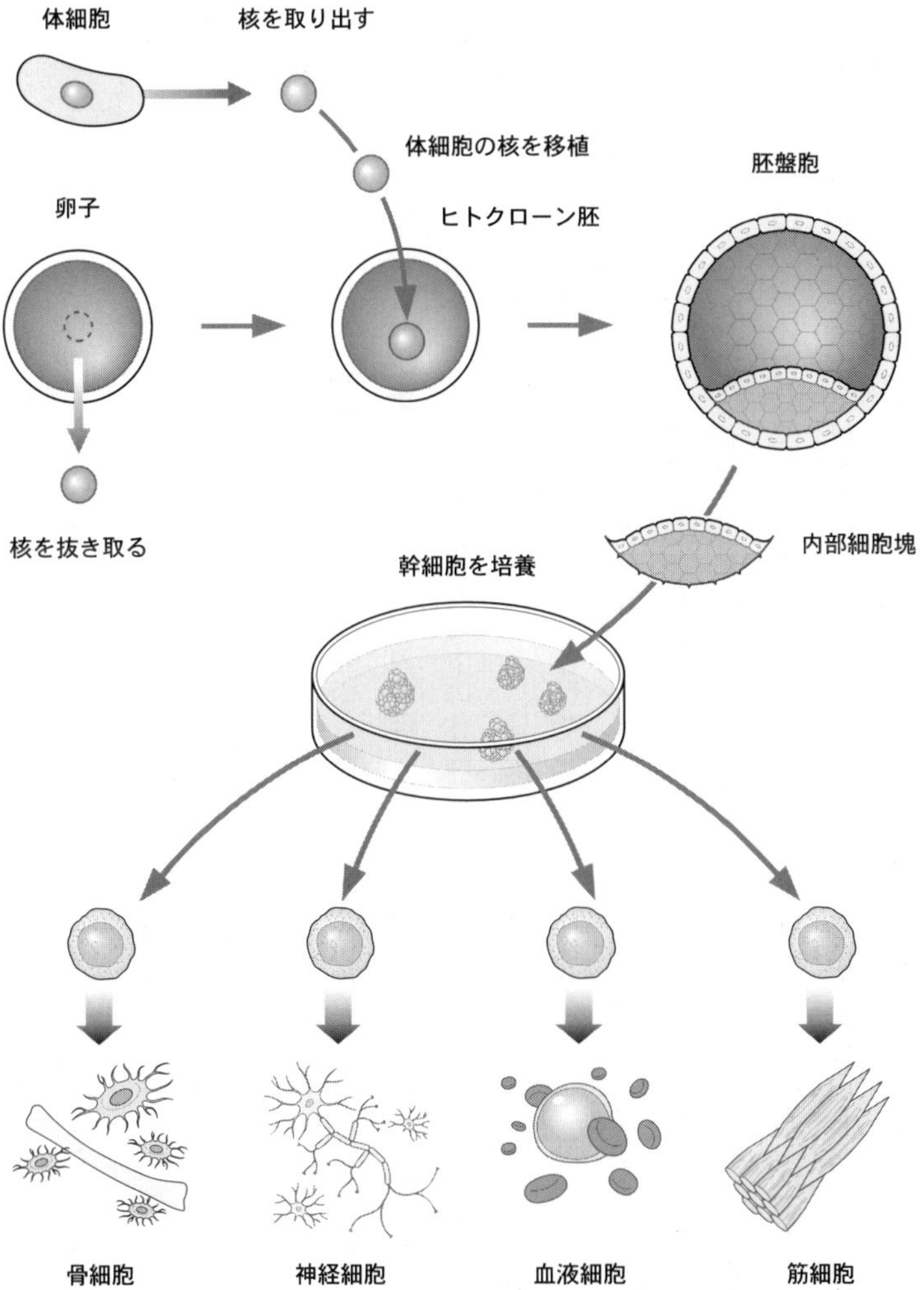
体細胞
核を取り出す
体細胞の核を移植
胚盤胞
卵子
ヒトクローン胚
核を抜き取る
幹細胞を培養
内部細胞塊
骨細胞
神経細胞
血液細胞
筋細胞

【図解・ES細胞】

むろん、このようななし崩しのES細胞研究容認の流れに対しては、今なお多くの人々が反対を唱えており、受精の瞬間から受精卵をヒトとみなすか否かという点で、研究者や研究機関、あるいは国を泥沼の法廷闘争に引き込んでやろうとする人も跡を断たない。

万能細胞はどこにでもあった

だが、そうして、ES細胞ばかりに注目が集まっている間に、このような論争そのものを無化してしまいかねないような新しい展開が研究の現場では次々に起こっている。すなわち、ヒトの初期胚をわざわざ壊さなくとも、成長したヒトの体内には、意外なほど多くの万能細胞があちこちに残っていることが明らかとなったのである。より正確に言えば、ヒトのES細胞が確認された翌年、すでに他のタイプの万能細胞が発見されていた。

一九九九年、米ミネソタ大学医学部のキャサリン・ベルファイ教授は、成人の骨髄の中から、胚性幹細胞(ES細胞)と非常によく似た「骨髄性幹細胞」を分離することに初めて成功した。この細胞は、「多能性成体前駆細胞」、または「MAP細胞」と呼ばれ、骨髄の中には通常の細胞一〇万～一億個に一個の割合でしか含まれないが、さまざまな種類がある幹細胞の中でも、その万能性はES細胞に匹敵するほど高い。同教授らは、マウスの骨髄から抽出したMAP細胞でその万能性を立証する実験に取り組み、誘導培養によって筋肉、皮膚、腎臓、肝臓など、あらゆる種類の細胞がここから作りだせることを発表の時点で確認していた。さらに、二〇〇二年には、大人のマウスの静脈にこの細胞を注入、トレーサーで追跡したところ、それがたどりついた先でさまざまな組織の細胞に変化したことも発表した。

この発表に際して、ES細胞の研究者や、それに関連する特許を押さえていた企業などから、ES細胞不要論の台頭を懸念する声がいっせいに上がった。これは当然の話で、実利的に骨髄性幹細胞の方が便利だからというだけの理由でES細胞研究の道が閉ざされては、そもそもなぜ特定の細胞にのみ万能性が残り、他のものはそうではないのか、その根本的な理由の解明も困難になる。

ただ、骨髄から採取したMAP細胞なら、当然のことながら胚を破壊する必要もなく、妊娠中絶に頑強に反対する宗教界も、これには文句のつけようがない。移植臓器を必要とする当人の骨髄からMAP細胞を採取し、これを臓器に育てれば、免疫学的ないかなる問題も本質的に回避できる。研究の主流が骨髄性幹細胞に移行して行くのは止むを得ない。ミネソタ大学チームの発表の直後、早くもアメリカのベンチャー企業オサイリス・セラピューティクス社は、骨髄性幹細胞の大量培養に成功しており、この株からは骨、筋肉、脂肪その他の細胞の誘導分化も達成された。

さらにその後の研究により、部分的、ないしかなり高度な分化能力を持った細胞は、成人の体のあちこちに潜んでいることが確認された。

二〇〇一年、筑波大学消化器外科の谷口英樹講師らは、肝細胞の母体となる肝幹細胞が、マウスの体内で膵臓や小腸に分化しているのを確認した。二〇〇二年、国立精神・神経センターの桜川宣男部長、慶応大学医学部の岡野栄之教授らは、胎児を包む羊膜の細胞から神経細胞が作れることを発見、さらに信州大学の二階堂敏雄教授らは、羊膜上皮細胞から、インシュリンを分泌する膵臓のランゲルハンス島細胞を生み出すことに成功した。同年、東大医科学細胞プロセッシング部門の高橋恒夫教授らは、胎盤の絨毛から間葉系幹細胞を抽出、これを神経細胞や骨細胞に誘導分化させることに成功した。一つ一つこのような例をあげて行けばきりがないが、二〇〇五年現在、他の組織に分化可能な幹細胞は、筋肉、皮膚、脂肪、脳、脾臓など、なぜこんなところにと思うような場所からも続々と発見されており、何らかの形で分化の可塑性を残した細胞が実はヒトの全身にくまなく分布しているらしいことを強く示唆している。

今のところ、真の意味で万能性を持つものはES細胞とMAP細胞だけしか知られていないが、これだけのヒントがそろえば、細胞の万能性が何によって支配されているのか、どうすればそれをコントロールできるのか、完全に解明されるのはもはや時間の問題である。数年以内にオーダーメイド、ないしレディメードの臓器を作りだし、移植に用いるのは不可能かも知れないが、もはやその可能性は否定のしようがないだろう。

すると、われわれには、次の新たな展望が開けてくる。果して全身の細胞に永続的な分裂と分化の能力を与えることができるだろうか？　すなわち、全身の細胞を「不死化」することは可能なのだろうか？　次章で、われわれはいよいよ不老不死の核心に迫る。

第4章　肉体の不老から精神の不死へ

ヒト細胞不死化を改めて考える

すでに第二章、第三章で述べてきたように、ヒトの老化には非常に数多くの要因がからんでおり、また、それに対処する方法も同様にさまざまである。

われわれにも今すぐ実践できそうなものから、現状では実現困難なものまで、前章で取り上げた老化防止法はいずれも何らかの具体的根拠にもとづいており、できることを実践して決して損になることはないだろう。

けれども、それらはみな、老化への対症療法、医学用語で言うところの姑息的治療にすぎない。それは、短期的にはヒトの老化を遅らせ、寿命を延ばすのに役立つことは確かだが、その効き目がいつまでも持続するものでは決してない。毎日運動しても、食餌制限にはげんでも、肉体は着実に老いて行く。老化したパーツをどんどん取り替えても、いずれ体全体が部品の交換手術に耐えられなくなるのは避けられない。全身の筋肉系や血管、あるいは免疫機能のように、交換しようにもできないものも数多くある。やはり臓器の交換は、体全体がいいバランスを保って健康である場合にのみ有効な、平均寿命を延ばすための医療、くらいに心得ておくべきものかも知れない。ホルモン療法や、現在開発中の各種抗老化剤も、老化のすべての原因を抑え込めるものではないだろう。

われわれは、いったいどこまで、老化の根源に近いメカニズムにせまり、それをコントロールできるようになるのだろうか？　モグラ叩きのような姑息療法の繰り返しではない、永続的かつ本質的な老化への対抗策は存在するのだろうか？

ここで、われわれはもう一度、老化とは何かという以前の問い掛けに立ち戻ってみなければならない。

すでに第二章の始まりにおいて考察したように、老化とは、細胞レベルでは、細胞の分裂能力が衰え、細胞の新陳代謝が正常に作動しなくなることであり、それはさらに、細胞分裂を正常に遂行させるプログラム、すなわち遺伝子の問題にさかのぼることができる。遺伝子を後天的に狂わせるフリー・ラジカルのような危険因子に対しては、個別に対応策を講じるしかないが、われわれはすでに、細胞分裂の回数を制限するもっとも重要な要因がテロメアであることを知っている。それだけが細胞の寿命（分裂回数）を決定する唯一の条件であるのかどうか、この点についてはいまだはっきりしてはいないが、ともあれ、テロメアのコントロールが細胞寿命のコントロールにつながることだけは確かである。

テロメアの修復こそ鍵をにぎる

そこで、一九九〇年代初頭から、一部の研究者たちは、「不死細胞」の可能性について真剣に検討を開始した。

不死の細胞と言えば、すぐに思いつくのがガン細胞である。ＨｅＬａ細胞をはじめ、採取されて以来何十年も休みなく増殖を続けているガン細胞の系列は多数あるが、研究者たちが狙っていたのは、ガン化せず、正常な状態のままで無限に増殖し続けるという特性を持った細胞だった。そのような細胞が作れれば、工業的にも大きなメリットが生まれる。例えば、遺伝子組み替えによって、さまざまなホルモンや薬品を大腸菌などに量産させる方法はすでに確立されているが、これらの培養細胞は有限の寿命を持つため、せっかく確立した組み替え株もいずれは全部だめになり、再び一から始めなければならない。また、ヒトにとっては生命の維持に欠かすことのできない物質の遺伝子でも、他の生物にとっては致死性となり、ヒト細胞の中でしか生産できない物質もある。しかし、もしヒトの任意の細胞を自由に不死化し、培養することができたら、これらの問題はすべて解決する。

では、どのようにすれば細胞を不死化できるのだろうか。まず考えつくのは、細胞分裂のたびに短くなるテロメアをそのたびに修復してやる、ということである。

先にも述べたように、テロメア領域が実際に原生動物テトラヒメナの染色体末端から発見され、その構造が確定されたのは一九七八年のことだが、実はそれ以前から、ＤＮＡの複製機構にはある原理的な欠陥があり、元となるＤＮＡの完全なコピーは決して作れないこと、すなわち、一本の親から形成される二本の子の内の一方は、必ずその末端部分が少しオリジナルより短くなってしまうことが知られていた。この問題は、ＤＮＡの二重らせん構造の発見者として有名なジェームズ・ワトソンによって一九七二年に指摘され、「末端複製問題」と呼ばれた。
もし、コピーされるたびにＤＮＡの末端が少しずつ短くなるというのが事実なら、この世のあらゆる細胞は、何度かのコピーを繰り返す内にゲノムがどんどん切り詰められて機能しなくなり、複製過程も止まってしまう。実際に、ヒトをはじめとするすべての多細胞生物、多くの原生動物では、こうしてどんどんテロメアが消費され、ついに遺伝子本体まで浸食されると分裂寿命を迎える。

ところが、ＤＮＡの複製機構という点ではヒトと何ら変わらないアメーバや酵母など、原始的な生命形態では、細胞に分裂寿命というものはない。ゾウリムシのように核の交換を行わなくとも、単独でいつまでも増殖を続けることができる。たとえヒトの細胞でも、いったんガン化すれば、やはり無限の増殖能力を得ることができる。これらの細胞はどうやって末端複製問題を回避しているのだろう？　考えられることはただ一つ。これらの細胞は、何らかの方法で、分裂前にあらかじめゲノムの末端部、つまりテロメア領域を複製して継ぎ足しておき、末端短縮が起こっても問題ないように準備しておくのである。

では、その何らかの方法とは何か？　それはもちろん、酵素に違いない。ＤＮＡが自己複製を行う時、実際に複製作業を行うのはＤＮＡポリメラーゼと呼ばれる酵素である。ＤＮＡポリメラーゼは二つに裂けたＤＮＡの二重らせんのそれぞれ片割れを鋳型に、それと相補的な塩基配列を構築して行く。しかし、この未知の酵素は、恐らくそれとはまったく違う方法でテロメアの繰り

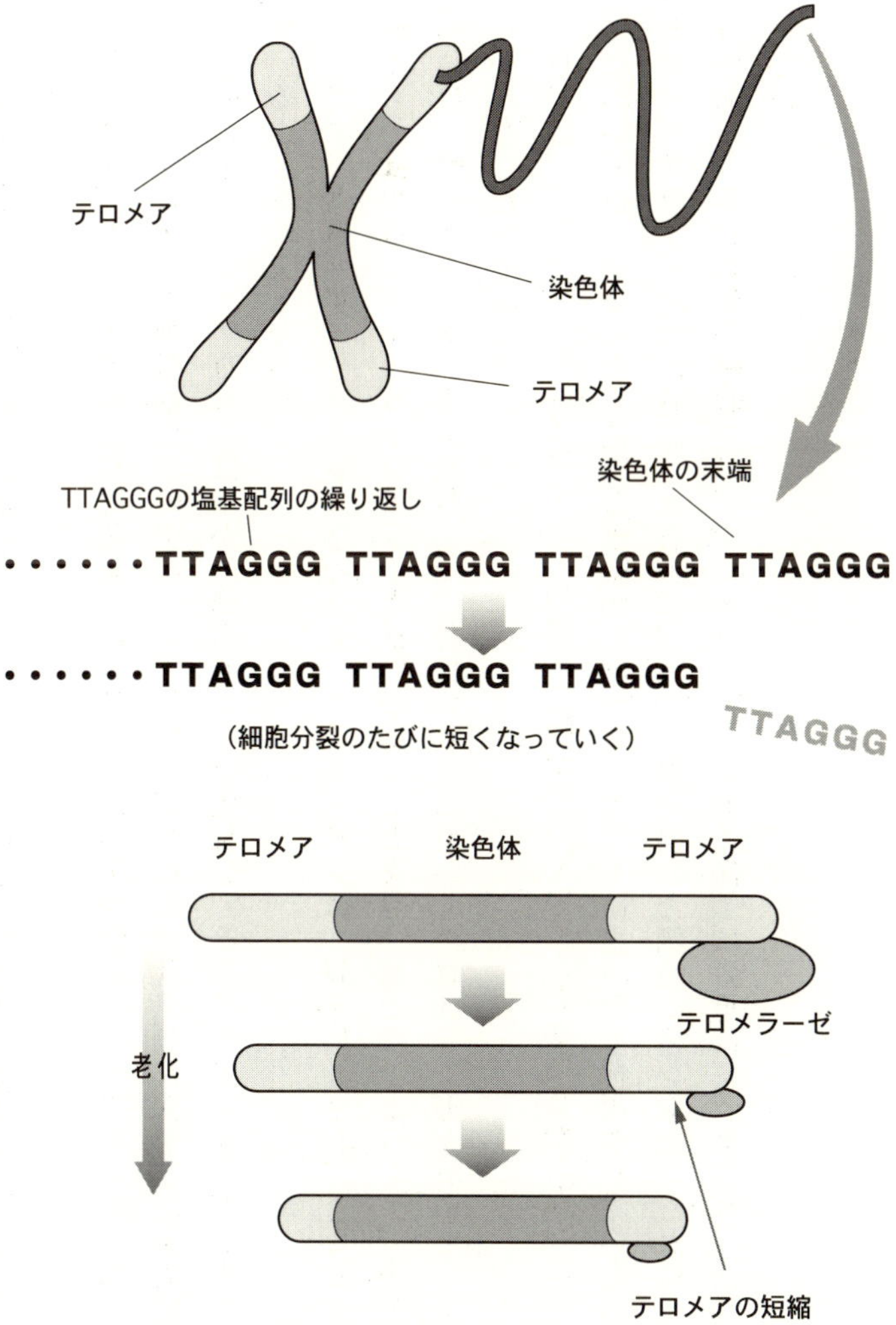
テロメア
染色体
テロメア
染色体の末端
TTAGGGの塩基配列の繰り返し
・・・・・・TTAGGG TTAGGG TTAGGG TTAGGG
・・・・・・TTAGGG TTAGGG TTAGGG
（細胞分裂のたびに短くなっていく）
TTAGGG
テロメア
染色体
テロメア
テロメラーゼ
老化
テロメアの短縮

【図解・テロメアの末端複製問題】

返し塩基配列をコピーして行くに違いない。研究者たちは、この未発見の酵素を「テロメラーゼ」と呼んだ。

テトラヒメナのテロメアを最初に発見したカリフォルニア大学のブラックバーンらは、一九八四年、テトラヒメナの細胞抽出液の中に、人工的に合成したテロメアＤＮＡをひたす実験を行った。その結果、テロメアＤＮＡは確かに抽出液の中で成長し、そこにテロメラーゼが実際に含まれていることは確実となった。

そして、一九八九年、イェール大学のグレッグ・モーリンは、長年培養されてきたヒトのガン細胞からの抽出液に、やはりテロメラーゼ活性があることを見いだした。こうして、不死化した細胞には、酵母からヒトのガン細胞まで、各種のものにおいてテロメラーゼが働いていることが明らかとなったのである。

今日では、テロメラーゼはほぼすべての真核生物が持っていることが明らかとなった。しかし、ヒトにおいては、少なくとも健康な細胞からはテロメラーゼはまったく検出されていない。ヒト細胞でテロメラーゼ活性が確認できるのは、胚から取り出した細胞かガン細胞、それに生殖細胞だけである。それ以外の細胞では、テロメラーゼを作る遺伝子は厳重にロックされ、活動を封じられているらしい。

テロメラーゼ　ついに正体を現す

テロメラーゼ研究の次の大きなステップは、一九九七年、東京工大の石川冬木助教授らによって踏み出された。同助教授らの研究グループは、それまで誰もなし得なかった、テロメラーゼの精製とその遺伝子の単離、構造決定に初めて成功したのである。

同グループはまず、ラットとマウスの細胞内から、ストレッチＰＣＲ法と呼ばれる新技術を用いて、高純度のテロメラーゼを抽出・精製した。残念ながら、テロメラーゼはあまりにも微量で、その構造を直接調べることはできなかったが、すでにテトラヒメナのテロメラーゼには、ｐ８０とｐ９５の二種類のタンパク質が含まれていることは判明していたため、恐らくラットのテロメラーゼにも、これと類似した構造のタンパク質が含まれているものと推測された。そこで、彼らはすでにデータベースに登録されていたラットゲノムの全塩基配列の中から、いまだ機能の特定されていない遺伝子で、ｐ８０とｐ９５の遺伝子に構造の似たものを探し出し、その全塩基配列を解析したところ、明らかにそれはテトラヒメナのテロメラーゼとよく似た物質を生産する遺伝子だったのである。

この遺伝子はＴＬＰ１と命名され、そこから生産されるタンパク質はｐ２４０と呼ばれる。その後の研究により、テロメラーゼ活性の非常に高いラットのさまざまなガン細胞や生殖細胞においては、ｐ２４０が修飾されてｐ２３０というタンパク質に変化しており、一方、テロメラーゼ活性のごく低い通常の腎臓細胞では、ｐ２４０が原型のまま分布していることもわかった。すなわち、テロメラーゼ遺伝子の作るｐ２４０が、何らかのメカニズムでｐ２３０に変わることにより、テロメラーゼが活性化され、細胞に無制限の増殖能力を与える、ということがこれで判明したのである。同年、石川助教授らは、同じ手法で、ヒトゲノムからもテロメラーゼ遺伝子を特定することに成功した。

テロメラーゼとその遺伝子の構造が決定されれば、その機能を阻害する薬を開発することにより、ガンに対してまったく新しい強力な対抗手段が得られることになる。ヒトの細胞内では、通常の状態では、テロメラーゼの作用を抑え込む抑制遺伝子が作用していると考えられ、事実、その抑制遺伝子があると思われるヒト染色体の断片を導入されたヒトの腎臓ガンやマウスの悪性黒色腫が、それによって異常な増殖をやめ、老化して死滅してしまったという実験報告も、鳥取大学の研究グループによって発表されている。

さて、話がここまでくれば、もはや次の展開は容易に想像がつくことだろう。活性のあるテロメラーゼ生産遺伝子を正常なヒト細胞に導入すれば、ガン化しない健康なままの細胞が、自らテロメアをどんどん継ぎ足して、いつまでも分裂能力を維持することができるのではないだろうか？　待望のヒトの不死細胞は、この方法によって実現できるのではないだろうか？

まさにそれは真実だったのである。

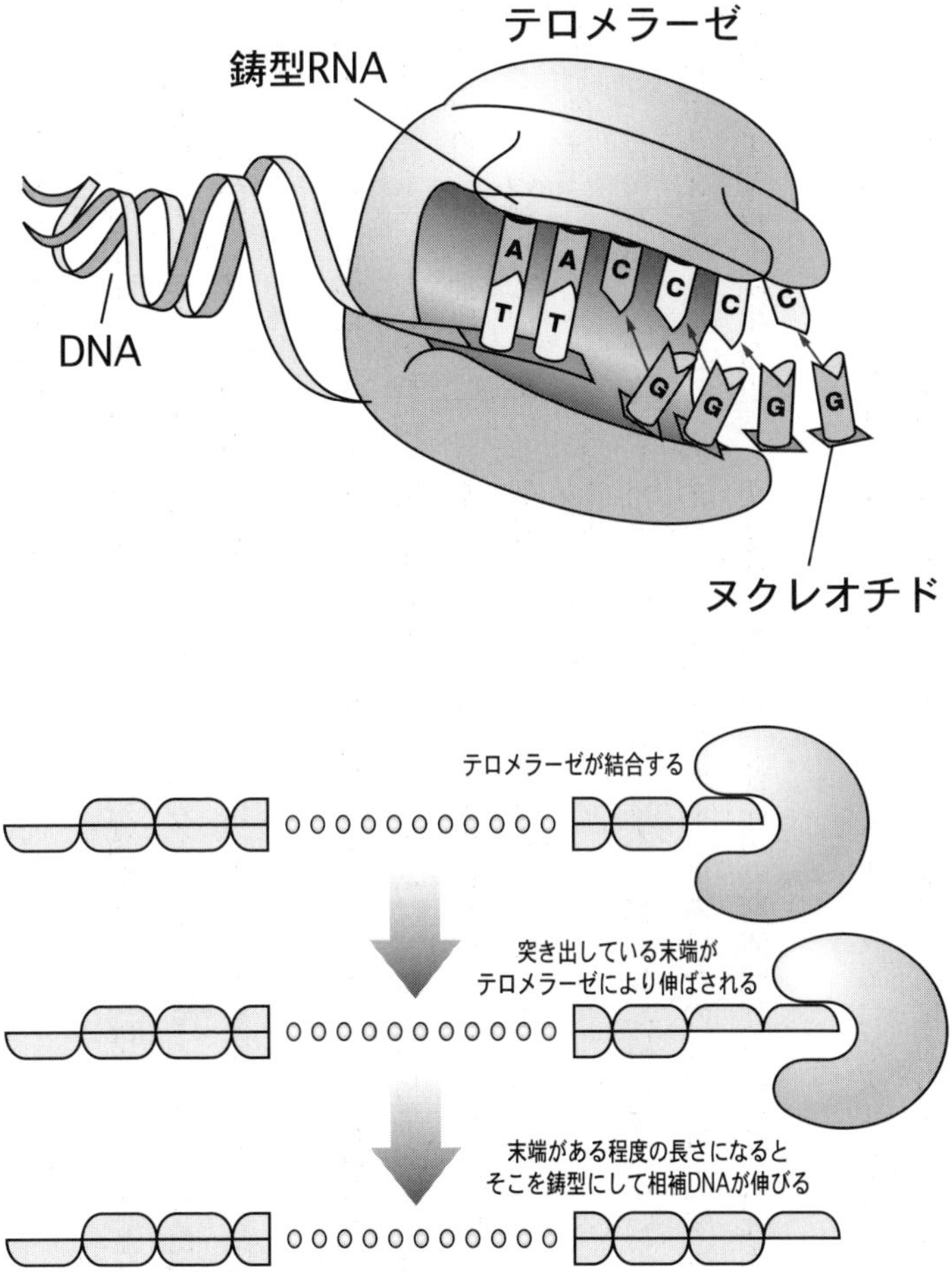

【図解・テロメラーゼ成熟過程】

不死のヒト細胞登場

テロメラーゼ遺伝子の導入により、実際にヒト細胞の分裂寿命を延ばすことが実証されたのは、一九九八年のことだった。つまり、ラットとヒトのテロメラーゼ遺伝子が発見された翌年である。実際には、九八年一月にその事実が公表されたのだから、実験そのものは九七年の内に行われていたわけだが。

この実験を行ったのは、テキサス大学ダラス校のウッドリング・ライト教授らと、バイオ・ベンチャー大手ジェロン社の合同研究チームである。同チームは、ヒトの精巣から活性を保ったテロメラーゼ遺伝子を抽出し、これをヒトの網膜細胞と上皮細胞に導入して培養実験を行った。すると、これらの細胞は、本来の分裂寿命より平均しておよそ二〇回よけいに分裂し、細胞としての寿命をほぼ三〇％延長することに成功したという。

しかし、分裂寿命が三割方増したところで、これでは不死化と呼ぶにはほど遠い。

本当に不死化と呼んでさしつかえないほどの成果を最初にあげたのは、広島大学医学部の井出利憲教授、工業技術院生命工学工業技術研究所の三井洋司首席研究官らの合同研究チームであった。

同チームが採用したのは、単にテロメラーゼ遺伝子をヒトゲノムに導入するだけのものではなく、ガン細胞におけるテロメラーゼ活性のコントロール・システムにも目を向け、その一部をテロメラーゼ遺伝子の作用と組み合わせる手法である。

ガン化したヒト細胞では、たしかにテロメラーゼ遺伝子が活性化され、細胞は無制限に分裂を続けるが、例えば、人為的にガン化されたヒト線維芽細胞であるＳＶ８０と呼ばれる細胞株は、線維芽細胞らしい形はたしかに失うものの、あたかも上皮細胞のように培養地の上にきれいな一層の膜となって広がり、まったくガン細胞らしさを見せない。細胞をガン化させるメカニズムの中にも、おもに細胞に強い浸潤性（周囲の組織を侵す性質）を与えるものと、ただ不死性のみを与えるものとがあり、後者だけがうまく作用すると、ガンではない不死細胞が得られるらしい。この事実に早くから目をつけていたのが、広島大学の井出教授のグループである。

同グループは、正常細胞をガン化させる、いわゆるガン遺伝子と、それを抑制するガン抑制遺伝子の作用機序に注目した。もちろん、ガン遺伝子とは言っても、わざわざ細胞をガン化させる専門の遺伝子があるわけではなく、本来であれば細胞の正常な分裂と増殖をコントロールするものであり、これまでに数十種類が確認されている。また、ガン抑制遺伝子も同様に、本来は細胞分裂が進み、組織が必要な範囲まで成長した時、その増殖を抑制する機能を持っている。だが、これらの遺伝子がコピー・ミス、フリー・ラジカルや何らかの化学物質、放射線による損傷、ウイルス感染などで傷を受け、正常な機能を失った時、初めて細胞はガン化するのである。この時、ガン遺伝子はアクセルとして機能し、細胞分裂を暴走させる。一方、ガン抑制遺伝子は機能を失うことによって消極的に細胞の暴走分裂に加担する。一個の細胞がガン化するには、ガン遺伝子とガン抑制遺伝子が次々に何箇所も狂わなければならない。

さて、この両者の内、細胞を積極的にガン化させるガン遺伝子は、狂った状態で正常細胞に導入された時必ず正常細胞をガン化させるため、「優性ガン遺伝子」とも言われる。一方のガン抑制遺伝子は、たとえ狂ってしまっても、正常細胞に導入した際ガン化を引き起こすことがないため、「劣性ガン遺伝子」と呼ばれる。そして、細胞の不死化を導くとされる遺伝子が優性として現れないことから考えると、細胞の不死化により強く係わっているのは劣性の、ガン抑制遺伝子の方に違いない。すなわち、ガン抑制遺伝子が壊れることが、細胞寿命の制約を取り外す重要な要因であると考えられる。

そこで、広島大学と工業技術研究所の合同チームは、正常細胞のゲノムに活性化したテロメラーゼ遺伝子を組み込むだけでなく、代表的な優性ガン遺伝子であるｐ５３の機能を阻害する、Ｔ抗原遺伝子をも同時に導入した。その結果、ヒトのへその緒の静脈血管から採取され、遺伝子を改変された上皮細胞は、通常六五回前後で分裂寿命が尽きるところを、まったくガン化しないまま二〇〇回以上にわたって分裂し続け、事実上史上最初の正常な不死化ヒト細胞株となったのである。

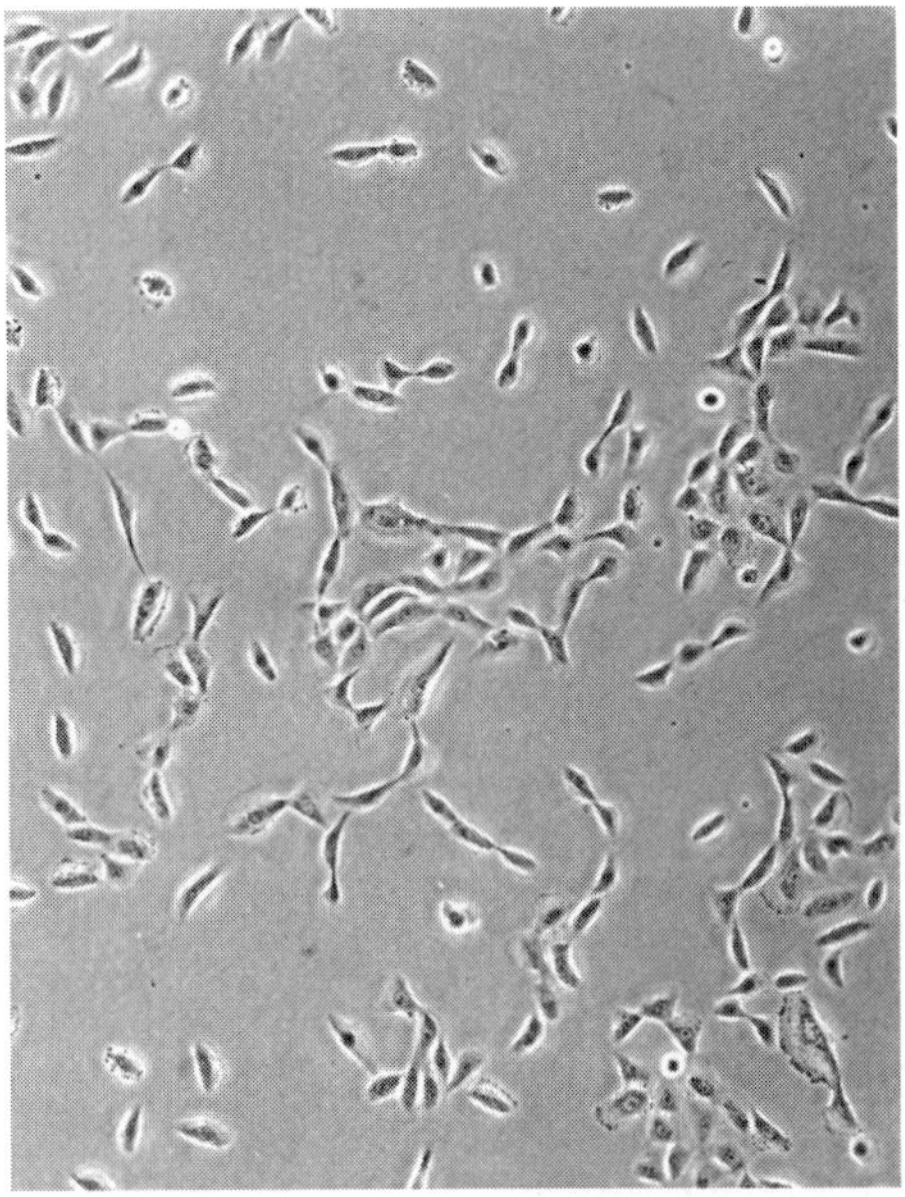

hTERT（テロメラーゼ遺伝子）によって不死化した乳腺上皮細胞（写真提供：広島大学医学部 井出研究室）

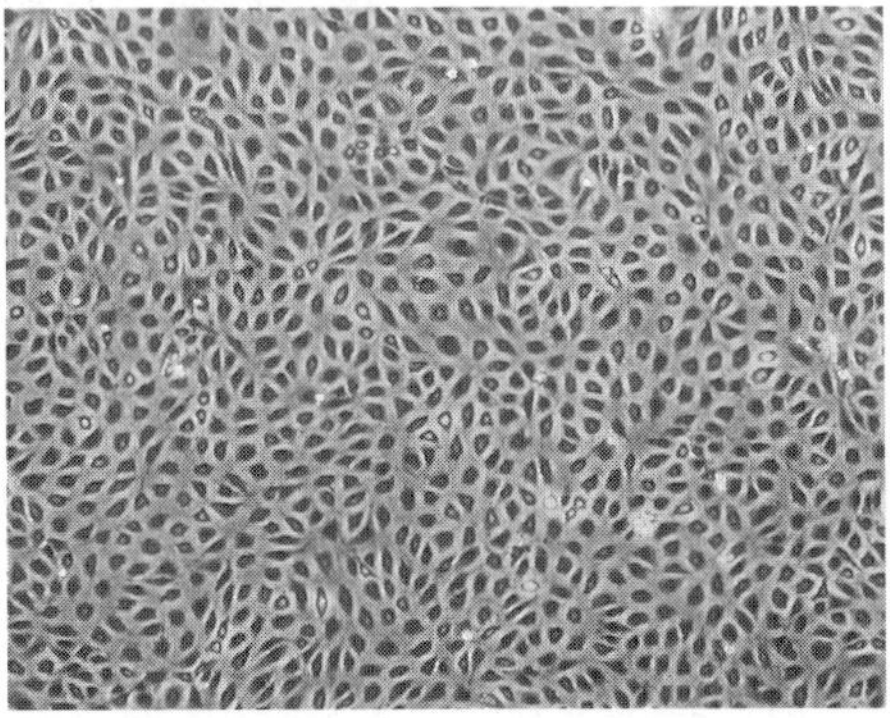

hTERTによって不死化したヒト胎児肝細胞（写真提供：広島大学医学部 井出研究室）

続々発見される「不死化遺伝子」

テロメラーゼ遺伝子が、細胞寿命を決定する上で非常に重要な役割を果していることはこれによって判明したが、と、同時に、さしものテロメラーゼ遺伝子も、それ単独ではその威力を完全には発揮できないこともこれで証明された。

だとすれば、ヒトの寿命を直接支配する遺伝子は、この他にもあるのではないだろうか？　老化というのが、あれほど複雑なメカニズムである以上、細胞寿命という要因以外の次元でも、ヒトの寿命に係わる遺伝子は当然あると見るべきではないだろうか。

少なくとも、線虫や節足動物のレベルでは、ごくわずかな、それこそゲノム上のピンポイントの変異だけで、劇的に寿命が伸びるという現象もすでに知られている。

例えば、一九九三年、カリフォルニア大学サンフランシスコ校のシンシア・ケニオンらが報告した、線虫Ｃ・エレガンスの変異型においては、寿命が一気に野性型の二倍に延びてしまうという。Ｃ・エレガンスは、非常に人口過密な状態や、餌の不足した状態で飼育されると、「ダウアー（成長遅滞型）幼生」と呼ばれるタイプの幼生が生まれる。彼らは非常にゆっくり成長し、正常な個体の二倍の寿命を持つが、このタイプの変異は、ｄａｆ－２およびそれを制御するｄａｆ－16という二つの遺伝子が作用することによって生み出され、この二つが活性化された個体では、成長段階いかんに係わらず残りの寿命が倍加するという。

また、二〇〇三年にスイスのフライボルグ大学のフリッツ・ミュラーらが報告したC・エレガンスの変異型では、TORキナーゼ類と呼ばれる一群の酵素を作る遺伝子が壊れ、この酵素が先天的に欠損している。この酵素は、栄養素やホルモンによって促進される細胞分裂の過程でシグナル伝達を担っており、とりわけC・エレガンスのL3期幼生の成長において、この酵素の欠損は重大な障害となる。ミュラーらによれば、人為的にTORキナーゼ遺伝子を潰した線虫は、野性型の平均寿命が一〇日前後であるのに対して平均二五日前後にも延びたという。恐らく、この酵素は、細胞が栄養素を感知する機構の働きを弱め、結果的に細胞が飢餓状態にあるのと同じ状況をつくり出し、これが延命につながるらしい。

ショウジョウバエの突然変異では、二〇〇〇年に米コネチカット大学のスティーブン・ヘルファンドらが発見したIndy（I'm not dead yet＝私はまだ死んでいない）という遺伝子の変異型が有名である。

この遺伝子は細胞内でのエネルギー代謝を仲介する酵素を作っており、この遺伝子に変異が生じると、細胞のエネルギー代謝が阻害されて、厳しいカロリー制限が課されたのと同じ状態になる。この変異を人為的に起こされたショウジョウバエは、野性型の平均寿命が三七日であるのに対して、ふつうでも七〇日、長いものでは一一〇日生きつづけたという。しかも、ただ長生きするだけでなく、変異型のショウジョウバエはQOL（生活質）がきわめて高く、最後まで活力の衰えを見せなかった。

もちろん、線虫やショウジョウバエは、同じ多細胞生物とは言っても、一度成長してしまえばもう二度と細胞分裂は起こらず、細胞寿命がそのまま個体寿命になってしまうという点において、われわれとは決定的に異なる。肉体の構造がより単純でエッセンシャルなだけに、ほんの一つ二つの遺伝子の変異がドラスティックに寿命に響いてくる、ということはあるだろう。しかし、それでも、このショウジョウバエのＩｎｄｙ遺伝子に似たものはすでにヒトにも発見されており、これが実際にヒトの寿命のコントロールにつながる可能性も指摘されている。

近年、生物ゲノムの解析技術の加速度的な進展にともない、ヒトを含む高等哺乳類のゲノムの中にも、寿命の決定に関与する遺伝子が次々に見つかっており、中には、動物実験によってその効果がすでに立証されているものもある。

一九九七年、国立精神・神経研究センターの黒尾誠研究員らのグループが発表した「クロトー」と呼ばれる遺伝子は、発見当初、老化現象を一手に取りまとめる遺伝子として大きな話題を呼んだ。この遺伝子は、本来細胞膜を貫通して細胞の内外で情報を受け渡すタンパク質粒子を作るもので、ヒトや哺乳類の腎臓と脳の一部で活性化することが知られているが、同グループがマウスの受精卵に各種の遺伝子を導入する実験中、たまたまこの遺伝子が分断されていて正常に機能しない系統のマウスが誕生した。ところが、これらのマウスは、生後三週間をすぎたころから成長が止まり、顕著な老化現象を見せはじめた。例えば、動脈硬化、骨粗鬆症、皮膚の萎縮、生殖器の萎縮、体組織の異常な石灰化などが、調査された二五匹のいずれにも見られ、通常は二～三年の寿命を持つマウスが平均六〇日で老衰死した。

なぜこの遺伝子の欠損が、これほど広範囲な老化現象を引き起こすのか、そのメカニズムは現在なお研究中だが、クロトーに異常のあるマウスからは、すでにいくつかの興味深い知見が得られている。例えば、二〇〇二年、東京都老人総合研究所と京都大学の合同研究チームは、クロトー変異マウスの体内で、カルパインと呼ばれる酵素の作用が異常に高まっていることを発見した。この酵素は、細胞の形を正常に維持するタンパク質を分解する働きを持っており、この酵素の異常な活性化が細胞の老化を早めている可能性が高い。

奇妙なことに、正常なネズミでは高齢になっても、先にあげた「人間的」な老化の徴候は見せない。また、ヒトにもクロトーとほぼ同じ遺伝子が存在するが、ヒトの場合、この遺伝子に異変があっても、異常に老化が加速されるという例は知られていない。したがって、この遺伝子が正常な場合でも、それが直接老化を防止しているわけではないのかも知れないが、ヒトにおいてはより複雑な形で老化の制御に係わっている可能性はかなり高いと多くの研究者は考えている。

一方、ヒトの健康な長寿者を対象に、彼らに共通する何らかの遺伝的要因を見いだそうとする試みも、ヒトゲノムの研究がさかんになった一九九〇年代後半から各国で推進されてきた。

九八年、岐阜県国際バイオ研究所が発表したのは、ヒトの主遺伝子の方ではなく、ミトコンドリアの遺伝子に長寿者特有の変異が見られるという事実だった。日本国内の百寿者三七人の口内粘膜から採取したミトコンドリアＤＮＡを通常のミトコンドリアと比較すると、五一七八番目の塩基が、通常C（シトシン）であるのに対し、百寿者の間では、三七人中一三人がA（アデニン）に置き変わっていたのである。この変異を持っている人は、統計上、成人発症性疾患にかかりにくいことが判明している。

ミトコンドリアは本来、呼吸によって取り込まれた酸素と、栄養物を分解して得られた水素を結合させ、そのエネルギーを利用してATP（アデノシン三リン酸）、つまり体内で用いられる基本エネルギー通貨を生産する器官である。その性質上、どうしてもミトコンドリアからはフリー・ラジカルが生産され、それが細胞核の遺伝子に悪影響を与えることになる。したがって、ミトコンドリアの機能異常と老化との間には密接な関わりがあると多くの研究者は指摘し、それを裏付けるデータも次々に現れていた。しかし、ミトコンドリアの変異が積極的に長寿と関連するというデータはこれが初めてである。いまだそのメカニズムが完全に解明されたわけではないが、この変異型から生じるアミノ酸は、フリー・ラジカルによって細胞が損傷を受けるのを防ぐ機能があるという。

ミトコンドリアではなく、ヒトの主遺伝子の上に長寿をもたらす変異が初めて発見されたのは、二〇〇一年のことだった。ハーヴァード大学、センタジェネティクス社の合同研究チームは、九八歳以上の老人一三八名、およびその兄弟姉妹で九一歳以上の高齢者、計三〇八人のゲノムを集め、その共通部分を洗い出した。その結果、ヒト第四染色体の特定の領域に、長寿者のみがもつ特定の遺伝子の変異が含まれることを確認したという。

この報告を受け、日本でも二〇〇二年から、慶応大学医学部の研究チームが、国内の百寿者およびその兄弟姉妹を対象に、広範囲な長寿遺伝子の探索に乗り出した。もちろんそれ以外にも、世界各国で長寿遺伝子の探索は現在さかんに行われており、いずれはさらに数多くの、長寿ないし短命に係わる遺伝的変異が続々と特定されることだろう。

夢の「不死ゲノム」の青写真

果して、ヒトの寿命を左右する遺伝子が全部でどれだけ存在するのか、それは今のところわからない。ある意味、ヒトを形成し、その生命機能を維持するのに必要な遺伝子（つまりすべての遺伝子）はそうである、とも言えるわけだが、これまでに発見された寿命関連遺伝子は、いずれも機能上は、カロリー制限と同じ効果を細胞にもたらすものであったり、フリー・ラジカルによる遺伝子の損傷を防ぐと思われるもの、つまり後天的な細胞死の要因を取り除くものであった。細胞は、テロメアによって制限された寿命が尽きるまでは、自らの機能を最大限良好に保とうという自衛機構を本来備えており、その機能の優劣が個体全体の寿命にも大きく影響する、ということらしい。

しかし、仮にそれらのシステムが順調に働きつづけていたとしても、最後には容赦なくテロメアが細胞寿命を断ち切ってしまう。一体なぜそんな上限値が設定されたのか、なぜそれは平均七〇～八〇代なのか、その本当の理由はいまだにわからない。前にも述べたように、寿命プログラム説の支持者の中には、それを、自分の子孫に最大限の生存可能性を与えるため、利己的な遺伝子が誘導した進化の結果であると主張する人々もあるが、あるいは、それは永久に証明不能な仮説のままにとどまるかも知れない。

だが、その根本的な理屈はともあれ、現在のペースでヒトゲノムの解明が進めば、いずれ遅かれ早かれ、遺伝子レベルで規定される寿命のメカニズムはすべて解きあかされるだろう。世界中のバイオ・ベンチャー企業は、これと目星をつけた寿命関連遺伝子の特許を押さえ、死に物狂いでその機能をコントロールする薬の開発を続けている。恐らく、二〇一〇年代、遅くとも二〇二〇年代には、主要な寿命関連遺伝子はすべて解読され、その機能も明らかにされていることだろう。

では、それが実現した時、われわれは不老不死の実現へ向けて、いよいよ最後のステップを踏み出すことになるのだろうか？

少なくとも、その時われわれは、ヒト細胞をかぎりなく不老不死に近づけることは可能になるだろう。すなわち、ヒトゲノムにテロメラーゼ遺伝子とT抗原遺伝子、あるいは劣性ガン遺伝子のみを活性化させる何らかの遺伝子を導入する。この時点で、優性ガン遺伝子を封じ込める方法も確立されていれば、当然それも組み込んでおくべきだろう。さらにカロリー制限効果をもたらす遺伝子、フリー・ラジカルを除去する遺伝子など、寿命を延ばすことに関連するあらゆる遺伝子を導入し、寿命を縮める側に作用するすべての遺伝子を潰しておく。およそ寿命という次元から見るかぎり完璧な理想のゲノム、「不老不死ゲノム」を設計し、組み立てるのである。そして、それをヒトの細胞核に挿入する。

もちろん、最初は単に細胞レベルでの実験が実施されるにすぎない。この細胞は徹底的に培養試験を繰り返し、ガン化することもなく、正常な形態と機能を完全に保ったまま無限に増えつづけることを十分に確認する。すでにこの時点で、不老不死細胞は世界のバイオ産業の流れに決定的な影響を与え、さまざまな医薬品が今より大幅に安く、大量に供給できるようになるだろう。

不死化をはばむ社会的要因

さて、問題はここからである。

この夢のゲノムを使えば、細胞レベルでの不老不死が達成できることがわかったとしよう。しかし、ではそれで、今生きている人間を後天的に不老不死化できるのかというと、そう簡単に話は進まない。そこには、ヒトの後天的な不老不死化をさまたげる三つの重大な障害要因が待ち構えている。

まず、その一つは、たとえ技術的にそれが可能になったところで、ヒトゲノムに手を加え、不死の体になることを、法的・倫理的に世間が認めるか、ということである。

ヒトゲノムは神聖にして侵すべからず、というのが、現在の社会を覆う雰囲気である。ヒトの胚を使ったES細胞の研究や、胎児の遺伝子診断などの話が出ると、必ず「神の領域を侵す」というきわめて根拠の不明瞭な常套句を持ち出してそれに反対する人間が現れる。神という概念が文化の基盤構造と分かち難く一体化した文化圏では、神の名を唱えるだけで論証不要の鉄壁の正論として通用してしまう。死もまた、神ないしそれに類する他の何らかの超越者によって与えられた人間の定めであるなら、それを拒否することはすなわち神の意思を否定することになる。もともとが論理と無縁の世界だけに、こう考える人を論理で納得させることは本質的に不可能であろう。彼らは、彼らの価値観を基準に、神を恐れない人間の行為をすべて断罪し、力ずくでそれを押し止めようとするだろう。また一方で、その符号を逆転しただけの狂信的不老不死礼賛論者も存在し、行く手にどんな困難が立ちはだかろうとも、その実現に邁進するのかも知れないが。

倫理的側面よりもはるかに現実的にやっかいなのが、法と官僚機構と経済の問題である。人間が、事故で死ぬまで何百歳も生きる可能性が現実のものとなった時、まず真先に政府の保険・年金担当者がそれに絶対反対を唱え、雇用・労働担当者がただちにそれに唱和するだろう。自然死する人間が激減すれば、当然人口抑制のため、極端な産児制限策がとられるだろうから、教育担当者も既得権を維持するためには自動的に反対に回らざるをえない。

そもそも現代社会の基本構造は、人がいつか老い、仕事をリタイアし、新しい世代にとって代わり、社会が継承され、経済発展も続くという大前提のもとにすべてが成り立っている。それをいきなり根底から引っ繰り返すような事態が起こるとすれば、その波及効果はいったいどこまで広がって行くことになるだろう。人類文明そのものが持つ巨大な慣性をコントロールできる確かな見込みがないかぎり、いきなり肉体的な不老不死の技術を野放しにするのはあまりにリスクが大きすぎる。

すでに生きている人間は不死化できない

第二に、不死細胞が作れたとしても、それを果して今生きている人間の不死化に役立てることができるかどうか、今のところまったくわからないという問題がある。

ごくふつうのヒトの体細胞を不死化するためには、何十、何百箇所もの遺伝子を操作しなければならない。単一のゲノムの中の必要な部分のみの遺伝子をすべて正確に修正することは、現在の技術では不可能である。実際に今、バイオ産業の現場で行われているのは、必要な遺伝子があるはずの領域を制限酵素で切断し、そこに量産した改変遺伝子をはめこむという作業を同時に多数の細胞に対して行い、その中からたまたま組み替えがうまく行ったものだけを選びだして培養する、という方法である。ピンポイントで、たった一組のゲノムに対し、百発百中で必要な遺伝子だけを抜き変えるといった芸当はいまだ世界中の誰も成功していない。

あるいは、将来、走査トンネル顕微鏡のような装置を使って、プレパラートの上でならそれが確実にできるようになるかも知れない。と、言うより、そのくらいは確実にできるようにならなければ、バイオ・テクノロジーの未来は暗い。しかし、それと同じことを、今生きている人間の全身の細胞核に対してどう実施すればいいのだろう?

現在行われている遺伝子治療は、さまざまな病変のある部位に、局部的に改変された遺伝子を送り込むことを目的としているが、その具体的な方法は、今なお驚くほど原始的である。すなわち、何らかのベクター(運び屋)、つまり、無害化したウイルスの内部に改変した遺伝子を組み込んで、それを直接患部に吹きつけたり注射したりする。すると、多数のウイルスが患部の細胞に入り込み、たまたまそれらの細胞の中で、うまく改変遺伝子が活性化して機能を現し始めれば治療は成功とされる。まさに、下手な鉄砲も数撃ちゃ当たるを地で行くやり方である。精密なコントロールなど望むべくもない。それどころか現在の技術ではベクターの安全性を完全に保証することすらできず、時には無害化したはずのウイルスが暴れ出して治療が裏目に出ることもある。

ましてや、ここで要求されているのは、全身の細胞のゲノム――必ずしも全身の細胞すべてとは言わないが、いずれ不死細胞がおだやかに増殖して臓器のすべてを乗っ取ってしまうことが期待できるほど十分な細胞のゲノムを作り替えてしまうことである。後天的にそれをやることがいかに困難であるかは想像に難くない。もしも将来、ある程度の知性(集合知性?)を持つナノマシンでも登場すれば、全身の細胞の遺伝子を物理的に組み換えて行くことはできるかも知れないが、そもそもナノマシンというのが現状ではきわめてご都合主義的な、「これさえあれば何でもできる」的夢の機械としての意味合いしか持っておらず、現時点ではそれは、魔法を使うと言うのに等しい。

そうなると、現実的な可能性として今考えられることはただ一つ、ヒト未受精卵のゲノムを不老不死ゲノムと置き換え、そもそもの始まりから不老不死細胞のみでできた人間を作る、という方法である。

むろん、これは、ヒトの品種改良以外の何者でもなく、建前上はもっとも忌まわしいバイオ・テクノロジーの悪用とされるたぐいのものである。もし、そんな実験がどこかで実施されれば、国際的に轟々たる非難が浴びせられることは間違いない。あるいは、それ以前に、自分たちには望んでも決して得られない不老不死の肉体を最初から持って生まれる赤ん坊に、猛烈な嫉妬を抱く人間もたくさん出てくるかも知れない。何しろ、この技術が実用化されれば、人類の歴史のある時点からいきなり不老不死の世代が登場するわけである。世代間の意識の断絶は、従来のいかなる世代間ギャップとも比較にならない。不死の肉体を持った世代は、逆に老化して死んでしまう人間のことを想像も理解もできず、その最後の一人が死に絶えるまで、旧世代を一面で軽蔑し、一面で畏怖するだろう。

これは、今われわれに想像しうる、もっともリアルな、実現性の高い不老不死の未来像である。すでに、その実現に必要な要素技術の大半は出そろっている。分裂能力という点において、確かに不死化を達成できたヒト細胞株も存在するし、寿命の延長に係わる遺伝子の特定も続々と進んでいる。ヒトの未受精卵を使ったクローニングも、やろうと思えばすぐやれる。後は、誰がどんなきっかけで、どんな覚悟をもってそれに踏み切るか、だけの問題なのである。

だが。

これをもって、不老不死テクノロジーは最終的な完成を見たことになるのだろうか。真の不老不死は、全身の細胞を不老不死化することによって達成できるのだろうか。

もちろん、そんな事はない。体細胞の不老不死化だけでは、決して人間存在そのものを永遠に存続させることはできないのである。それが明白である以上、真に不滅の存在になることを願う人間は、決してこんな方法に手を染めることはないだろう。

ここにおいて、われわれは、ヒトの不老不死化をはばむ三つめの、最後の絶対的障壁、これまで本書でもあえて言及を控えてきた（しかし、わかっている人はとっくにわかっていたであろう）問題について、いよいよ触れざるを得ない。

すなわち、脳の問題である。

真の不老不死とは、脳の不老不死である

ここまで本書を読んでこられた読者の方は、不老不死というテーマに何らかの関心をお持ちであることは確かだろう。あるいはご自身が、いつか不老不死の体になれるものならぜひなりたい

という願望を持っておられるかも知れない。

だとしたら、ここで一つ、明確にしておかなければならないことがある。いつまでも老いることなく元気な肉体で生きつづけたいと願っておられる「あなた」の主体とは何だろう？　そう思うあなたは、一体どこに存在するのだろう？　そして、そのあなたが考える不死とは、具体的にどういう状態のことを指すのだろう？

何を今さら、と、いぶかしむ人もあるかも知れない。自分は自分であり、不老不死と言えば、自分がこの肉体とこの精神を若く、健康に保ったままいつまでも生きつづけることに決まっている、とそういう人はおっしゃるに違いない。

そう思われる方は、自分という言葉の中に、無条件で肉体と精神の双方を含めている。と、言うより、この両者が不可分の、一体のものであるということ自体を恐らく疑ったことすらないに違いないだろう。肉体が不死になれば精神も自動的に不死になる、とほとんどの人は特に根拠もなく信じておられるのではないだろうか。

だが、それは誤りである。自分自身を永続的に維持するというこの課題は、実は、単に肉体の老化をくい止めるという事とは次元の違う、原理的にそれよりはるかに困難な事業であることを理解していただかねばならない。あなたという主体が、あなたの精神、あなたの人格、あなたの記憶のすべてを意味するのなら、それは、あなたの肉体を不老化させるメソッドによっては永遠に持続させることはできないのである。

どういうことか、以下にご説明しよう。

あなたの精神はあなたの肉体組織のすべてに普遍的に宿っているわけでは決してない。また、あなたの肉体とは別個に、あなたの本質をなす「霊魂」などという実体が存在するわけでもない。あなたの精神、あなたの人格は、それを搭載する「脳」というハードウエアによって実行されている、一連の情報処理過程の集積に他ならない。脳こそは精神の座——より正確に言うならば精神そのものであり、この事実は、過去に行われたあらゆる脳・神経生理学的実験と観察において、完膚なきまでに立証されている。もはや、この事実を疑うことは不可能である。

なぜ脳は不死化できないか

ならば、脳も体といっしょに不死化すればいいではないか？　脳だって、神経細胞という細胞の集合体であることは間違いない。体細胞が不死化できるのなら、神経細胞だって不死化できない道理はないはずではないか？

だが、残念ながら、脳の基本構造がそれを許さない。ヒトの体細胞は、すべての細胞が同列であり、どれかが死ねば他の細胞が分裂してその穴を埋めればそれですむ。いくらでも交換がきく量産品である。肉体の不死化とは、死んだ細胞をスペアで置き換えるということだ。

しかし、脳の基本構造はこれとはまったく違う。脳を構成する、一口に一四〇億個（大脳皮質だけでの概算。脳全体ではるかに多い）とも言われる神経細胞（ニューロン）は、細胞体から数千、数万本に渡って枝分かれし、伸びていく「樹状突起」と、とりわけ長く、太い線維状の「軸索」と呼ばれる部分から構成される。軸索からも多数の分岐した突起が伸びている。軸索は、情報をつぎのニューロンに伝えるメインの回線であり、樹状突起はチップ上のマイクロアレイに相当する。

個々の樹状突起の末端は広がって円盤状となり、わずかな隙間を隔てて隣のニューロンから伸びる樹状突起先端の円盤ないし細胞体本体と向かいあう。この部分を「シナプス連接」と呼ぶ。軸索内部をパルス状の電流として流れてきた情報がシナプスに達すると、シナプスから「神経伝達物質」と呼ばれるさまざまな分子が放出され、それがシナプス連接の隙間を渡ってとなりのシナプスの受容体に結合する。情報伝達物質を受け取ったシナプスがそれによって興奮すると、これが電気信号に変換され、軸索へと送られる。こうして、情報はニューロンからニューロンへと受け渡されて行く。

脳の働きというのを、ごく簡単に模式化して言えば、多数のニューロン同士が形作るネットワークの中で行われる情報処理のことである。脳が何か新しい事実を学習した時には、それに対応して、新しいニューロン同士のシナプス連接が生まれ、その記憶に対応した新しい結線のパターンが形成される。そして、次回に同じ情報が入力されると、このパターンがそれに反応して興奮し、われわれは一つの記憶を呼び覚ます。ヒトは一生をかけて、次々に新しい結線パターンを作り上げ、一方で、呼び起こされることなく長年放置された結線パターンはしだいにシナプス連接が分離してネットワークが消滅する。これが「忘れる」という現象である。

ヒトの脳は、全体がつねにゆるやかに結線パターンを変え、変形を続けて行く「可塑性」の高いシステムである。それはすなわち、ヒトの成長の過程であり、個体が環境に適応して行く過程の現れでもある。

しかし、このようにして脳に搭載されるソフトウエアは絶え間なく内容を変えつつも、ソフトと一体化したハードウエアは更新が許されない。ヒトの脳はコンピュータのようにハードとソフトがまったく別物の機械と違い、ハードウエアそれ自体がソフトウエアの表現媒体なのである。ニューロン一個が死ねば、そのニューロンが参加していた結線パターンが壊れ、それに対応した記憶や脳の機能が失われる。死なないまでもニューロンの活力が低下し、新しいシナプス連接を作ることができなくなれば、それだけで学習能力は失われる。死んだニューロンを新しいニューロンで置き換えたとしても、もはや失われた記憶は戻ってはこない。

すなわち、精神の寿命とは、ニューロンの寿命のことに他ならない。一般論としては、ニューロンは個体発生の段階ではどんどん分裂・増殖して行くが、いったん赤ん坊としてこの世に生まれ、外界からの刺激を大量に受けるようになると、多くのニューロンがアポトーシス・プログラムにしたがってごっそり死に絶え、後に残ったニューロンが初めて基本的なプログラムを形成する。ヒトの言語能力は三歳頃までは非常によく伸びるが、ある臨界年齢をすぎると、それまでに

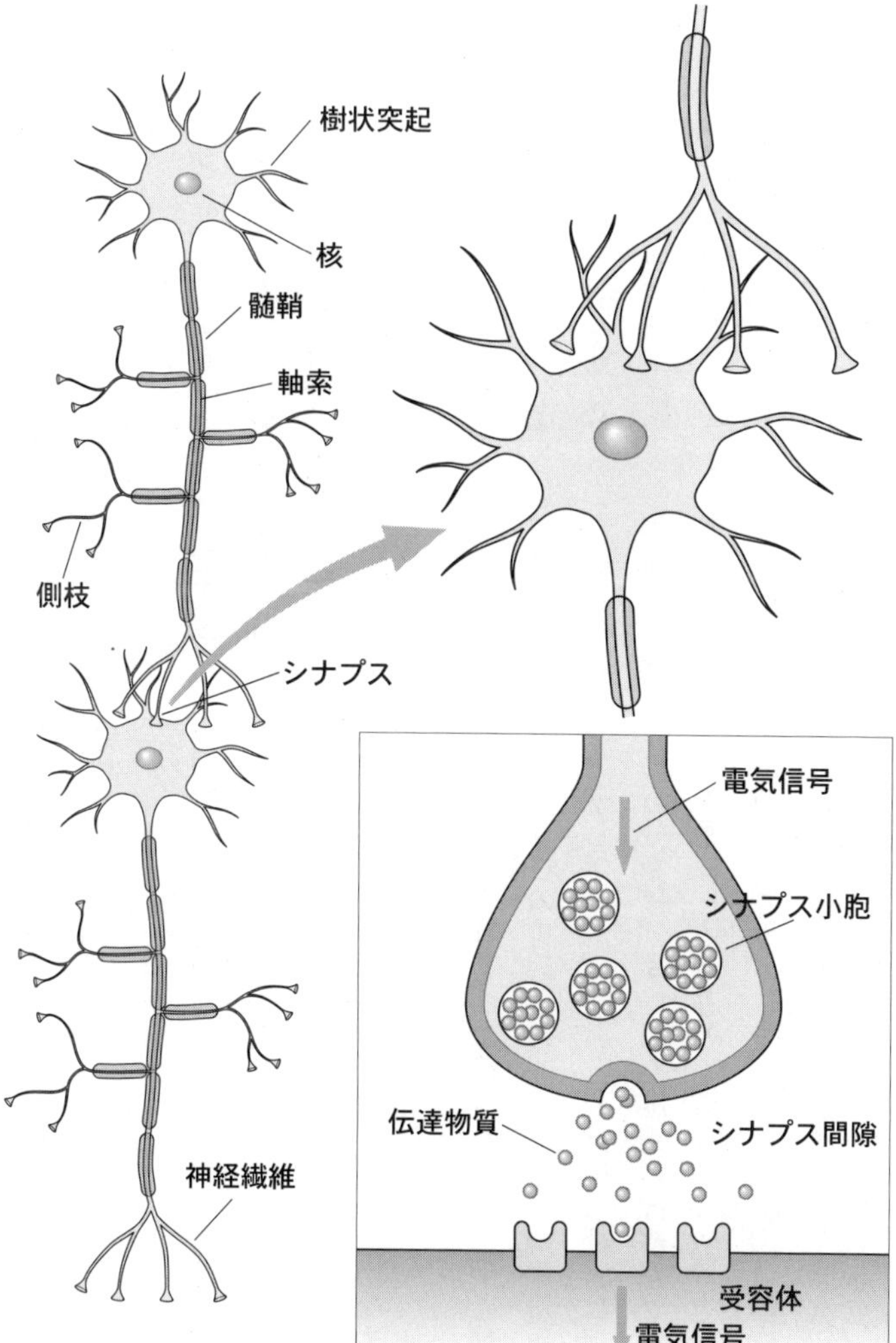

【図解・ニューロンとシナプス】

聞き覚えた言語のみを理解するように配線が固定され、これ以降は改めて大きな努力をしなければ新しい言語は身につかない。その後は個体としての死を迎えるまでに、毎日数万から数十万の脳細胞が死んでいき、中には精神機能が大幅に衰退して、人格を維持するのも困難な状態となって死を迎える人もある。

もっとも、近年の研究によれば、誕生後のヒトの脳内のニューロンは、ただ一方的に減るわけではなく、実は成人後も、脳幹部で神経幹細胞が次々に生まれており、これが大脳皮質に移動して新しいニューロンとなり、新しい学習内容に対応していることが明らかにされている。しかし、これは、最新の細胞学的診断技術を駆使してようやく判明したほど、微妙な、小規模なニューロンの更新にすぎない。

ヒトの脳内では、毎日多くの情報が失われ、新たにニューロンが補給され、また別な情報が蓄えられているはずだが、全体としては、昨日の自分と今日の自分との間にそれとわかるほどの差異は現れず、ある朝目覚めたらごっそりと記憶が欠落していた、などという事も通常は起こらない。本当は一年前、五年前、一〇年前の自分と今の自分では、ずいぶん脳内の配線パターンは違っているはずなのだが、それでも、意識は切れ目なく連続しているのである。もし、それ以上に盛んな細胞の更新や、既存のニューロンの分裂・増殖が起こってしまったら、脳内は無意味な配線パターンによるホワイト・ノイズのような情報で満たされ、人格など消滅してしまう。

これで、もう十分おわかりいただけたことと思う。体細胞ばかりをいくら巧妙に不老不死化し、それでいつまでも若々しい肉体を獲得できたとしても、それは表面的な不老不死にすぎず、精神そのものであるところの脳が老衰し、死んでしまったのでは何の意味もない。しかし、体細胞と同じ方法で脳を不死化することは不可能、あるいは無意味であり、結局のところ、脳細胞の寿命こそがヒトの人格的寿命に等しいのである。

本当のところ、ヒトのニューロンが何年くらい生きられるものなのか、まだ誰も確認したわけではないが、百寿者の中には、いつまでも頭脳が明晰で記憶力もたしかな人というのが確かに存在する。ニューロンの健康度と寿命にも、かなりの個体差はあるらしい。研究者によっては、その寿命は一二〇年から一四〇年にはなるはずだ、とも言う。

不老不死の実現に間もなく手が届くかと思われたのに、一四〇年とはずいぶんがっかりさせられる話だ、と感じる方も多いのではなかろうか。

だが、あきらめるのはまだ早い。本当に、ニューロンの寿命は一四〇年が上限値なのだろうか？　あるいは、ヒトの人格が脳の寿命を越えて存続する方法はないのだろうか？

脳はどのように老化するか

脳、あるいは人格の不死化について考える前に、まずわれわれは脳の老化という現象を見つめ、それが肉体の他の部分と同じ意味で老化するのかどうかを確かめておく必要があるだろう。

脳が老化して行くと、臨床的にはどのような現象が起こるのだろう？

一般に言えることは、脳細胞の数が減るということである。よく言われるように、二〇歳以降一日あたり一〇万個ずつの細胞が減って行くとなると、八〇歳で約二二億個、もともとの数が一四〇億個だとするとその一五％強が消失することになる。もっとも、脳はニューロンだけでできているわけではなく、ニューロン同士の隙間には、ニューロンを支え、栄養を補給したり老廃物を処理したりする機能を持つグリア細胞がぎっしり詰まっているから、脳重量の減少率はこれよりは低いが、それにしても脳の機能が老化とともに衰えるとされるのは無理もない。

ただし、これはあくまでも理論上そうなるはずだ、というだけの話である。現実に老人の知力が細胞の減少率に比例して低下するのかと言うと決してそんなことはないし、脳全体で一様に、同じ比率で細胞が減少して行くのでもない。

例えば、同じ一人の脳の中でも、脳下垂体からのホルモン分泌を調節する視床では、加齢にともなうニューロンの減少はほとんど見られない。一方、前頭葉や側頭葉の大脳皮質では顕著に細胞数が減少し、脳溝が開いてくる。記憶の分類と固定に関して重要な働きをなす側頭葉の海馬も、八〇歳までに四〇代と比べて二〇％の細胞が減少するといい、大脳皮質全体では、九〇歳でニューロンはすでに本来の数の五〇％にまで減少しているとする説もある。もっとも、海馬にかぎって言えば、その一部の細胞はほとんど加齢による減少を示さない。また、脳幹部の黒質や青斑核など、運動のコントロールに係わる細胞、小脳皮質のプルキンエ細胞などの特殊化した細胞群も減少率が高い。

これらから言えることは、加齢とともに、新しい記憶の蓄積や知的能力に関連する細胞と、運動能力の維持に関連する細胞はより高い確率で減少し、生命維持に必要な部分ではそれほどでもない、ということである。したがって、一般論としては、老人になると記憶力や知的能力が減衰し、体の自由も効かなくなるわけである。

老化とともに起こる現象は細胞数の減少ばかりではない。ニューロン数の減少に先立って、ニューロンそれ自体も、その機能を直接左右するシナプスの数がしだいに減少して行くことが知られている。とりわけ出力側の軸索のシナプスの減少率が高く、他のニューロンとの連接が断たれると、それに対応した記憶は失われてしまう。

さらに、神経伝達物質の分泌量にも変化が起こる。脳内で用いられる神経伝達物質の内、とりわけ運動機能のコントロールや短期記憶の形成に重要な働きをするドーパミンやアセチルコリンの量は、老齢化すると分泌量が若い頃の半分近くまで減少してしまうことが、サルによる実験で確かめられている。

このように、老化とともに明らかに脳のハードウエアの劣化が進み、それとともに、健康な老人でも多かれ少なかれ運動機能や記憶力の低下といった現象が起こる。

だが、それは、必ずしも知的能力全体の本質的な低下を意味するものではない。逆説的な言い方になるが、脳というのは、肉体の他の臓器に比べれば老化の影響が目立って少ない器官の一つである。八〇歳の人間の肝臓が三〇歳の時の半分ほどに縮小してしまうことに比べても、そのことは明らかだろう。

病的ではない健康な脳の老化では、脳の老化プロセスの進行を何らかの形で脳自身が補おうとしているかのような現象が随所に見受けられる。例えば、ニューロンの減少によって生じる隙間を埋めるように、グリア細胞が老人の脳においてはむしろ増大しているといった例がそれにあたるだろう。グリア細胞はニューロンにさまざまな栄養を補給し、ニューロンのコンディションを整え、必要に応じて樹状突起の発生をうながす刺激物質を放出する。グリア細胞の増大は、加齢にともなうニューロンの減少をバックアップし、残った健康なニューロンに新しい樹状突起を作らせる、脳の補償作用と見られている。米ロチェスター医科大学センターの研究チームは、五〇代から七〇代始めまでの間に、海馬や大脳皮質の特定の部位で、樹状突起が成長するのを確認している。また、成長したマウスを視覚刺激の豊富な環境下で飼育すると、老齢期に入っても視覚野のニューロンの樹状突起は発達し続けるという。

では、実際に老化した脳の機能はどのくらい衰えるものなのだろうか？　これについても、近年の研究によれば、健康に老化した脳の知的能力は決して一般に思われるほど顕著に低下するわけではない、とする意見が強い。

例えば、ヒトの知能には「流動性知能」と「結晶性知能」の二種類があるとされる。流動性知能とは、ヒトに生まれつき備わった基本的知能、脳のＯＳとも言うべき単純な知能で、物の名前や他人の顔を覚えたりするのはこちらにあたる。流動性知能は二〇歳前後でピークに達し、以降は脳細胞の衰えとともにしだいに低下して行く。つまり、このタイプの知能はニューロンの作動レベルに直接左右されるものである。

一方、結晶性知能とは、ヒトが成長して行く過程で、囲囲の環境からの影響のもとに経験を重ねて学習して行く知能で、これは経験値があがるとともにずっと向上を続け、一般には七〇代になるまでその上昇は止まらないという。年をとると新しい事を覚える能力は確かに低下するが、「知恵」の深さでは老人は若い世代よりはるかにまさる。

したがって、若い人間と高齢者とでは、知性の形そのものが違うということになる。若い内は、定量化しやすい単純な知能は豊富でも結晶性の知能はまだまだ未熟であり、年をとると流動性の知性は衰え、新しいことを覚えることは苦手となっても、総合的な知性は年齢に比例して増大しているのである。この結晶性知能も、さすがに七〇代を過ぎれば通常衰えて行くが、中には、八〇代、九〇代となってもなお結晶性の知能がピーク時のレベルをほぼ保ったまま、という人がいる。これらの人は、同時に肉体的な衰えも通常の人に比べて顕著に遅く、「優秀老人」と呼ばれる。

なぜ、人によって知性の老化の程度に違いがあるのか、脳の老化の根本的なメカニズムとは何か、それを解明することが、不老不死を達成するにあたって、きわめて重大な意味を持つことはあえて指摘するまでもないだろう。

ニューロンの病的死滅について

脳の老化は、個々のニューロンの機能の衰退（シナプス連接の減少、神経伝達物質の減少など）と、ニューロンそのものの死滅によってもたらされる。

しかし、これはニューロンにとって避けることのできない宿命なのだろうか？　一般論として、確かに脳のニューロンにはこのような老化の様相が現れる。だが一方で、これは必ずしも健康な細胞がたどる必然的な運命ではないのではないか、という意見もある。

例えば、脳全体のニューロンの数は加齢とともに減っている、という見解は錯覚にすぎないという説がある。高齢者の脳で、年とともに減少しているのは実際にはもっとも大きな少数のニューロンのみで、これと反比例するようにむしろ小型のニューロンは数を増しているという。大型ニューロンの中には軸索が一メートル近く伸びるものもあり、このようなニューロンが死んだり萎縮したりすれば、確かに脳の容積はそれだけ目減りするが、実は数から言えばニューロンは決して減ってはいない、ということになる。これもまた、老化した脳で樹状突起が新たに増えていく現象と同様、脳の持つ補償作用と思われる。

あるいはまた、ＰＥＴ（陽電子—電子トモグラフィー）を用いて脳内のニューロンの糖代謝を調べてみても、健康な高齢者のニューロンの代謝レベルは若い人とほとんど差がないという。

これらの事実から見るかぎり、脳のニューロンは肉体が老化してもなお正常な機能を保とうとするポテンシャルを維持しているようだ。それでも、ニューロンが萎縮したり死んだりするとすれば、それは後天的な外因によるものなのだろうか？　ニューロンが死ぬのは病的な現象と考えるべきなのだろうか？

加齢とともにニューロンの病的な大量死を引き起し、人格の変調をもたらす病気としては、アルツハイマー病がよく知られている。この病気は早くて四〇代、多くの場合六〇代以降で発病し、ニューロンが通常の老化脳の水準をはるかに超えて萎縮・脱落するため、いわゆる老人ぼけの症状が進行し、ついには完全に人格が崩壊して身動きもままならなくなり、最終的に死に至る。若年性（家族性）のものと高齢で発症するものとでは、発病のメカニズムに若干の違いはあるが、基本的には神経細胞の遺伝子に何らかの異常が起こった結果、ニューロン自身がつくり出すβアミロイドと呼ばれるタンパク質が分解されず、ニューロン内に蓄積されることによって発病する。

このタンパク質がニューロン内部でどのような役割を果しているのかはまだよくわかっていないが、このタンパク質が直接神経細胞の働きを阻害する原因となるわけではないことは、二〇〇二年、東京大学大学院薬学系の研究チームによって解明された。同チームによれば、ニューロン内部にβアミロイドが蓄積すると、これが何らかの回路を伝わって近くのグリア細胞を刺激する。正常な場合であれば、グリア細胞は神経伝達物質として用いられるグルタミン酸の余剰分を吸収する働きを持つが、異常をきたしたニューロンに刺激されたグリア細胞は、本来情報伝達に必要な分のグルタミン酸まで横から奪い取ってしまうため、結果としてシナプス連接間の情報伝達効率は正常な細胞の四割以下まで落ち込んでしまう。これが、アルツハイマー病の症状をもたらす中心的メカニズムである。

アルツハイマー病患者のニューロンを殺すのは、βアミロイドとは別の物質であることも、二〇〇二年に大阪大学医学系研究科の研究チームが明らかにした。

アルツハイマー病の中でも、特定の家系に多発する若年性のものは、遺伝子の異常によってニューロン内部に変異性プレセニリン2（PS2）と呼ばれるタンパク質が蓄積し、これが病気の引き金の一つとなる。しかし、アルツハイマー病の九割を占める孤発性アルツハイマー病では、PS2は関係ないと考えられていた。ところが、同チームは、孤発性アルツハイマー病で亡くなった高齢の患者一八人の脳からいずれもPS2を検出、このことから、遺伝子は正常であっても、そこからタンパク質が合成される過程に問題があると病原性のタンパク質ができるのではないかという可能性が浮上してきた。そこで、同チームはPS2の形成過程を徹底的に調べ、正常な遺伝子の情報がメッセンジャーRNA（mRNA）に転写されてタンパク質が合成される際、mRNAにくっついてそれを歪めてしまう物質が存在することを見いだした。これがHMG-1と呼ばれるタンパク質である。

HMG-1も、本来はRNAの機能を制御する上で必要な物質だが、何らかの理由でそれが誤作動する時、mRNAの機能を狂わせ、PS2をつくり出して、これが細胞死をもたらすと思われる。あるいは、HMG-1こそアルツハイマー病の真の原因物質ではないかという説も浮上

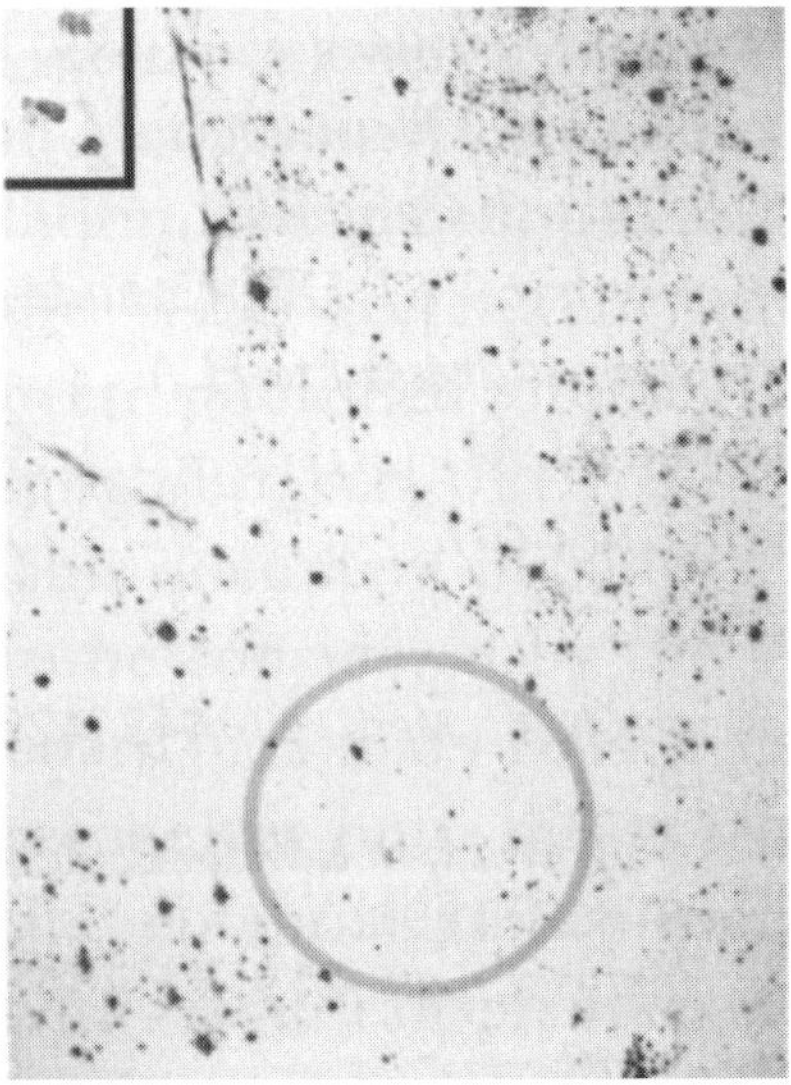

アルツハイマー病の脳に沈着するβアミロイド物質。円で示した部分には沈着が見られない。
Reprinted with permission from Nature Medicine Vol.10:117-118, 2004

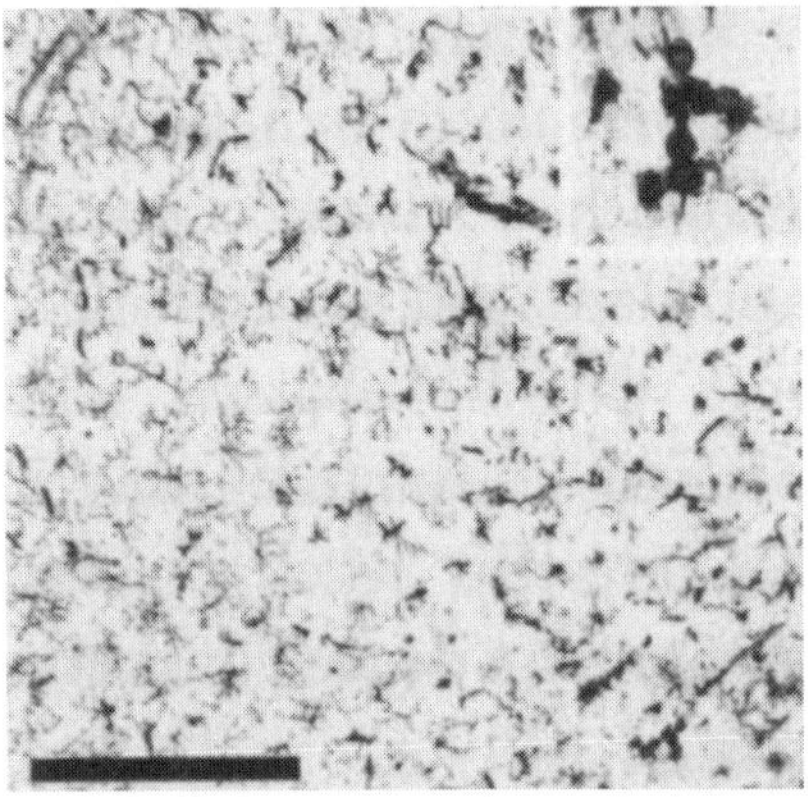

右上写真の円の左外側から内側にかけての部分に存在するミクログリアの細胞。右側のほうが活動性が高い。これより、ミクログリアがβアミロイドを除去する機能があることがわかる。
Reprinted with permission from Nature Medicine Vol.10:117-118, 2004

しており、現在も研究は続いている。

さらに、興味深いことに、ヒトの脳には、アルツハイマー病の原因物質の少なくとも一部を除去する機能が本来備わっているらしい。二〇〇四年、東京都精神医学総合研究所の研究チームは、アルツハイマー病で死亡した七〇歳の患者の脳を調べ、軽度の脳梗塞を起こした部位の周辺で、βアミロイドが消失しているのを確認した。脳梗塞を起こした部位では、死んだ細胞を処理するミクログリアの活動が活発化しており、これによってβアミロイドまできれいに処理されたらしい。したがって、もしワクチンなど何らかの方法を使ってミクログリアを活性化できれば、βアミロイドの蓄積を防ぎ、アルツハイマー病を発病しないようにすることも可能になるかも知れない。

程度の軽重にかかわらず、あらゆる老人ボケの症状はすべて病的なものであり、その中核をなすのがアルツハイマー病であるという。そして、現在その発病のメカニズムは分子レベルで急速に解明されつつあり、いずれはすべてのアルツハイマー病が治療ないし予防できるようになる可能性ももはや小さくはない。その時われわれは、脳の加齢にともなう機能低下をくい止め、脳を不老化させる上での重要な一歩を踏み出したことになる。

だが、脳の病的な老化と、自然な老衰による脳細胞の死滅とは本来話が別である。例えば、大脳皮質のニューロンは、健康な人間では構造的に六つの層をなし、老化してもその構造は顕著、かつ各層の厚みも均等なままで、全体の厚みはほとんど減少していない。しかしアルツハイマー病の脳では各層の内いくつかが不均等に、大幅に縮み、死亡時には脳重量が本来の三分の二以下に減少する場合もある。つまり、病的なニューロンの減少は特定の部位のニューロンに起こりやすいのに対し、自然なニューロンの老衰死はどの部位のニューロンにも均等に、確率的にやってくるものらしい。

ニューロンの老衰死は仕組まれたものか

では、健康な脳においてニューロンの死をもたらすものとは何なのか？　分裂しない神経細胞は、ふつうの細胞のように、テロメアによって寿命、すなわち分裂回数の上限値が決められているわけではないはずだ。では、それ以外に何らかの、内因的な細胞寿命の制限要因というのがあるのだろうか？　それとも、健康なニューロンの死は、純粋に外因による事故でしかないのだろうか（つまり、神経細胞は本来不死なのだろうか？）

健康な脳におけるニューロンの老衰は、ニューロンの萎縮から始まる。脳のニューロンを死にいたらしめる外因としては、各種の感染症による脳炎や脳梗塞があるが、このような原因でニューロンが死ぬ時は例外なく、細胞が膨張・破裂する「ネクローシス」と呼ばれるタイプの死に方を示す。細胞が萎縮・分割して死ぬのは、すでに述べた「アポトーシス」、つまりプログラムされた死の特徴である。

この特徴から、脳のニューロンの老衰死にはアポトーシスのメカニズムが関与しているのではないかとする仮説は、一九九〇年代から一部の研究者の注目を集めるようになっていた。アポトーシスという現象自体は一九七二年にスコットランドのアバディーン大学の研究者たちによって発見され、遺伝子によって制御された細胞の自殺が、脳を含むあらゆる体組織の秩序の形成に不可欠であること、それには非常に多くの遺伝子が関与していることも、次々に明らかにされて行った。しかし、脳のニューロンに起こっていることが果して本当に一般のアポトーシスと同じ現象なのか、その分子的メカニズムもやはり他のアポトーシスと同様なのか、それについては最近まで何もわからないままだった。

だが、現在この状況は急速に変わろうとしている。ニューロンのアポトーシスを引き起こすメカニズムに関する重要な発見がたて続けに行われ、一部ではすでに、それを応用してニューロンの老衰死をくい止める実験まで成功しているのである。

大阪大学タンパク質研究所の吉川和明教授らのチームは、一九九一年、ヒトのニューロンの中にネクディンと呼ばれるタンパク質を発見した。当初、このタンパク質の機能はまったく不明であったが、その後の研究により、これは神経幹細胞の分裂過程を制御してニューロンを分裂しない安定状態へと誘導する、ブレーキのような働きを持つことが判明した。一方、E2Fと呼ばれるタンパク質は、通常の細胞においては細胞分裂を促進する機能を持つが、分裂能力を持たないニューロンの中では、このタンパク質が細胞死のメカニズムの一環を担っていることも明らかとなった。

同チームによれば、ネクディンや、それに類する構造のタンパク質は、E2Fの機能を阻害することによってニューロンをアポトーシスの発動から守っていると考えられ、これらのタンパク質およびその遺伝子の機能を解明することで、ニューロンが死に至る過程も明らかになると思われる。この研究が完成すれば、われわれはニューロンのアポトーシスを分子レベルでブロックし、その寿命を大幅に伸ばしたり不死化させることもできるようになるかも知れない。

イタリア神経科学会のセバスティアーノ・カヴァッラーロ博士らが二〇〇四年に発表したところによると、博士らのチームは、ニューロンのアポトーシス過程において支配的な役割をなす四二三個の遺伝子を特定することに成功したという。それらの中から、同チームは、損傷を受けたニューロンを修復させるより自殺させた方がいい、という決定を実施するのに関与する遺伝子とその生成物を特定し、その構造を決定した。

すでに同チームは、アルツハイマー病、アポトーシスなど、ニューロンの死をもたらす複数のメカニズムにおいて、それぞれ異なる分子的経路の中の特異的分子を割り出し、それを標的にして、他の経路には影響を与えず特定タイプのニューロン死だけを阻害する研究を開始している。恐らく、順調に研究が進めば、数年以内に動物実験、さらに数年後にはヒトで臨床実験を行うこともできるかも知れない。

この分野において、二〇〇五年現在、もっとも進んだ成果をあげているのは、米コーネル大学ワイル医学研究所のバーバラ・ヘムステッド、ウエイン・アイソム、デンマークのオルフス大学のアンダース・ニケアルらのチームであろう。同グループは、事故によって損傷を受け、ネクローシスを起こした脳組織の周辺の細胞が、それに刺激されてアポトーシスを起こす過程を調べ、その過程で情報伝達に決定的な役割を担う物質を特定した。

この物質はソルティリンと呼ばれるタンパク質で、細胞表面に存在し、ネクローシスを起こした細胞から放出されるプロニューロトロフィンと呼ばれるタンパク質と結合してその細胞をアポトーシスに導く。本来プロニューロトロフィンは細胞内にのみ存在する巨大なタンパク質で、これが分割されてできる成熟ニューロトロフィンはシグナル・タンパク質として放出され、細胞成長因子として他の細胞に作用する。しかし、壊れたニューロンからプロニューロトロフィンが流出し、これが他のニューロン表面のソルティリンと結合するとアポトーシス反応が起こる。

なぜ、ネクローシスを起こした細胞が周囲の細胞を自殺に巻き込むのか、その進化的な意味合いについては今ひとつはっきりしないが、ここで一つ明らかになったのは、ソルティリンとプロニューロトロフィンの結合を阻害することで、健康なニューロンがアポトーシスを起こすのを防ぐことができるということである。そして、実際に同チームはその方法を用いて、実験的にマウスの神経細胞の損傷にもとづくアポトーシスの連鎖反応をくい止めることにも成功したという。

これはあくまでも、損傷した細胞から始まる短期的な細胞死の連鎖反応をくい止めた、というレベルにとどまるが、それでも、恐らくは何チャンネルかある健康なニューロンのアポトーシスの過程の一つを特定し、人間が人為的にその作動をくい止めたという事実の意味するところは重い。

そう遠くない将来、われわれはニューロンのアポトーシスのメカニズム、あるいはアルツハイマー病やパーキンソン病など、さまざまなニューロンの病死のメカニズムを遺伝子レベルで完全に解明し、それを自在にコントロールできるようになるだろう。ヒトの本当の意味での不老不死は、この道の先にあるいは見えてくるのかも知れない。

不死化人間の登場は世界をどう変えるか

もし、仮に、いつかわれわれが肉体の老化と脳の老化のメカニズムをともに完全に解明し、それをコントロールできるようになったとしよう。たとえ成人の肉体においてそれが不可能でも、ヒト未受精卵のゲノムを組み換えることにより、ある世代から以降、人類は生まれつき老化というものを知らず、成人後はどこまでも若い肉体を保ったまま生きつづけることが可能になった、とする。

では、その時人類は、真の理想郷を達成したことになるのだろうか？　不老不死を達成した人々は、究極の幸福を手に入れたことになるのだろうか？

むろん、そんなことがあるはずはない。

それに必要な社会の基本構造と人間の意識の大変革を事前に済ませる事なく、世界の現状を放置したまま人間だけが死ぬことを忘れてしまったら、その先に待っているのは想像を絶する混乱と秩序の崩壊であり、恐らくはそれが直接原因となって、あたら不老不死の肉体的素質を持ちながら人類は滅亡するだろう。

それは誰の目にも明らかだとは思うが、そう考えられる根拠を以下にあげてみよう。

二〇〇四年、国連人口基金が発表したところによると、二〇五〇年の世界人口は八九億人と予測されるという。二〇〇五年現在の世界人口はおよそ六四億人だから、半世紀足らずで地球の人口はもうあと二五億人も増えるというわけである。

しかし、これでも、一九九四年当時に予測されていた九八億という人口から比べれば、相当大幅な下方修正が加えられたことになる。これは、九四年から動きだした、人口爆発抑制のための「カイロ行動計画」にもとづく国連主導の施策、すなわち、出産コントロールに関する教育の充実を柱としたプログラムの効果が現れて来たためだ、と一般には解釈されている。実際、一九九〇年から九五年までの統計では、年平均人口増加率が一・五%であったものが、二〇〇〇年から二〇〇五年までの間に一・二二%と顕著に落ち込み、合計特殊出生率、つまり、一人の女性が生涯に生む子供の数も世界平均で三・〇三人から二・六九人に減少した。これが二・〇八人になれば人口は増加から減少に転ずるとされる。ご承知のように、日本ではこれがついに一・三人前後にまで低下しており、このままでは計算上三三世紀には日本人は地球上から消滅するとさえ言われている。

その一方で、乳幼児死亡率は世界的に見て確実に低下してきており、一九九〇年から九五年までの間の五歳未満児死亡率が一〇〇〇人あたり九三・六人であったものが、二〇〇〇年から二〇〇五年の統計では八〇・九人にまで減った。

明らかに、世界の人口動態は多産多死から少産少死へと流れが変わりつつあり、このままこの傾向が続いてくれれば、世界はかつて恐れられた人口爆発の危機を乗り越えて、人口を適正なレベルにまで引き戻すことができるだろう。

ただし、それらはすべて、ヒトが一定の年齢を迎えると老衰死する、という検証不要の大前提があっての話である。

老化と死という出口が一方にあるから、ヒト、あるいはヒトにかぎらずすべての生命は誕生という入口を通って絶えずこの世に供給されてくる。現在、ヒトはやや供給過剰の状態にあるが、いずれ損耗と供給は均衡のとれた状態となり、さらには人為的に供給を減らして（決して損耗を増やすのではなく）、すべての個体により多くの食料とエネルギーを分配できる状態にもって行くこともできるだろう。

だが、もし、ある時点から突然人口の自然減がストップし、事故と病気でしか人間が死ななくなったとしたら？　もちろん、ただちに人口爆発がやってくる。そして、それに続いて全世界を未曾有の飢餓が襲うことになる。

二〇〇二年、国連食料農業機関（ＦＡＯ）の主催による「世界食料サミット」（厳密に言えば、一九九六年に開催されらたサミットのポスト・コンベンション）が開催され、ここで、世界の食料供給の現状と未来についての深刻な状況が報告された。すなわち、この時点で、世界の全人口の内八億人が飢餓状態にあり（この場合の飢餓とは、平均的な一日のカロリー摂取量より三〇〇キロカロリー以上不足する状態を言う）、一九九六年の食料サミットでこの人数を半減することが目標に掲げられたものの、その達成はきわめて困難であるという。二〇三〇年までにこの状況を多少とも改善するには、世界の穀物生産量を現在より一〇億トン増加させなければならず、これは、過去三〇年間の全世界の穀物生産増加量を大きく上回る。

しかし、これで何が達成されるかといえば、ＦＡＯの基準による飢餓がなくなる、すなわち軽作業ができる程度の最低限の栄養が人類全体に行き渡るという程度にすぎない。少し古い資料になるが、一九九四年に米コーネル大学のデヴィッド・ピメンテルらが発表したところによると、二一〇〇年の時点での食料、エネルギー、水資源の需要・供給量を予測したところ、現在のアメリカ人の平均的な生活水準を維持するためには、二一〇〇年の人類の総人口は一〇億人以上、二〇億人以下でなければならないという。そして、そのためには、すべての女性の生涯出産数を強制的に一・五人以下に減らさなければならない。

平均的なアメリカ人の生活水準が理想の目標であり得るか否かはともかく、十分な栄養と清潔な生活環境、ある程度の教育水準と多様な情報源へのアクセスを保証される生活こそ、人類がその総力をあげて達成すべき（そして、いまだかつて一度も実現したことのない）具体的目標であることは確かだ。

だが、それを実現するには、たとえヒトが自然死する生物であったとしても、きわめて厳しい産児制限を実施せねばならないのである。まして、ヒトが不老不死の存在になってしまうとしたら、産児制限どころか、不老不死化できるものとできないものの選別、あるいは選択的な人間の間引きすら必要となってくるだろう。

この時、いったいどういう基準で死ぬ者と死なない者とを振り分けることができるのだろう？不老不死か、子孫繁栄かの二者択一を迫られた時、そもそもそれを絶対に受け入れられないという文化的規範を持った民族も数多い。中華民族にとっては、伝統的に不老長寿と子孫繁栄（プラス金儲け）は絶対不可分の幸福の定義である。宗教的理由によって、地上における不老不死を決して認めない人々、むしろそれを信仰への冒瀆とみなす勢力も少なくないに違いない。来世における永遠の生をエサに信徒を釣ってきた絶対一神教にとっては、それは教義の根本否定にもつながりかねない。不老不死を選択する人々を背教者もしくは不信心者とみなして攻撃する過激派もいくらも出てくるだろうし、それは国家間の衝突にもたやすく発展し得る。一方で、不老不死の技術が特定の国家、ないし企業の独占物となり（その可能性はきわめて高いが）、特許の網を被せられてしまったら、不老不死化技術が国家戦略の道具となったり、企業による世界支配の道具ともなりかねない。

さらには、この場合、所得の違いがそのまま不死か老化かの分かれ目になりはしないだろうか？　これまでに検討してきた不老不死化技術は、きわめてハイレベルな（現時点では存在しない）遺伝子医療技術に頼らなければ実施不可能なものばかりである。その医療費を自己負担できる人間など、全人類の内、所得層の上位〇・一％にも満たない数しか存在しないに違いない。不老不死化技術が商品として売り出されれば、それは当面、自動的に特権階級の独占物とならざるを得ないし、独裁国家ならば、この技術が独裁体制を永続させるための道具として当然用いられるだろう。

仮に、それが格安の方法で実現できるようになり、低所得者層にも普及するようになったとして、それから先、社会はどのような負担を抱え込むことになるだろうか。肉体が不老不死化するということは、いつまでも現役からリタイアする必要のない就労可能人口だけで社会が構成されるということを意味する。すなわち、極端な労働人口過剰の時代が訪れるわけである。たとえ人口が現在の三分の一まで減らせたとしても、それだけの人間に永続的な職場を確保できる社会体制などあるだろうか？　また、勤労者の方も、永久にリタイアなしに働き続けるという未来に耐えられるだろうか？

恐らく、現実的には、一つの職種に何十年か就いた後いったんリタイアし、しばらく悠々自適の生活を送った後に新たな職業訓練を受けてまったく別な仕事に就く、というのが理想的な形なのだろうが、それを実現するまでにわれわれはどれだけ多くの障害をクリアしなければならないだろう？

不老不死化は当然、現在の家族制度や婚姻の概念をも根底から覆す。自然な人口増が極度に制限され、事故によって失われた（不老不死化が達成される頃には、遺伝子レベルの故障が発病の原因となるガンのような病気はすでに根絶されているか、コントロール可能になっているだろう）人口の補充以外に出産などあり得ない社会で、永久に老化しないパートナー同士が婚姻関係を維持することに意味があるとは考えられない。そして、婚姻という便宜的なシステムが意味を失えば、家族という概念も消滅せざるを得ない。今日の社会の基本構成単位そのものが崩壊し、社会が純粋な個人の相互関係だけによって組み直される時、どれほど巨大な変革が世界を見舞うことだろうか。

不老不死の実現が直接社会にもたらす影響をちょっと考えただけでも、たちまちこれだけの問題点が浮上してくるのである。これ以上の詳細なシミュレーションは行っても意味がないだろう。

その実現がもたらすであろう大混乱を想定すれば、恐らくどの国の政府も、不老不死技術を厳重に秘匿しようとするだろう。しかし、これだけ情報化社会が成熟してしまった今日、それほどの技術を完全に隠しおおせるわけがない。老化防止と不死化の研究が着々と進んでいる現在、すでに一般のニュース・チャンネルでその進捗状況はすべてオープンになっており、例えば最初の不死マウスや不死チンパンジーが誕生したりすれば、全世界のマスコミがそれを大々的に報じるに違いない。その段階で、すでに医療、製薬、福祉関連の株価の暴騰や暴落が始まるだろうし、もし政府がその情報を封鎖することを決定したりすれば、その政府は暴動や革命で簡単にひっくりかえされるかも知れない。もっとも今の日本では、案外国民はクールにそれを受け止め、死にたい、あるいは死にたくない人は勝手にすればいい、という空気が形成される可能性もあるが。

これらのことから考えて、今の人類には不老不死技術は荷が重すぎ、その実現は文明社会の存続をもおびやかすほどの衝撃をわれわれに与えるのみに終わりそうだ。最終的に、その衝撃を乗り越えた人々が、老衰死から解放された社会を形成するのかも知れないが、その社会のあり方は、今日のわれわれのメンタリティからはとうてい受け入れがたい様相を呈するかも知れない。一体彼らが、理論上無限に引き延ばされた人生を使って何を目標に生きるのか、さらには、すべてが成就されたと感じた時、彼ら自身は自らの権利として自発的に死を選ぶのか、それは今のわれわれのいまだあずかり知らぬところである。

肉体という牢獄からの脱出

人類永遠の夢とされてきた不老不死も、それが必ずしも夢物語とは言い切れなくなってきた現在、現実的課題として検討してみれば、どんどん夢の部分は色あせ、負の要素ばかりがふくれあがってくるように思われる。

そもそも、長く生きたいと思うことは、生物にとって本質的に肯定できることなのか、それとも分不相応な高望みなのだろうか？

生物学的な個体の使命とは、自分自身の遺伝子を最大限に増やすことであり、生殖年齢にある内は、ともかく少しでも長く生き延び、子孫を残そうとする生物的欲求がそのまま一〇〇％正論として通用する。少なくとも、社会生物学的な観点から言えばそういうことになる。だが、個体が生殖年齢を過ぎ、例えばヒトにおいては二人以上の子供、ないし八人以上の孫を持つことに成功すると、今度は自分が長生きしすぎることが子供や孫の適応度を下げる（つまり、子孫に回すべき食べ物を自分が無駄に消費する）結果となってしまう。したがって、子孫を残しおえた個体は使命を果たした充足感をもって、個体としての生命を終える事ができる。

もし、それだけが、ヒトを含むすべての生物の生の基本原理であるなら、長生きしたいという願望は不自然かつ不道徳なものであり、恐らく、子孫を残せた個体は十分な充足感を感じて死ぬことができるように（あるいは少なくとも老衰死を恐れないように）脳内で何らかの報酬系が進化するかも知れない。同時に、それを満足すべき人生の完結形態とする社会的・宗教的規範が固められ、その中で生きてきた人間は、やはり老衰死という現象を当然のものとして受け入れるだろう。

しかし、残念ながら、ヒトは単に遺伝子を増幅するだけの生存機械として一生を送るには、あまりにも巨大な脳を持ちすぎた。そして、その巨大な脳は、物理的なゲノム以上に個体としての行動を強く支配するさまざまな情報遺伝子（ミーム）の温床となり、また、生物学的役割を終えたからといって捨て去るにはあまりにも惜しいさまざまな快楽を覚えすぎた。

進化のどの段階でそのようなものが生じたのかはわからないが、ヒトを含む高等哺乳類の脳内には、報酬系の中核となる巨大な快楽神経があり、非常に多種多様な刺激が簡単に快楽と結びつく。学ぶこと、理解すること、知識を増やすこと、新しいアイデアを生み出すことなどの高度な知的作業も、つまるところは本人にとってそれが快楽であるからこそ持続され、継承・発展してきたと言える。

たとえそれが生物学的に見て不合理なことであっても、われわれの脳、あるいはその脳に宿った自我は、現実世界とのかかわり合いを単に肉体（ないし遺伝子）側の事情によって強制的に打ち切られてしまうことをよしとはしない。まだまだ味わっていない快楽はこの世に山のようにある。知りたいこともいくらでもある。自分が生涯をかけて追求した研究の完成を目前にして寿命を迎えた科学者、最高傑作の完成を目前にして倒れた芸術家、事情はさまざまにあるだろうが、脳が生み出す生への執着は、遺伝子が生み出す単なる生物学的な動機づけ（自分の家族や恋人が自分の死後どうなるか知りたい、という類いの動機）よりもはるかに多様であり、あるいはそれよりも強靱、かつ永続的であるかも知れない。社会の合意にもとづき、寿命の延長や不死化が個人に対して認められるとすれば、最初にその適用例となるのも、やはりそれなりの仕事をした学者や芸術家に違いない。

こう考えてみると、問題の所在はかなりはっきりしてくる。

本当に不死化させなければならないのは生物学的肉体か、精神機能の方なのか？

何を馬鹿なことを、という反応をする人の方が現在では圧倒的多数派であろう。精神は脳というハードウエアと不可分であり、その脳も、実際には頭蓋の中におさまっている脳だけでなく、全身にくまなく張りめぐらされた神経系、感覚器官もコミで、初めてまともに機能する。脳は肉体であり、肉体は脳である。肉体を離れた精神などあり得るわけがなく、したがってこの設問自体が本質的にナンセンスである。

確かに、現時点ではそれはその通りである。だから、脳と肉体を同時に、いつまでも健康な状態で残す方法を本書ではこれまで模索してきたのだし、それは原理的にもはや絶対不可能ではないということもおぼろげながら示唆することができた。

だが、それでもあえて言うなら、それはなお理想の不老不死ではない。

脳と肉体が不可分のものであるかぎり、われわれは不老不死の実現の代償として、先に述べたような、非常に大きな社会的・経済的困難を克服しなければならない。生殖とはもはや関係なく、単に脳の生存とその精神活動をサポートするための器官として、恐ろしくメンテナンスに手間と費用のかかる生身の肉体を引きずって歩くことに、本当にそれだけのメリットはあるのだろうか？　生身の肉体を養っておくという要請さえなければ、人類の未来にのしかかる諸問題が非常に軽減されるのは明らかだ。ならば、われわれは不死を達成する方法のもう一つのオプションとして、次のような可能性を真剣に検討すべきではないのだろうか？

すなわち、肉体を捨て、その肉体から取り出した人格のみを、完全な活性を保ったまま別のシステムの中で存続させる、という方法である。

サイボーグはお得な選択か

と、聞くと、次のようなイメージを思い浮かべられる方も、あるいは少なくないのではないだろうか。つまり、脳だけを肉体から取り出し、機械的な肉体に移植する、いわゆる「サイボーグ」化である。

サイボーグとは、一九六〇年、ニューヨーク州立ロックランド病院の医師、マンフレッド・クラインズとネーザン・クラインによって提唱された概念で、CYBanetics ORGanism を略したものであり、「定常的システムとして作動する外生的生物複合体」(福島正実・川村哲郎訳) と定義される。すなわち、生身の肉体と機械部品を組み合わせ、しかしその統合的制御はあくまでも人間の脳によって行うシステムであり、本来は、人間の活動に適さない宇宙開発の現場などの過酷な環境下で働けるよう、肉体を改造するというのがその趣旨であった。

もっとも、その後の技術環境の変化により、この構想は完全にメリットを失ったように思われる。今日のロボット工学の到達水準から見て、将来の宇宙開発の現場には、サイボーグではなくロボットが大量投入されるのは間違いないだろう。人体に機械部品を埋め込んで中途半端に人体の機能を向上させるよりは、最初から使用環境にもっとも適合した機能と耐久性を持つ専用のロボットを設計し、現場に投入した方が、よほど経済的で効率も高いはずだ。サイボーグはなまじ人体組織が残っているだけ、その部分の保持に手間がかかり、機能的にも足を引っ張ることになる。

サイボーグの最大のメリットは、ヒトの脳がシステムを現場で直接統御できるということであり、それがそもそもサイボーグの名前の由来でもあるわけだが、何も人間が肉体を改造してまで現場に出向かなくとも、現在ならば当然ロボットを遠隔操作するという方法が第一選択肢になるだろうし、それも遠くない将来、高度な人工知能を搭載した完全に自律的なロボットにとって代わられるだろう。少なくとも当初の目的を達成する手段として、サイボーグはすでに過去のものである。

では、肉体から精神を解放するための道具として、サイボーグはどの程度の資質を持つのだろうか?

残念ながら、この点でも、とうてい最終解答とはなり得ないようだ。

脆弱な肉体から脳を切り離し、はるかにじょうぶで長持ちするマシンの体につなげば、少なくとも体の機能低下ないし停止によって脳の寿命も制限されるということは確かになくなるかもしれない。この場合、脳を必ずしも移動ユニットとしての体に搭載する必要はなく、脳は絶対安全な場所に置いておき、感覚器官に相当する末端の機械装置だけを動かしていればいい。脳は居ながらにして宇宙でも深海でも、生身の体では到達不可能な環境を自分の体の延長上に感じることができる。

しかし、その前に、われわれは当然次のような技術的課題を完璧にクリアしなければならない。つまり、肉体から脳を切り離す際に切断された脊髄、視神経、聴覚神経、顔面神経、三叉神経その他、脳に直結する一二対、脊髄から分岐する三一対のすべての神経を（あるいは必要最小限のものだけでも）新しい機械の肉体のそれに相当する配線に、正確につなぎ直さなければならないのである。だが、視神経一本だけでも百万本以上の神経線維が束となり、全身の末梢神経まであわせれば一〇〇〇億本以上ともいわれる神経網を、間違いなく再結線する方法などあり得るのだろうか？

過激な未来技術についての評論集『不死テクノロジー』（一九九〇年）の中で、著者であるアメリカの科学評論家エド・レジスは、未来の脳移植について述べ、その中で次のような技術的可能性について指摘している。すなわち、一〇億分の一メートル・サイズの要素から構成され、細菌や血球細胞のように全身のすみずみにまで入り込んで医療行為などを行うという、いわゆる「ナノマシン」をここに導入できれば、ナノマシンがよってたかって個々の神経を識別し、正確につなぎ直してくれるかも知れない。

もし、本当にそのような道具が使えれば話は簡単だが、今のところナノマシンというのは、その積極的シンパ（提唱者ではない）であるMITのエリック・ドレクスラーの過剰なリップ・サービスのせいもあり、何でもできる魔法の未来技術というイメージのみが先行しすぎているきらいがある。実際にナノマシンの持つ原理的・技術的問題点を詳細に検討してみると、その夢と現実との間に横たわる巨大なギャップをそう簡単に埋められるとはとても考えられない。

さらには、もし仮に、ナノマシンその他、夢のような未来技術の実用化によって、完全な脳の移植が可能になったとしても、脳という脆弱なハードウエアに人格のすべてが宿るという事実に起因する、その本質的な弱点が消失するわけではない。たかだか容量一四〇〇ｃｃほどの、酸素やグルコースの欠乏に極度に弱い、その健康を維持するためにたいへんな手間をかけなければならないであろうこの器官一つに何か問題が起これば、それこそ生命維持装置のわずかな不具合、感染症、脳細胞の不死化処置の劣化から物理的な破壊まで、どんな事態に遭遇しても、それまでのすべての労力は水泡に帰するのである。

ならば、ここでもう一歩考えを押し進め、肉体ばかりでなく、脳というハードウエアの呪縛からも解放されることを、われわれは考えるべきなのではないだろうか?

精神を脳から解き放つ

ヒトの本質は脳にこそ宿る。しかし、脳そのものも、つまるところは一個の有機的情報処理システムにすぎず、真にヒトの本質を形成するのは、そのハードウエア内に蓄えられた、「人格」

と呼ばれる一連のソフトウエアである。現時点においては、脳のハードウエアとそのソフトウエアは完全に不可分の状態にあり、脳を離れて存在する人格などというものはまったく想像することもできない。

だが、もしも将来、脳からそのソフトウエアを完全にダウンロードし、それを別のハードウエアの上で走らせることができるようになるとしたらどうだろう？　そして、そのソフトウエアがなおも一個の人格としてのアイデンティティを完全に保ち続け、新しいハードウエアの中でさらに情報を蓄積し、人格としての成長を続けられるとしたら？

ここにおいて、不老不死を追い求めるわれわれの探究は、究極の解答にたどりついたと言えるのではないだろうか？

本書においてこれまで検討を重ねてきた、不老不死の実現を阻むすべての要因は、つまるところ、われわれの人格が宿る肉体、ないし脳というハードウエアのどうしようもないもろさによるものだった。生命四〇億年の進化の歴史の中で、われわれの祖先はより複雑高度な肉体を進化させ、それによって自らの適応度を上げ、さらには、その肉体を制御するための脳という中枢を発達させてきた。その結果として、今われわれは生命史上他に類を見ない巨大な脳を持ち、その中に住み着き、肉体を介して世界と向き合い、世界との相互作用を行っている。

だが、この流れの先に待ち受けるものは何か？　われわれはすでに、生命が種を維持し続けようとする行為の本質について考え始め、それがあるいは、遺伝子の盲目的な自己複製という欲求のみを根源的な動機とするものかもしれない、と推測するに至っている。なぜ生命は物理的存在として生き続けなければならないのか、ということの本質的動機を理解しかけている。仮に、利己的遺伝子などというテーゼが幻想にすぎなかったとしても、いずれそう遠くない将来（恐らく今世紀中に）われわれは万人が納得するその最終解答に達するだろう。そして、物理的生命現象の存在目的が最終的に理解できた時、そのシステムを維持し続けることの得失について、われわれは最後の自問を始めるはずだ。

なぜわれわれは肉体（脳）などという複雑巨大な有機化学システムと、これからも共存しなければならないのか？

われわれはもはや、それが絶対的な宿命ではない、たまたまそうなってしまったというだけのものにすぎないことを知ってしまった。にも係わらず、われわれはなおも惰性、習慣、ノスタルジーその他のどうでもいいような理由でそれにしがみつこうとしている。肉体と精神の不可分性は恐らく絶対的なものではなく、原理的に脳からの人格のダウンロードはもはや検討不可能ではないという事実から、今のところまったく目を逸らしている。その結果、われわれは地球を食いつぶし、地球に再生不能なダメージを与え、地球に現存する三〇〇〇万種とも一億種とも言われる生命の大半を道連れに破滅への道を突き進んでいる。

ならば、われわれは、そこまでの事実を認識し、そこから脱却する手段を獲得し得る地球最初の生物の義務として、積極的に次の段階への進化を自らに課するべきではないのだろうか？

人格の新しい容器としての無機的ハードウエア、具体的にはコンピュータのハードウエアは、物理的には脳組織よりはずっと頑丈である。集積度ないし演算速度よりもハードウエアとしての強さを優先するのであれば、何千、何万年でも持続的に機能するものを作ることも可能だろうし、ハードウエアそのものに自己再生産能力を与えておけば、その供給が途絶えることもない。

生身の体から無機的ハードウエアに移植された人格は、未来永劫、一個の人格として生きつづけることが可能になる。それは、多様なインターフェイスを通じて、生身の人間には想像も及ばないほど多様なチャンネルで現実世界と接触し続けることも、あるいは、ネットワークを通じて無限に広がる情報世界に没入することもできる。未来のコンピュータ・テクノロジーをもってすれば、現実世界とまったく同等の重みを持つ仮想世界をコンピュータ内部に構築することも可能だろう。すなわち、その世界の住人にとっては、どんな人生のシミュレーションも思いのままということである。

だが、そのような未来像を先走って展開するよりも前に、われわれは最低限、次のような諸問題について考えておく必要があるだろう。

まず第一に、具体的に脳から人格をダウンロードし、それをコンピュータの中で完全にプログラムとして走らせることが技術的に可能なのか？

第二に、仮にそれができたとして、移植される人格は生身の時と何ら変わらないアイデンティティを維持できるのか？

第三に、それは人類の運命をどのように変えることになるのか?
これらを、以下に検討してみよう。

脳／コンピュータ連接技術の第一歩

脳とコンピュータとをつなぎ、人格を外部にダウンロードするという話は、SFをよく読まれる方にとっては、すでに陳腐なアイデアの部類に属するだろう。

脳内に何らかのインターフェイス・チップを埋め込み、あるいは、外部から非接触式のピックアップを用いて脳内の意思信号を読み取り、コンピュータを介して大規模なシステムを思考のみでコントロールしたり、外部からの情報を直接脳に取り込むという技術については、一九七〇年代からさまざまなSFの中で描かれ、そのありとあらゆる応用法が検討されてきた。その中には、不慮の事故に備えて人格を定期的にコピーし、その最新バージョンを新しい肉体に移植するという不死化技術をテーマとしたものもあれば、一人の肉体の中に強制的に二つの人格が宿らされた結果起こるアイデンティティの危機を描いたものもあった。一九八〇年代末からしばらくの間一世を風靡した、いわゆる「サイバーパンク」系の作品の中では、むしろ、「電脳空間」こそ人間が真の自由を獲得し、肉体に縛られた旧態依然のヒトという生物種から、新たな情報知性体へと飛躍するための環境であるという認識が前面に押し出されていた。

もっとも、これらの作品においても、具体的にどうすれば脳内の全情報を、人格としての統合性を保ったままコンピュータ内に移植できるか、という技術上の課題について語っているものはまずないか、あっても通り一遍の描写のみである。もちろん、これらの小説の主眼はそのような技術的ディテールの描写にはもともとないのだから、これは誰を責めるわけにもいかないが。

では、現実のテクノロジーの範疇で、脳とコンピュータの直接リンク（これをBCI＝Brain Computer Interfaceと呼ぶ）などという技術はどの程度の実現性を認められているのだろうか。

きわめて局限された範囲でなら、実のところ、そのような技術が実用化されるのも、そう遠い先の話ではないかも知れない。すなわち、脊髄損傷やALS（ルー・ゲーリック病）などで、体の自由を失った患者のための福祉機器開発の一環として、脳から直接信号を読み出し、ワープロで文章を綴ったり、マニピュレーターを操作させるという技術が各国で現在研究されており、その一部はすでに商品化までされているのである。

この種の研究は、すでに一九八〇年代から、脳波（脳の活動電位波）と思考内容の相関性を調べるという形で開始されていた。例えば、一九八五年、ミズーリ大学メディカル・センターのドナルド・ヨークらは、英語を母国語とする被験者らに、いくつもの単語を発音させながらその脳波をリアルタイムで計測し、その結果を発表した。これによると、被験者の脳波は、同じ意味の単語ではなく、同じ「音」の単語を発声する時、しばしば同じパターンを示したという。さらに、念のため、イラン南部の地方語を母国語とする人々に英単語を発音してもらったところ、やはりその脳波パターンは英語をしゃべる人々と同じであった。こうして、一五の単語について、二〇人の人間の間に普遍的かつ識別可能な脳波のパターンが認められ、世界最初の「脳波辞書」が作られた。

しかし、脳波というのはあくまでも、思考内容に対応するものではなく、脳のどの部分が活動しているかということを示す指標にすぎない。脳波から脳の中で行われている思考活動の内容まで読み取ろうというのは、よく用いられる譬えで言えば、コンピュータのCPUの外側にピックアップを張りつけて、コンピュータの内部で実行されている演算の内容を読み取ろうという試みに等しい。その意味では、思考を言語化し――と言うより、言語を介さない純粋に抽象的な思考などあり得ないが――、さらにその音価から思考の内容を識別するという考え方は工学的にごく妥当なものと思われるが、英語だけで六〇万以上はあるとされる単語を一つ一つ脳波のパターンのみで正確に識別するのは、どう考えても非常に困難であろう。

そこで、研究者たちは、次にもう少し実用的な方法に注目した。つまり、人間があっと思った瞬間に出る、P波と呼ばれる特殊なスパイク波を脳から検出し、これを制御信号としてワープロやシミュレーターを動かすという方法である。例えば、モニターにアルファベットを順次映し、特定の文字のところでP波が出ると、その文字がひとつ入力される、という具合だ。大変まどろっこしいやり方だが、重度の身体障害で指一本動かせないような人にとっては、これでも他人とのコミュニケーションを回復する画期的な手段となりうる。一九八八年には、米イリノイ大学の認知心理学・生理学研究所のチームが、世界で最初の脳波ワープロの実験に成功し、同じ頃、日本のNTTヒューマン・インターフェイス研究所でも、日本語の脳波ワープロの研究が行われた。

近年では、日本の福祉機器メーカー、テクノスジャパンが、ユーザーごとに設定したある強度以上の脳波を感知した時、それを入力信号として識別する装置「マクトス」をすでに販売している。この装置からの入力信号を、各種の意思伝達装置につなぐと、眼球を動かすことしかできないレベルの身障者でも、録音された音声を通じて会話したり、ワープロで文章を書くこともできる。

マイクロチップを介したBCIの現状

脳波を介したものではなく、よりダイレクトに、脳内から直接物理的に信号をピックアップして外部のシステムに伝えるという実験は、一九九〇年代後半から本格化している。

一般的には、それは脳内の随意運動を司る部位などに、多数のピックアップ電極を備えたマイクロチップを埋め込み、脳内で発せられた信号を直接コンピュータに入力するという形で行われる。そして、少々驚いたことに、この分野での最初の画期的な成果は、慎重な動物実験を経ることなく、いきなり人間において得られた。

一九九八年、アトランタのエモリー大学の神経学者フィリップ・ケネディ、ロイ・バーケイらのチームは、ベトナム戦争で脊髄を損傷し、重度の全身麻痺におちいっていた退役軍人の脳に、ガラスで覆われた円錐形のマイクロ・チップを埋め込む治療を行ったと発表した。このチップには、おもに肩と眉を動かす多数の神経細胞の中を流れる電気信号をピックアップする多数の電極が組み込まれ、これによって、患者は眉や肩を動かそうとする意思のみで、モニター上のカーソルを望む位置に動かし、言葉を綴ったり、クリックによって家電のスイッチを入れたりすることができるようになった。

もっとも、この業績は、正規の学術的ルートを通じて発表されたものではなく、大学のホームページ上でプレス・リリースがいきなり公開され、この時点ではそれまでの研究のいきさつが明らかにされなかったこと、電極をとりつけた部位が精密に決定されていたわけではなく、かなりアバウトであったことなどから、この成功例は偶発的なものという見方も強く、その後の経過に関する報告もない。

また、同年、ジョージア州アトランタのベンチャー企業ニューラル・シグナルズ社の研究チームも、脳卒中で全身麻痺を起こした患者の脳内に電極を埋め込み、モニター上のカーソルを動かして意思の疎通を行わせる実験に成功したと発表したが、これもまだ、技術的には初歩のレベルにとどまるものであった。

より厳密な手順を踏んだ、本格的なＢＣＩ技術におけるパイオニアと目される、フィラデルフィアのＭＣＰハーネマン医科大学のジョン・チャピン、デューク大学医学部のミゲル・ニコレリスらは、一九九九年、ネズミを使った次のような実験を行った。まず一群のネズミに、レバーを動かしてロボット・アームを操作し、水を運ばせて飲むという動作を教え込む。そして、この時脳内で働いている二一〜四六本の神経細胞を特定、ここにピックアップ電極つきのチップを埋め込んで、神経の興奮状態を電気信号として取り出し、コンピュータを介してアームを動かせるようにする。その結果、二五以上の神経細胞からの出力を検知できた六匹中四匹のネズミは、まもなく頭で考えただけでアームを動かし、水を飲めることを学習し、レバーに触ることをやめてしまったという。一定の動作の制御に関与するニューロンを特定し、最小限の電極だけでそこからの信号を取り出すという方法は、この研究において初めて確立され、一般的なものとなった。

同年、米ロチェスター大学では、「BCIテクノロジー——理論と実践」と題する初の国際会議が開催され、BCIが今後大きなトレンドになるであろうことを広く一般に印象づけた。そして、これ以降、急速に同様の研究が拡大して行く。

二〇〇〇年、ニコレリスらは、サルを使ったより高度な実験をおこなった。今回の実験では、二匹のヨザルの大脳皮質の内、腕の運動の制御に関連する部位（左右の運動前野、一次運動野および後側頭葉皮質）に、一匹には総計九六の電極を持つマイクロチップを、もう一匹には三二の電極を持つマイクロチップを移植し、そこからの信号をピックアップしてロボット・アームにリアルタイムで入力した。すると、この二匹において、腕を動かす行動とロボット・アームの動きが同時に完全に一致し、さらに、ノース・カロライナ州ダーラムにあるデューク大学から、インターネットを通じて、約一〇〇〇キロメートル離れたマサチューセッツ州ボストンのMIT構内にあるロボット・アームもまったく同様に動かすことができた。

二〇〇二年、米ブラウン大学のミジャイル・セルーヤらのチームは、次のような実験結果を報告した。まず、モニター上のカーソルを、動き回る目標を追尾してジョイスティックで動かすようアカゲザルに訓練を施す。サルは報酬のオレンジジュースを求めて、たくみにカーソルを動かせるようになる。この間、どの神経細胞群がその運動を司るかを識別する。次に、その部位にマイクロチップを埋め込み、手の動きを制御する神経からの出力をそのままカーソルの制御に用いる。すると、サルは手を使わず、思考だけでカーソルを操作できるようになったという。この技術を人間にも応用できれば、従来のものよりはるかに高速で実用的な、通常のものに近い思考ワープロも実現可能だろう。

さらに、カリフォルニア工科大学、米ノースウエスタン大学、ニューヨーク州保健局、カナダのヴィクトリア大学、シドニー工科大学、ヘルシンキ工科大学、徳島大学など、世界中でここ数年の間にBCI関連のさまざまな研究成果があがり始めた。

そして、二〇〇四年、アメリカではいよいよ臨床応用のための認可を目指し、食品医薬品局の承認のもとに、BCI技術史上初の正規の臨床試験が開始された。

この試験に乗り出したのは、マサチューセッツ州フォックスバロに拠点を置くベンチャー企業サイバーキネティックス社である。同社の設立者、ジョン・ドノヒューは、ブラウン大学の研究チームの一人であり、サルによる研究を通じて、ごく絞り込んだ神経細胞群を対象に、最小限の電極だけで意思信号を正確に読み取る技術の経験を積んでいた。この試験では、一〇〇個の電極を持つ二ミリ角のマイクロチップが大脳皮質の右運動野に接触するよう頭蓋骨の内側に取り付けられ、出力端子は頭頂部から外に出ている。被験者はかつて首をナイフで刺され、脊椎を損傷して以来完全な全身麻痺におちいっていたが、この試験が始まって以来、考えるだけでテレビや部屋の明かりのスイッチを操作し、ワープロを操作し、電子メールの送受信を行い、ロボット・アームも動かせるようになった。この製品は、意思信号ピックアップ用のマイクロチップと、それをコンピュータに伝えるデジタル信号に変換する変換器からなり、「ブレインゲート」と呼ばれている。二〇〇五年現在試験は順調に進んでおり、うまく行けば数年以内に商品化されるという。

ただ、この製品では、物理的に出力端子が頭皮を貫通して外へ出ているため、どうしても感染症の起こるリスクを避けることができない。サイバーキネティックス社では、これを避けるため完全埋め込み型のワイヤレス・バージョンの研究も進めているが、いずれにしても使用者は開頭手術を受けなければならず、その負担は決して小さくない。もしそれが可能であるなら、やはり経頭蓋的（頭蓋骨に穴を開けない）に外から意思信号をピックアップできる、非侵襲型のＢＣＩ技術を用いるに越したことはない。

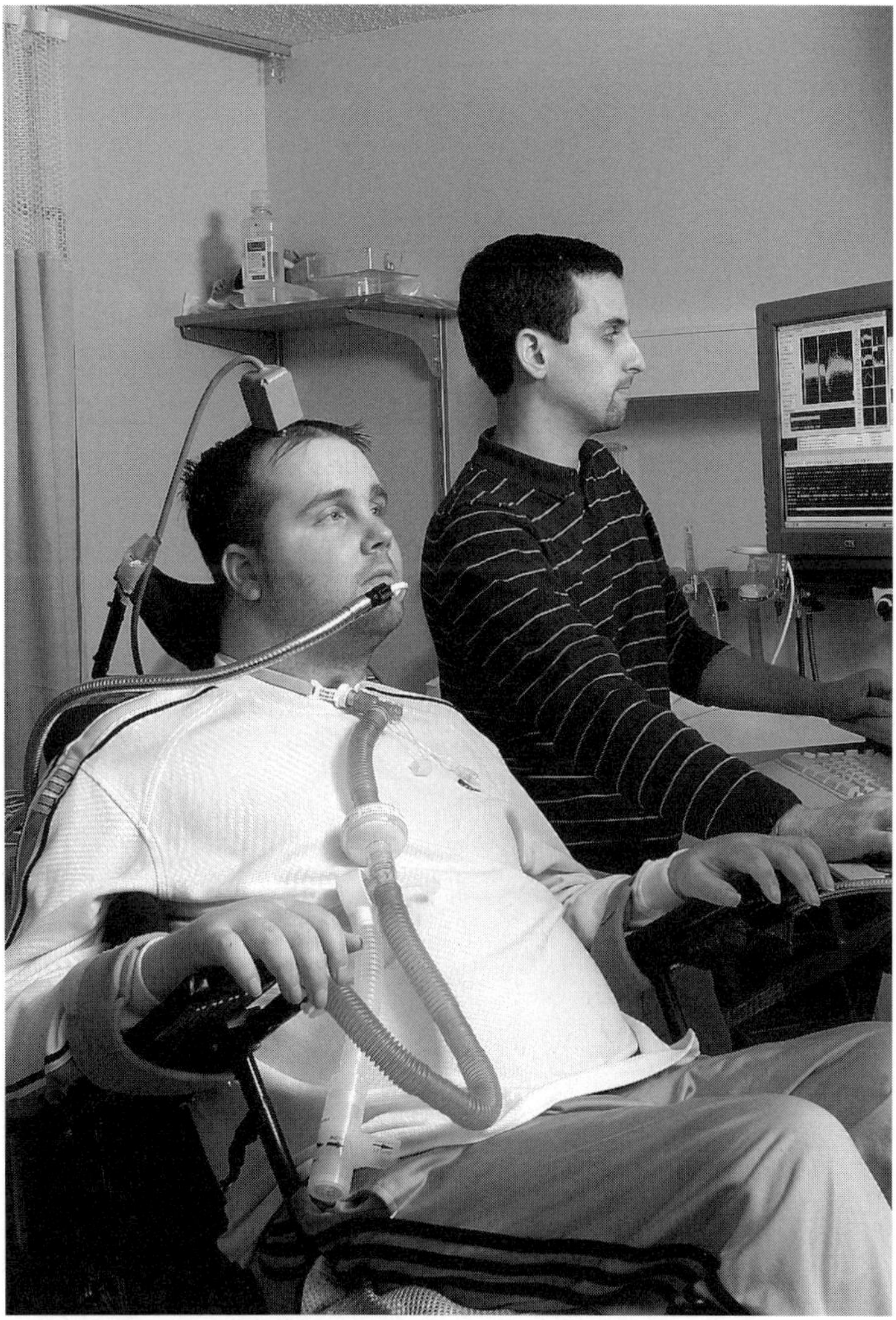

「ブレインゲート」を使用する被験者
（© 2004 RICK FRIEDMAN, All Rights Reserved）

非侵襲型思考ピックアップの可能性

先にも述べたように、初期のＢＣＩの研究者たちは、脳波から意思信号を読み取る方法をまず考えたが、これは読み取り精度の壁に直面し、脳の神経細胞から直接意思信号を読み取るという方向へ研究の大勢は向かわざるを得なかった。

しかし、これで脳波を用いたＢＣＩの研究が完全に終息したわけではなかった。その後も、非侵襲的ＢＣＩの利点に着目する研究者は後を絶たず、微弱な脳波の検出技術の急速な進歩とも相まって、ここ数年の間に、非侵襲的ＢＣＩは急速にマイクロチップ埋め込み型のＢＣＩを追い上げてきている。

この分野の第一人者であるニューヨーク州立保健局のジョナサン・ウォルポーらのチームは、二〇〇四年、次のような研究成果を発表した。まず、二三歳から四一歳までの、男女四人の被験者の頭部に、六四個のピックアップ付き脳波計測キャップを被せ、モニターの画面上に現れる八つの点を追うようにカーソルを操作させつつ、その間の脳波の変動を計測する。そして、個々の動きに対応した脳波のパターンを完全に記録した後、今度は手を使わず、イメージだけでカーソルを動かすように指示すると、モニター上では、脳波のパターンから意思を読み取ったコンピュータが、実際に思った通りにカーソルを動かした。ウォルポーによれば、その精度は完全にマイクロチップ埋め込み型のＢＣＩに匹敵し、今後再び非侵襲型がＢＣＩの主流に復帰する可能性も小さくない。

ヘルシンキ工科大学のミッコ・サムスらのチームは、これとは別なアプローチで非侵襲型BCIの開発を続けている。

彼らが脳内の活動の計測に用いているのは、一般的な脳電図（EEG＝いわゆる脳波）ではなく、脳磁図（MEG）と呼ばれるものである。神経細胞内部を信号が伝わる時は微弱な電流が流れ、脳電図はその電位の変化を追ったものだが、脳磁図は、電流が流れることによってその周囲に形成される磁場の変化を追ったものである。脳内で生じる磁場の強度は一兆〜一〇兆分の一テスラ、すなわち最大でも地球磁場の一億分の一程度しかなく、かつてはそれを検出する技術そのものが存在しなかったが、最近ではこのレベルの磁場を計測する技術が確立され、BCIにも応用可能となった。脳磁図は脳波にくらべてより空間分解能が高く、脳の活動部位をさらに局部的に絞り込むことができるため、脳内に直接電極を埋め込むのと同等の精度で計測が可能である。

同グループも、MEGによって意思信号を拾いだし、ワープロを操作する実験に成功しているが、脳内で発生する磁場はあまりにも微弱であるため、被験者の頭部の周囲を超伝導磁場のシールドで遮蔽しなければならないといった問題があり、装置の大きさと手間から言えば、実用化にはまだまだほど遠い。

しかし、これ以外にも、新世代の非侵襲型BCIに使えそうな技術は知られている。例えば、光トポグラフィと呼ばれる方法などがそれである。

これは、一九九五年に日立製作所が開発した日本の独自技術で、頭皮も頭蓋骨も透過する近赤外線を外部から脳に照射し、その反射光を拾いだすことによって、大脳皮質の血流分布を調べるというものである。脳の神経細胞は、あらゆる人体の細胞の中でももっとも酸素の消費量が高く、活発に活動する部位では顕著に血流量が増大するため、血流量を調べれば、脳電図や脳磁図と同様、今どこの領域が活動中なのかが高い精度で計測できる。また、光トポグラフィでは、対象となる物質のスペクトルの微妙な違いを検出することも可能である。例えば、赤血球に含まれるヘモグロビンは肺で酸素を受け取って体の末端まで運び、そこで酸素を切り離して組織に供給するが、光トポグラフィはこの違いをスペクトルの違いとして検出し、脳の各領域における実際の酸素消費量も計測できる。

この方法の利点は、何といっても非常に簡便で、頭の地肌を露出させる必要すらなく、被験者は単に頭に計測用のキャップを被るだけでいい、という点である。頭を固定している必要もなく、さまざまな作業を行いながら、それに対応する脳の活動領域を調べることができる。今後の研究しだいでは、光トポグラフィは脳電図や脳磁図よりすぐれたＢＣＩ用のツールとなりうるだろう。

脳への直接入力は可能か

だが、この光トポグラフィを含め、これまで取り上げたＢＣＩ技術は、すべて脳から一方的に意思信号を取り出すだけのものであった。人間（の脳）とコンピュータが文字通り一心同体と化し、人格がアイデンティテイを保ったまま脳とコンピュータの間を自由に行き来できるようにするには、やはり、外部から脳への入力の道も完全に開けていなければならない。人格をただ脳からダウンロードし、外部にコピーするだけでは、その瞬間から別個の経験値を持つ（あるいは、一方はコピーの状態のまま凍結される）二つの人格が生まれるだけである。そして、生身の脳に残された方は、やはり肉体の死とともに消滅するしかない。重要なのは、脳から外部のネットワークに拡張された意識が、そこで経験したことをリアルタイムで生身の脳にもフィードバックさせられるか、さらには、生身の肉体から新しい無機質の肉体へと、意識が継続性を保ったまま移行できるか否か、なのである。

そして、残念ながら今のところ、外部から脳に情報を直接入力する研究はごく初歩の段階に留まり、非侵襲型の入力装置が開発されたというニュースもまだないようだ。

この分野における最初の重要な成果もまた、動物実験によるものではなく、いきなり人間に対して行われた臨床実験からあげられたものである。

二〇〇〇年、ニューヨークのコロンビア・プレスビテリアン・メディカル・センターの医師であり、自身も私立のドーベル研究所を主催するウイリアム・ドーベルは、次のような発表を行った。ドーベルは、三六歳の時に頭を強打して失明した、当時六二歳の男性の後頭葉の視覚野に、六八個のプラチナの電極を持つマイクロチップを埋め込み、眼鏡にとりつけたＣＣＤカメラからの映像を、腰につけた重量四・五キロのコンピュータで信号に変換してチップに有線で送り込んだ。この一連のシステムは「ドーベル・アイ」と名付けられ、物体や文字の縁を認識して信号に変える。この信号は、脳の視覚処理に係わる神経を刺激し、暗い視野の中に、いわゆる眼内閃光を引き起こす。この閃光によって物の形や文字などを識別できるようにするのが「ドーベル・アイ」の目的である。実際には、この男性を含む二人の被験者には、早くも一九七八年に最初のマイクロチップ（当時のレベルでの）が埋め込まれ、視覚野の神経を直接刺激する実験が始められていたが、携帯できるほど小型で高速のパソコンが当時は存在せず、これだけの成果を出すのに今日までかかったという。

しかし、その結果、被験者は一・五メートル離れた場所から五センチ角の文字を読み、壁にテープでとめた帽子をとってマネキンの頭に被せ、コンピュータを手で操作できるまでになったという。現時点ではまだ、電極の数が少なく、画素が非常に粗いため、被験者の得られる映像は極度の近視の人のそれに近く、日常生活を送るのに十分とは言えないが、当然将来ははるかに画素密度の高い、クリアな画像が得られるようになるだろう。

もっとも、「ドーベル・アイ」はその機能上どうしても入力コードが頭蓋骨と頭皮を貫通せざるを得ず、ＣＣＤカメラとコンピュータをつねに身につけてなければならないという不便さがある。その実用化にはまだ相当の時間が必要だろう。

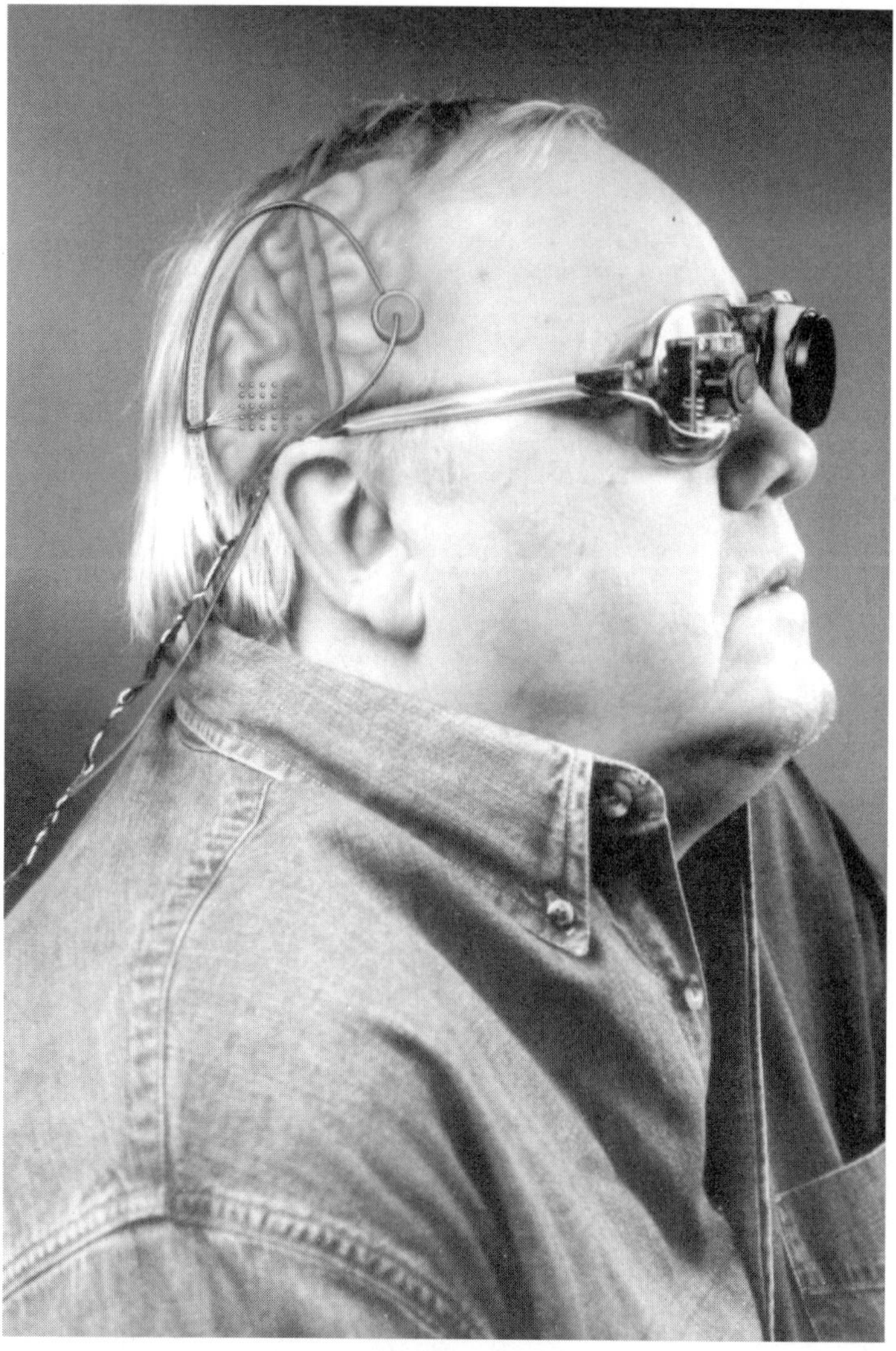

人工視力装置「ドーベル・アイ」を使用する男性（写真提供：PANA）

現行BCI技術の限界

このように、脳とコンピュータを直結する技術は、今のところ入力・出力ともごく限定的なレベルにとどまっており、入力については、非侵襲型のものさえ作れない。この流れの先に、どれくらいの将来性があるのだろうか？

ＢＣＩ技術を福祉目的で使用するなら、そのコンパクト化は必須の要件となるが、われわれが目標とする、脳から外部のシステムへの意識の拡張ないし同調というタスクに関して言えば、それは必ずしも絶対条件ではない。サイズの制約が緩和されれば、今日のＭＲＩのように、超伝導シールドで完全に外部からの電磁的ノイズを遮断した環境下で、それこそ神経細胞の一個一個のレベルまで空間分解能を高めた脳のリアルタイム・スキャナーを作ることもあるいは可能かも知れない。そして、そこまでの分解能が確保できるなら、何らかの方法で特定の神経細胞だけに誘導電流を発生させ、外部からの情報もリアルタイムで脳に送り込めるかもしれない。

もし、そのような装置が実現すれば、それだけでも、個々の人間にとっては生きるという言葉の意味が根本的に変わってしまうほどの意味を持つだろう。自分の肉体はいっさい動かさず、ただその装置につながりさえすれば、どのような体験も感覚も、すべて自分自身の脳にダイレクトに流れ込んでくるのである。脳が感じたことこそ「現実」であるとするなら、リアルで過酷な現実世界に生きることを拒否し、一生ヴァーチャル世界にひたりきったまま人生を終える、という選択肢も当然出てくるだろう。不死の存在となるよりもその方が理想的である、と考える人もいるはずだ。

それはそれで、あり得べき未来像の一つとして十分興味深いが、それはわれわれの本来の目標である、人格のダウンロードとその活性を保った持続にはあまり関係がない。確かに、脳への情報のダイレクトな入出力は、この目的に必要な基礎技術ではあるが、われわれの目標を達成するためには、脳の表面からせいぜい二〜三ミリの範囲内のみで進行するリアルタイムでの情報処理などとは比較にならない、高度な脳内の走査と入出力の技術が必要である。

人格とは、その人間が一生かかって蓄積してきた記憶、その有機的組み合わせ、情報処理の癖（ハードウエア上の問題を含む）などの複雑にからみあった、絶えず変化して行く膨大な情報の複合体であり、そのすべては、高い可塑性を持つ脳全体の神経細胞のネットワークに蓄えられている。どのような入力に対し、神経細胞のどのネットワークが個別に興奮し、どのような記憶を想起することになるのか、それがどんな感情をどのくらいの強さで引き起こすのか、それは各人ごとにまったく違っている。脳の大まかな配線パターンまでは遺伝的要因によって決定されるとしても、そこから先の膨大な「個人設定」はすべて、シナプス連接の恣意的な形成や、その後の配線の使用頻度、特定の神経伝達物質の分泌量や受容体の数、ＯＳとしてインストールされた言語の特性、その他無数の要因によって偶発的に決まって行く。つまり、脳内のプログラム言語は、全人類一人一人ごとにまったく違う、完全なオーダーメイド製品なのである。

これを、外部のネットワークに直結し、そこで新たな人生をスタートさせる、つまり完全なヴァーチャル世界上で人格シミュレーションを続けさせるためには、このオーダーメイドの脳内プログラム言語を正確に、完全にトレースし、それをより汎用性の高い外部ネットワーク用の言語に置き換えてやらなければならない。もちろん、外部からの入力に際しては、その反対の過程が必要である。

この課題を実現するためには、大脳皮質どころではない、脳のすべての神経細胞、すべてのシナプス連接の活動とその時間変化をモニターし、そのすべてにおいてダイレクトな入出力を行うだけの技術が必要不可欠である。

もちろん、今日のテクノロジーの範疇では、どうやったらそんな事が可能になるのか、想像すら及ばない。しかし、それが本質的に不可能であると考える人も、やはりいないに違いない。きわめて原始的かつ局限的な形では、すでにわれわれはそのような技術体系の入口に足を踏み入れている。そして、いつそのような離れ業を可能にする技術的ブレイクスルーが起こるのか、誰にも予測はできない。あるいは、今この瞬間にも世界のどこかで誰かが、人類を不死の存在へと飛躍させる決定的な新技術の開発に成功していないという保証はないのである。

では、それは、どのような原理にもとづくものなのだろう？　非常に空間分解能が高く、かつ脳の深部の特定の神経細胞の活動のみを周囲の細胞の発する無数の電磁ノイズの中から鮮明によりわけて記録し、さらに、そこに誘導電流を生じさせることも可能な、電磁的マイクロ・マニピュレーターのようなものだろうか？　あるいは、集合知性を持つようにプログラムされた改造血球細胞のような、バイオ・ナノマシンとなるのだろうか？

筆者の考えるところでは、次のような方法がもっとも理想に近いのではないかと思われる。脳のすべての領域にわたって、演算を実行する神経細胞同士の隙間にグリア細胞が入り込んでいることはすでに述べた。グリア細胞は神経細胞に栄養を補給し、緩衝材および固定材の役割を果している。そこで、このグリア細胞の遺伝子に新しい機能を付与する。すなわち、グリア細胞同士が、胎児の発生から誕生、大量の神経細胞のアポトーシスによる基本配線の完成からその変化までを完全にモニターし、記録するニューロ・コンピュータ・ネットワークを形成するように仕組んでいくのである。いわば、脳の中に、脳内プログラム言語を記録・翻訳できるもう一つの入れ子になった脳、あるいは「鏡像脳」を作るのである。

鏡像脳は、その人間ただ一人の脳内に形成されて行くすべてのプログラムに対応し、それ自体が外部のネットワークと脳を結ぶインターフェイスとして機能する。グリア細胞自体が特定の神経細胞を発火させたり鎮静化させたりできれば、外部からどのような情報の入力も可能である。「鏡像脳」を生まれた時から搭載した人間は、その分酸素とグルコースをよけいに消費しなければならないが、脳内の配線がほぼ固定され、物心がついた頃から、ネットワークと脳を自在に連接し、ネットワークの到達するところ、どこへでも自由に意識を拡張したり、膨大な情報を直接脳に入力することができるようになる。このような人間にとっては、自分が生まれついた肉体それ自体も、生身の肉体の感覚を通じて外界と接触するためのインターフェイス・ユニットの一つにすぎない。それが老化し、インターフェイス・ユニットとしての機能が低下すれば、さっさとそのユニットを脱ぎ捨て、より広大で、より多様かつ高精度な無数のインターフェイスを持つネットワーク世界に引っ越せばいい。生身の肉体が必要になった時には、レンタル・ボディに自分自身をダウンロードすればいいだけの話である。

鏡像脳はそれ自体、今日のいかなるコンピュータも及ばない高速・大容量のバイオ・コンピュータである。そのハードウエアは、本来ヒトの脳内に存在する物質のみで作られ、人体への親和性は極めて高く、その稼働にあたって必要とするのはグルコースと酸素だけで、今日のコンピュータのように膨大な廃熱を出すこともない。何らかの理由で損傷した部位は自律的に再生・補修がきく。神経細胞のように、細胞一個が一演算素子として作用するのではなく、細胞内に大量のデータを蓄え、細胞内で大規模な演算を実行できる。仮にDNAのヌクレオチド一分子（塩基一個＋五炭糖一個＋リン酸塩一個）一個で文字一つをコード化するとすれば、一ゲノム分のDNAで六ギガビットの情報が蓄えられる。

もちろん、細胞本来のゲノムには手をつけず、メモリー専用のDNAを別に増設すれば、まだ

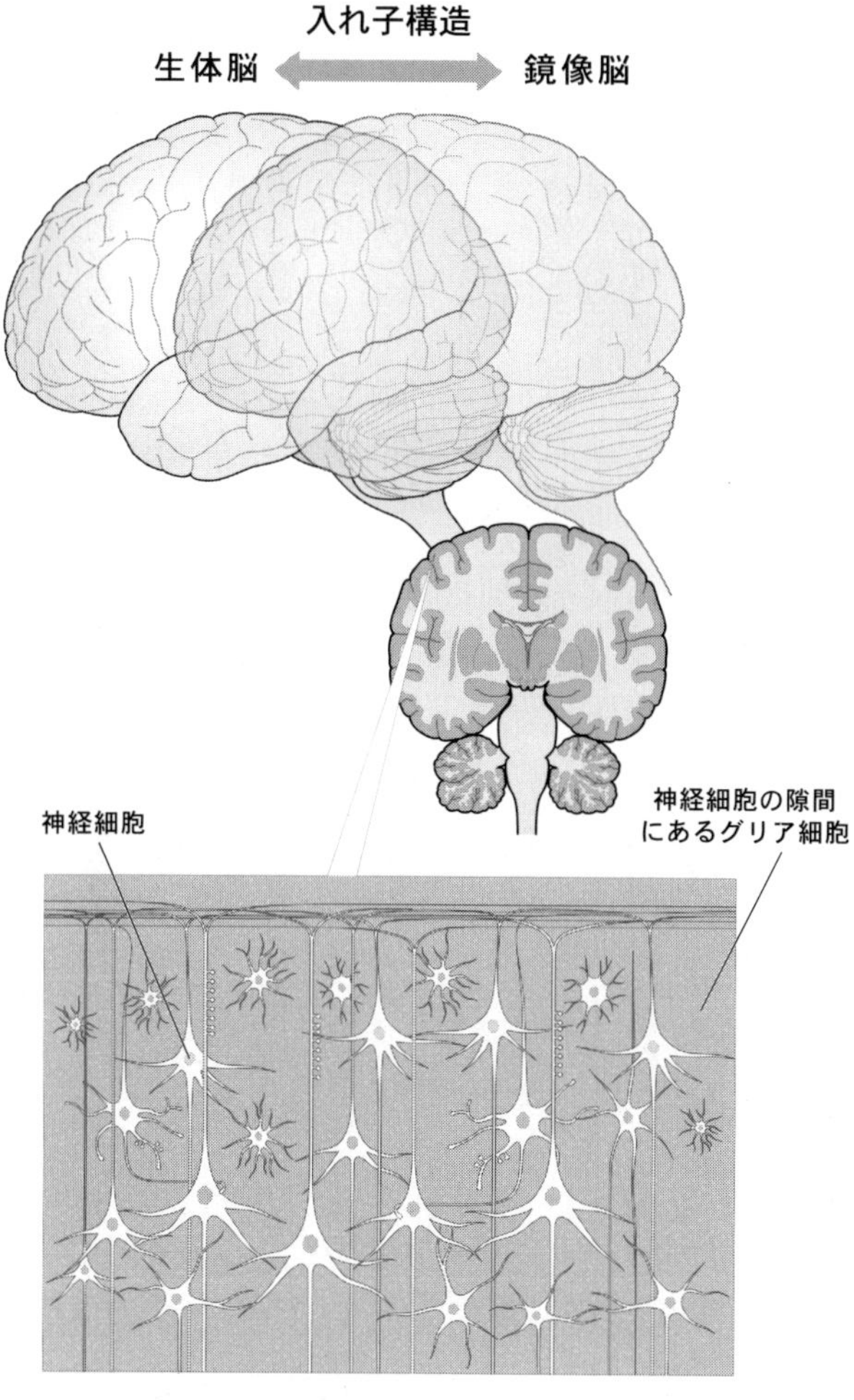
入れ子構造
生体脳
鏡像脳
神経細胞
神経細胞の隙間
にあるグリア細胞
グリア細胞に神経細胞を完全に
モニターさせ、鏡像脳とする。

【図解・鏡像脳イメージ】

まだ容量を増やすことも可能である。コマンドを実行するのは化学反応だから、電子コンピュータよりはずっと作動速度が遅いが、その分を数で補うことができる。一コマンドを実行するのに一〇〇秒としても、一細胞内で一〇〇秒ごとに六〇〇〇万回の演算が実行できる。こんな細胞が数百億も脳内に浸透し、それぞれが連携して超並列処理を行うとしたら、どれほどの仕事ができるか考えていただきたい。鏡像脳を生まれつきビルト・インされた人間は、わざわざ暗記などしなくとも、円周率をリアルタイムで計算しながら無限に唱えつづけることだってできるだろうし、通常の公開鍵暗号など簡単に破る天才ハッカーにもなれるだろう。

こうして、ヒトとコンピュータの間の壁がなし崩しに無化されてしまった時、いよいよわれわれは真の意味での不死の存在へと進化をとげるのである。

意識の完全移植は可能か？

さて、いずれ何らかの方法により、ある瞬間の脳の内部状態がすべて記録され、コンピュータ・シミュレーションとして再現されたとしよう。

その技術的可能性もさることながら、ここでわれわれが何よりも知りたいのは、そうしてコンピュータの中に再生されらた自分が、なお自分としての意識の連続性を保っていられるかどうか、というその一点である。

それをあまり重要な問題と考えない人だって、もちろん中にはいるだろう。それを言いだせば、われわれは毎晩眠ると同時に意識を失っている。あくる朝目覚めた自分は、昨夜までのことを鮮明に覚えてはいるが、そういう自分が昨夜までの自分と本当に同じ人格の連続したものかどうか、正面きって尋ねられたら、絶対にそうだと自信をもって答えられる人は案外少ないかも知れない。そうでなくとも、人間は少しずつ過去の記憶を失い、新しい記憶を上書きし、昨年、五年前、一〇年前の自分とは明らかに別個の記憶を持った人格となり果てているのである。脳の神経細胞が一個死ねば、その細胞が係わっていた記憶は永久に失われる。厳密に言えば、眠っている間にも神経細胞は死んでいるはずだから、すでに昨夜の自分と今朝の自分は微妙なバージョン違いなのである。

そう考えれば、ヴァーチャル世界において目覚める自分が、なおも自己としてのアイデンティティを保ち続けているかどうか、あまり悩んでも仕方がないかも知れない。だが、そうは言っても、自己が自己であるという連続性に執着するのも人間の本性であり、今の自分が、明日もまた自分でありたいと願う心性をも含めて、そっくりそのまま生身の肉体からコンピュータの中に引っ越せなければ、誰もそんなものを望まないだろう。それでは単に、死んだ後、記録してあった一人の人間の記憶を機械的に再生するにすぎない。人格は単なる記憶のストックではなく、その上に長年かかって築き上げられた固有の情報処理パターンの総和であり、新たな入力に対して返ってくるその独特の処理パターンの結果を見て、周囲の人間はそこに当人の個性を見いだすのである。本人自身も周囲も、確かに当人が生身の肉体からコンピュータの中に移動した、と認められれば、この技術は完成したことになる。

しかし、そうすると、人格ダウンロードを成功させるには、脳内のどこかに実在し、活動している「意識」なるものを完全にスキャンし、記録し、ある瞬間の意識の状態を完璧に再現できることが絶対必須の条件となってくる。

では、そもそも意識とは何か？　それは脳のどの部分のどういう働きによって生起するものなのか？　われわれが将来持つであろう脳のスキャニング技術の空間的・時間的分解能で、それは完全に捕らえ得るものなのか？

残念ながら、ここで意識の本質について十分な議論をしている余裕はとうていないし、意識に関する研究の歴史を概観するだけでも、本書の数倍の紙数を要するだろう。ただ、近年の脳科学研究者で、意識や心の問題に迫ろうとするほぼすべての人が、この問題の鍵をにぎると見なしている中心概念（あるいは流行り物）が一つあるとすれば、それは「クオリア（感覚質）」とよばれるものである。

クオリアのメカニズムは解明できるか

これは、一九九〇年、アリゾナ大学の心理学者デヴィッド・チャーマーズによって提唱された概念で、その名はラテン語の「質」を意味する（英語のQualityと同源）言葉に由来する。具体的にはどういうものかというと、それは、われわれが何らかの事物のイメージを心に思い浮かべた時に感じる、その事物にともなうさまざまな質感のことである。

例えば、人間とロボットが同じ一輪の赤いバラを眺めたとする。ロボットは、光学系でとらえたその映像をＣＣＤで画素に分解し、各画素の色調や明るさのデータをデジタル信号に変換してコンピュータに送る。コンピュータは、メモリーと照合し、色や花の輪郭、花弁の形状などが合致するものを探して、これはバラであると判断する。バラとはあくまでも画像データのフォルダの内、一連の特徴が一致するファイルの名称にすぎない。しかし、人間はバラを目にし、それがバラであると認識した瞬間、バラのぽってりしたビロードのような花弁の手ざわり、花のゴージャスな量感、その馥郁（ふくいく）たる甘い香り、刺（とげ）の鋭い痛み、さらにはそこから連想されるさまざまな情感などを一気に脳内に充満させることができる。たとえ目の前に実物がなくとも、「猫」とか「醤油ラーメン」とか「夕焼け空」とかいった単語の刺激を与えられただけで、その事物をありありと、何らかの感情と質感をともなって脳裏に再現することができる。この質感がクオリアである。

われわれが世界を認識する時、それを純粋なデータの羅列として見ているわけでは決してない。具体的なイメージには必ず具体的なクオリアがともなわれる。世界をクオリアの連続として認識している主体がつまり意識である。これは脳に固有の機能とされ、コンピュータには決して持ちえないものだ、と誰もが考えている。そして、クオリアこそ、物質で構成された物理世界と意識との間をつなぐもっとも重要なリンクであり、クオリアの本質を解明することによって——つまり、それが脳内でどのように発生しているかを解明することによって、自ずから意識とは何かも解明できる、とされている。

しかし、ここにおいて、研究者たちの基本的なスタンスの違いが浮かび上がってくる。

本来チャーマーズ自身、クオリアの生成機序を、脳内の神経細胞の機能の一種に還元できるとは考えておらず、それは現代科学の枠内で完全に理解することがそもそも不可能なものである、としている。事実上の心身二元論と言っていい。後にもこの話題にはもう一度触れざるをえないが、現代脳科学の歴史の上で、主導的な役割を果たした研究者たちの内の驚くほど多く、例えばジョン・エックルス、ワイルダー・ペンフィールド、ロジャー・スペリーなどが、一度は心身二元論に走り、あるいは一生そちら側に座標軸を移したまま亡くなっている。そして、クオリアが現代科学で解明不可能なものである以上、科学で意識の問題を解明しようという試みそのものがナンセンスであると主張する人々もいる。

だが、一方で、クオリアもまた神経細胞の活動によって生起する物理現象の一種に他ならず、いずれ必ず意識は一連の物理法則にもとづく過程として書き下され、完全に解明されるであろうと考える人も少なくない。

意識の物理的基盤をめぐる対立

クオリアの物理的基盤についての研究は、いまだ始まってすらいないというのが実情だが、物理学的脳科学側からのアプローチで、クオリア、あるいは意識の生成過程に迫るための攻め口はどちらの方向にあるのだろう?

脳科学が意識や心の問題と本格的に向き合い始めたのはほんのここ十数年の話で、具体的なその攻め口を示した人はまだほとんどおらず、いたとしても、今のところはそれを実証しようにもまるで手のつけようもない、単なる提案の段階にとどまっている。

例えば、イギリスの物理学者ロジャー・ペンローズは、意識の生成には量子力学的メカニズムが不可分に係わっていると主張している。量子力学の基本的テーゼによれば、この宇宙のすべての事象は、きわめてミクロなレベルでは不確定性原理に支配されており、その位置も、運動も、エネルギーも、あらゆる物理状態を確率的にしか記述することができない。マクロなレベルでわれわれが世界を確固たる実体として認識しているのは、われわれがその事象を観測し、実際には確率的な存在でしかない対象を、ある特定の状態に「収束」させているからに他ならない。宇宙のすべては、観測者を内包することによって、初めて一つの時間線上に収束し、固有の内部状態と歴史を持つようになる。

すなわち、意識と宇宙とは入れ子の状態になっており、観測者が宇宙を観測する主体、つまり本人の意識がある一つの状態を確定することにより、宇宙はその観測者を内包できる状態に収束し、初めて観測者はその宇宙に存在し得るのである。この循環理論は、宇宙がなぜ存在するかという科学哲学の根源につながるものだが、この際それはひとまず置いて、ペンローズの主張に話を戻そう。彼の理論では、意識とは、個々の神経細胞内の「マイクロチューブル」と呼ばれる構造、さらには、その構成要素である「チューブリン」と呼ばれるタンパク質のサブユニットの中で生成される量子論的な「重ね合わせ」（確率的にあり得る無数の状態の重なった広がり）が、一つの状態に収束していくことによって生じるという。

これ自体は非常に興味深い仮説であり、これによって、意識の重要な属性のいくつかが説明できるともされるが、今のところこの理論は純粋に数学と理論物理から導き出された予測にすぎず、実験的に何ひとつ裏付けがとれたわけではない。そもそも、なぜチューブリン内で波動関数の収束が起こるのか、という点について、ペンローズは、いまだ完成していない現代物理学の究極の課題、すなわち量子力学と一般相対性理論を統合する「量子重力理論」によってのみそのメカニズムを記述できるとしており、これはつまり、今の段階でこの仮説をどうひねくり回しても無意味、と自分で言っているに等しい。

だいたい、もしこの仮説が正しいとすれば、われわれにとっては非常に困ったことになる。不確定性原理にもとづき、われわれは、ある瞬間における量子のすべての状態を正確に観測することとは本質的に不可能である。何らかの情報を確定しようとすれば、必ずそれ以外の情報が不確定

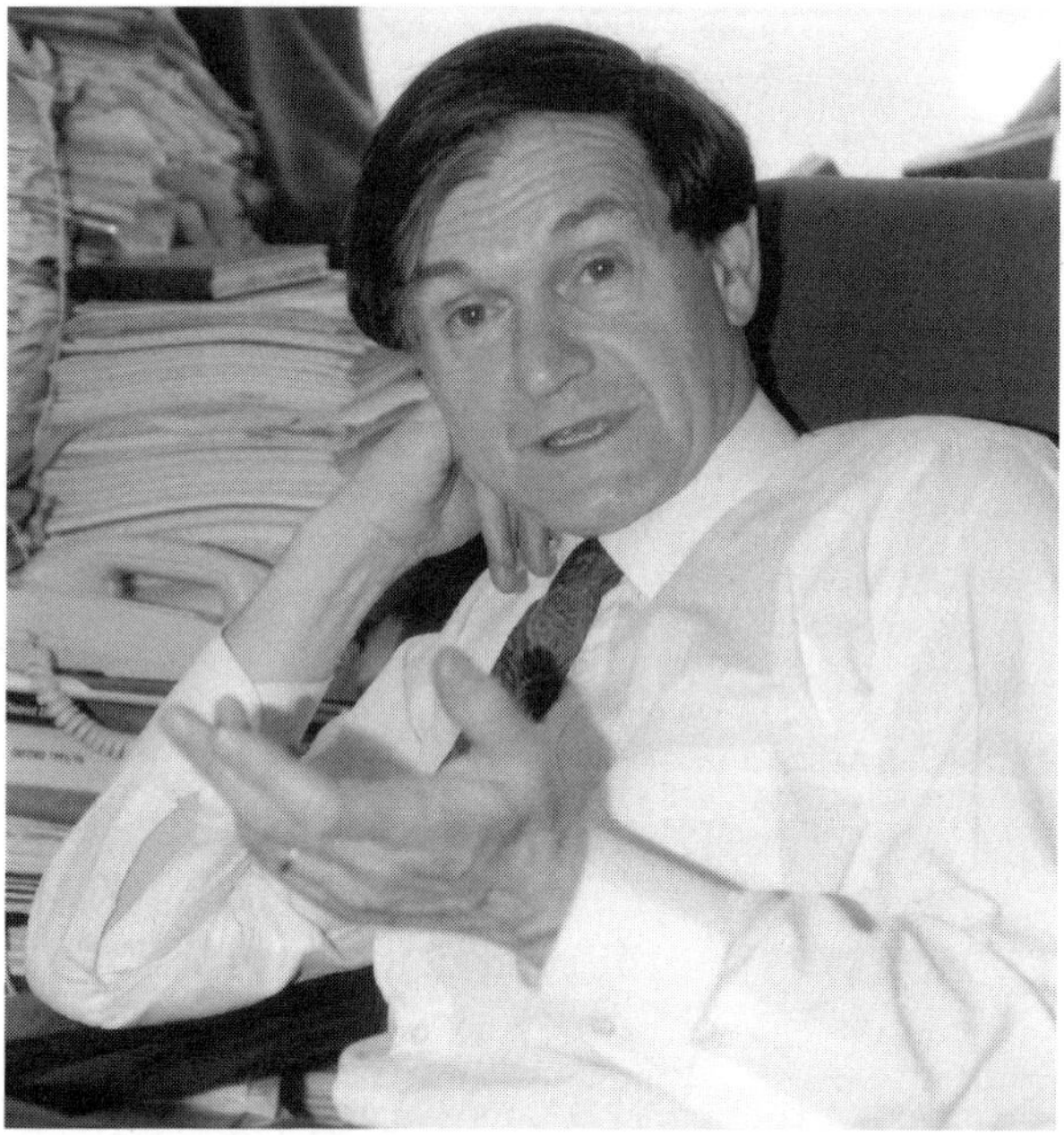

ロジャー・ペンローズ（写真提供：矢沢サイエンスオフィス）

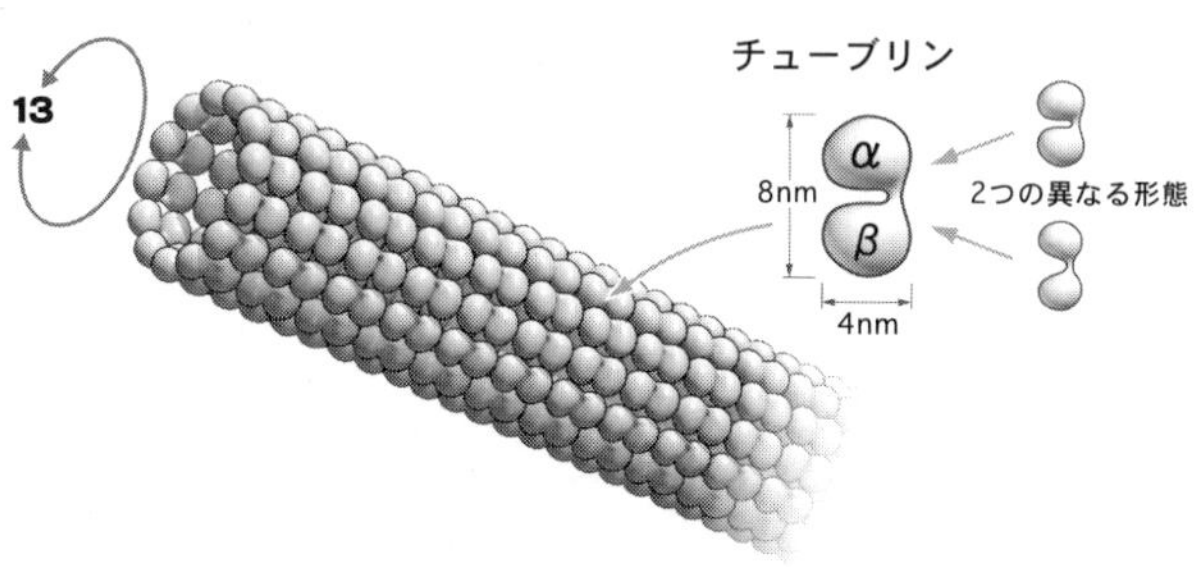

マイクロチューブルの構造（Shadows of the Mindより）
マイクロチューブルは直径25nmの中空の円筒構造をしており、チューブリンからなる13個のサブユニットで構成されている。8nmの大きさのチューブリンはα、βという2個の分子からなり、それは2つの異なる状態の量子的重ね合わせをなす。

となる。しかも、ミクロの領域に入り込めば入り込むほど、その不確定性は増大して行く。たとえ、ただ一個のチューブリンのみに観測の目を絞り込んでも、ある瞬間のチューブリン分子の量子状態を確定的に観測することはできない。ましてや、この場合の観測対象は脳全体に及ぶのである。仮に、瞬間的に脳全体の分子の三次元的配置をスキャンし、記録するような未来技術が完成したとしても（少なくとも電磁気的なスキャニング法はここでは使えない。恐らく瞬時に脳はゆであがるか灰になる）、ペンローズの主張が事実なら、その情報から再構築された脳は、オリジナルの脳のメモリーをコピーしただけの単なるデータベースとなり果て、その人間を特定個人たらしめているキャラクターはすべて失われているだろう。

だが、これで悲観するのはまだ早い。ペンローズの仮説は、今のところそれを裏付ける物証の何一つない、思いつき以上のものではない。これを一方の極とするならば、もう一方の極には、意識をあくまでも脳内の神経細胞の活動の一環、それも、ひょっとすると脳の局限された領域で、一個のサブルーチンとして走っているだけの小さなプログラムにすぎないと考える人々もいる。そして、実は近年、この仮説を強力にサポートすると見られるいくつかの興味深い知見が得られているのである。

ここで、少し話はさかのぼるが、先ほど、著名な脳科学者の多くが心身二元論、すなわち脳と意識は別物であるという主張に傾いた、ということに触れた。

かつて、脳の活動を計測する技術が未熟であった頃、脳を研究する上では、何らかの事故で脳に損傷を負った患者を治療する際に、たまたま得られた知見だけがその唯一の手掛かりであった。何しろ相手は生きたヒトの脳だから、うかつに手をつけることは許されない。その中で、手さぐり状態で脳に挑んでいた人々が、脳のあまりにも高度で神秘的な機能の一端をかいま見て、脳の外側に脳のハードウエアを支配する非物質的な存在を想定せざるを得なかったのもわからないではない。

その中でも、ひときわディープな主張を、本人なりに（そして、当時の計測技術の制度の許すかぎり）裏付けのある推論にもとづいて展開したのが、オーストラリアの脳科学者ジョン・エックルスであった。

エックルスの名は、脳科学に少しでも興味のある方なら、抑制性シナプス（神経細胞の興奮を抑制するように働くシナプス）を発見して一九六三年度のノーベル医学・生理学賞を受賞した人物としてご記憶のことだろう。本来エックルスはきわめて即物的な脳機能の解明を志していたが、やがて、脳というもののあまりにも巧妙で複雑な仕組みを目にする内に、これはとうてい物理学や化学の用語に還元して理解できるようなものではない、という考えを抱くようになり、一九七〇年代には、完全な心身二元論を唱えるようになる。

その彼がもっとも注目したのは、肉体の随意運動に際して、脳のどの領域がいつ活動するか、という問題だった。一九六〇年代から七〇年代にかけ、脳の機能の局在性を実験的に確かめる研究が各国でさかんに行われた。脳に微小な電極を埋め込んだり、微量の放射線トレーサーをつけたブドウ糖を注入したりする方法で、脳のどこで活動が活発化しているのかをリアルタイムで計測できるようになったため、この分野の研究が急速に進展したのである。そして、それらの成果の中から浮上してきたのが、左右の脳半球の頭頂部にある「補足運動野（Supplementaly Motor Area＝ＳＭＡ）」と呼ばれる領域の機能に関する問題である。

補足運動野は、一九四三年、カナダの脳外科医ワイルダー・ペンフィールドによって発見された。ペンフィールドもまた、脳機能の局在性を発見して現代脳科学の基礎を築くとともに、後には心身二元論に転向した研究者である。ペンフィールドの時代には、局部麻酔による脳の手術中に、患者の脳の一部に電流を流して何が起こるかを直接患者の口から聞き出すという、今の日本では考えられないような実験が許されており、このおかげで、脳の特定部位の刺激が特定の記憶や行動に対応していることが判明したのである。

しかし、補足運動野がいったいどのような機能を担っているのかは、その後も長らく不明のままだった。ここに重要なヒントがもたらされたのは一九七九年のことである。この年、オーストラリアのモナシュ大学のロバート・ポーターとコビー・ブリンクマンは、サルの脳の各部位に微小な電極を埋め込んだ上で、サルが自分で好きな時にレバーを動かして餌を給餌器から出せるようにした。そして、手を動かすという随意運動にともなって脳のどの部分が活動するかを観察したところ、直接手の動きを支配する運動野の神経細胞群よりも〇・一秒ほど先に、まず補足運動野が活性化することが明らかとなった。この時、どちらの手を使うかには関わりなく、左右の補足運動野の細胞群の内の八〇％は手の運動に関連して、その直前に活動し、二〇％は足や胴体の動きに先立って活動した。しかし、いずれにせよ補足運動野が現実の運動を支配する領域より先に動く事だけは確かである。

さらにその翌年、コペンハーゲンのリグス病院のニールス・ラッセンらのチームは、ヒトにおいても同様に、補足運動野が実際の運動に先立って活性化するという事実を見いだした。彼らは、キセノンの放射性同位体を混ぜた生理食塩水を脳の血管に注入し、脳の周囲をシンチレーション・カウンターと呼ばれる放射線の検出器で取り巻いた上で、被験者に随意運動を行わせた。この方法では、放射性物質が脳内の特定の部位に集中したと判明するまで四〇秒ほどのタイム・ラグがあるため、どうしても時間分解能の点で十分な精度があるとはいいにくいが、それでも、これによって、やはりヒトにおいても補足運動野の活性化に実際の運動が続くことはたしかめられた。

エックルスはこれらの実験データをもとに、一九八四年、米ジョージタウン大学の心理学者ダニエル・ロビンソンとともに一冊の本を著した（実際には、右記大学で行われた連続講演の内容をまとめたものである）。この著作『心は脳を超える　人間存在の不思議』（大村裕・山川宏・雨宮一郎訳　紀伊國屋書店　一九八九年）の中で、エックルスは、すべての随意運動に先立って補足運動野が活性化するのは、この部位こそ脳と脳の上位にある「心」とを物理的に結ぶ接点であるからに他ならず、意識の主体である心はこの接点を通じてすべての意思を創発し、肉体を支配するのだと主張した。これが事実であるなら、もはや心身二元論は実証科学の領域に入り込んできたことになる。

ところが、まさにエックルスらが自らの勝利を確信しつつあった頃、それを根底から引っ繰り返すような驚くべき発見がなされていたのだった。

自由意志は幻想にすぎない?

ポーターとブリンクマンによる報告が発表されてからわずか四年後の一九八三年(ただし、実験は一九七〇年代から行われていた)、カリフォルニア大学サンフランシスコ校医療センターのベンジャミン・リベットは、次のようなデータを発表した。

リベットらのチームは、本人の同意を得て、脳外科手術を受ける患者の補足運動野と、指の運動を支配する運動野の中の特定の細胞群に電極をとりつけた。そして、本人が「指を動かそう」と考えてから実際に指が動くまでの間の神経活動をすべて記録した。

ふつう、われわれが考えるところでは、いかなる随意運動でも、まず人間の意思が立ち上がり、「指を動かせ」という指令が発せられる。その後、脳の特定の部位でそれが実行に移され、神経系を通じて指が実際に動く。この時、指を動かす運動野の領域では、意思信号を受信すると、それを実行する前に「準備電位」という弱い電流が生じる。これは無意識に行われるウォーミング・アップと考えてよい。すなわち、「意識による命令」→「無意識によるウォーミング・アップ」→「随意運動」という流れになる。あるいは、なるはずである。

しかし、その実験結果はまったく予想をくつがえすものだった。どのように実験を繰り返しても、本人が何かを実行しようという意識を持つ〇・五五秒前に、すでにその行為のための準備電位が生じていたのである。

これよりも前、すでにリベットらは、別の実験で、どうやら人間は意識的に何かを実行するよりも先に、脳はそのための準備をスタートさせているらしいことをつかんでいた。この実験では、「ヴントの複雑時計」と呼ばれる仕掛けが用いられた。つまり、時計の秒針のように、しかしそれよりずっと早く、一目盛り〇・二秒で円周上を動いて行く光点を被験者に見せ、本人が好きな時に指を動かしてもらう。この時、「自分が指を動かそうと思った瞬間」光点がどこにあったかを記憶しておいてもらい、実際に指が動いた瞬間との間のタイム・ラグを計測する。さらに、被験者の脳波を測り、準備電位が生じた瞬間をも記録する。だが、こうして、何人もの学生ボランティアを対象にデータを集めたところ、その全員において、まず行動の〇・五五秒前に準備電位が起こり、〇・二秒前に本人の意識が生じ、最後に行動そのものが起こり、その順序は変わらなかった。脳に直接電極を埋め込んだ先の実験は、その決定版と言えるものである。

ヒトの意識は、行動に先立って生じ、行動を肉体に命じるのではない。実は意識は肉体の後を追って生じるものでありながら、本人はその事に気づかず、自分が肉体を支配していると勝手に自負しているにすぎない。すなわち、意識（これを自我とも心とも、お好みなら魂と呼んでも同じことだが）とは肉体に従属する一つの機能にすぎず、われわれ自身が肉体に（脳にも）超越すると信じているところの主体、この「我」は幻想の産物である、という可能性が一気に浮上してきたのである。

この発見の衝撃があまりにも大きすぎたのか、リベットの発表からしばらく、学界全体の反応はごく鈍いものだった。いち早く、人間の自由意志などという概念は幻想にすぎないのか、というコメントを発した哲学者もいたが、脳科学の研究者たちの間にこの事実がじわじわとボディ・ブローのように浸透し、これを自らの手で検証しようという人々が活動を開始したのは一九九〇年代に入ってからのことである。この驚くべき新知見を、恐らくもっとも早く一般向けのチャンネルに、体系的に紹介したのは、デンマークの科学ジャーナリスト、トール・ノーレットランダーシュであった。彼は、一九九一年の著書『ユーザー・イリュージョン――意識という幻想』（柴田裕之訳　紀伊國屋書店）の中で、人間が意識を実在するものと考えるのは、あたかもコンピュータのモニター上に並ぶアイコンを、実際そこにそのような機能を持つ実体が存在しているかのように思い込むのと同様の錯覚にすぎない、「使用者の思い込み（ユーザー・イリュージョン）」であると喝破した。そして、時とともに、それに賛同する研究者が次々に現れてきたのである。

一九九六年、奈良のＡＴＲ人間情報通信研究所の川人光男は、著書『脳の計算理論』（産業図書）の中で、脳のすべての機能は、意識も含めて、すべてニューラル・ネットワーク、すなわち可塑性を持つ神経細胞ネットワークの作用機序に還元して記述でき、心とは脳の物理的機能の一つに他ならないという主張を展開した。

一九九九年、カリフォルニア工科大学の下條信輔らは、脳の視覚野の一部に外部から磁場をかけて神経細胞の活動を阻害し、視野の中に大きな人工の盲点を作る実験を行った。この状態で、次々に異なった色を見せて行くと、脳が実際に行っている知覚活動と、意識とのタイム・ラグにより、盲点になって何も色が見えないはずの部分に、「次にくるはずの」色が写ることを発見した。これもまた、意識が脳による情報処理の後で生じることの重要な物証とされる。

二〇〇四年には、慶応大学の前野隆司も、著書『脳はなぜ「心」を作ったのか「私」の謎を解く受動意識仮説』（筑摩書房）において、これらの論考を踏まえつつ、ロボットの中に心を人工的につくり出すことも技術的に可能であること、最終的にはヒトもロボットも動物も、心を持つという点において平等の存在になり得ることを主張した。

「魂」は脳のサブルーチンである

これらの動きに加えて、二〇〇二年、意識（＝心・魂）が脳の中の一個のサブ・ルーチン、それも比較的小規模なサブ・ルーチンにすぎないであろうことを示唆する、思いがけない方面からの新しい物証が現れた。

同年九月、ジュネーブのジュネーブ大学・ローザンヌ大学病院のオラフ・ブランケらのチームは、人間にいわゆる『幽体離脱（OBE ＝Out of Body Experience）』を起こさせる脳の領域を発見したと発表した。

同チームは、一一年間てんかんの発作に悩まされている四三歳の女性患者に、治療の一環として、その右脳半球側面に広範囲に微小電極を埋め込む手術を行った。ところが、手術後、右脳後頭部の「角回」と呼ばれる領域の電極の一つに電流を流したところ、患者に幽体離脱が起こり、患者はベッドの上の中空から横たわった自分自身の体を見ている（ただし、足と下半身しか見えない。この時患者の上体は四五度の角度で起こされていた）と語り、また、腕を上げるよう医師に指示されると、あたかも空中にいる自分に下からパンチが繰り出されたかのように感じた。さまざまに条件を変えて実験を繰り返したが、そのすべてにおいて、患者は体の外から自分を観察するもう一人の自分を体感した。

ブランケらの推測では、角回とは、視覚系からの入力と、体全体の「身体感覚」を統合し、一まとまりの「自分」という意識を持たせる、あるいは、身体のイメージを脳内に作り上げる機能を担う領域であり、ここに何らかの刺激を加えたり障害が起きると、その機能が阻害されて、幽体離脱という現象が起こるらしい。

心身二元論の重要な証拠として、古来数多くの幽体離脱体験、あるいは臨死体験が報告され、

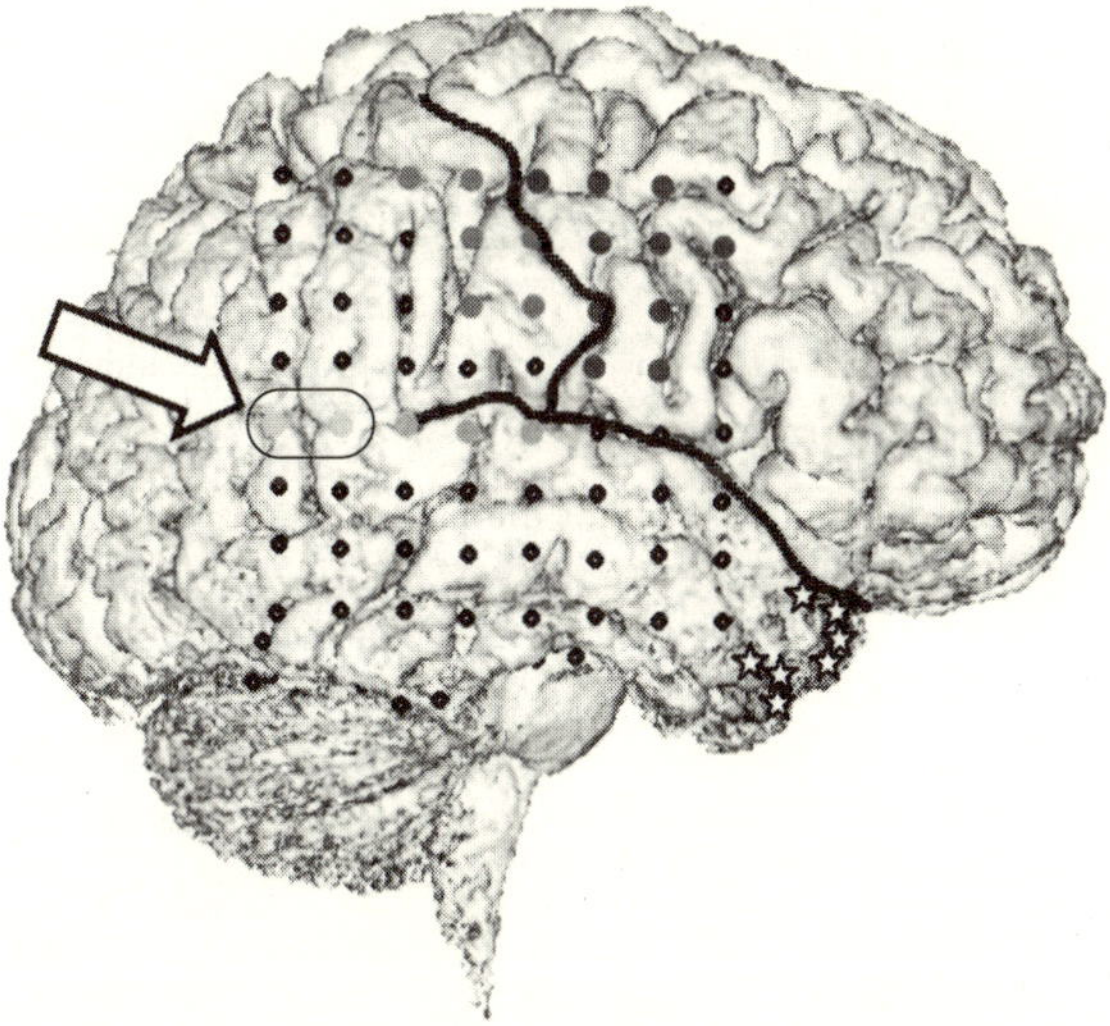

幽体離脱を起こさせる脳の右半球の領域（○で囲んだ部位）
Reprinted with permission from Nature Vol.419 19 September 2002
Copyright : Macmillan Magazines Ltd.

近年でも、大幅に慎重さを欠いたスタンスで、あたかも霊魂の存在を暗示するかのように臨死体験を扱った書籍や論考も数多く出回っている。しかし、この実験結果からするかぎり、脳の外にある意識をもった実体、という概念そのものが、脳のごく限られた領域の機能不全や過度の刺激による幻想に過ぎなかったことになる。今後、この方面の研究がさらに進展すれば、霊魂の存在を支持するあらゆる主張は完全に力を失い、解体され、脳の機能論に吸収される可能性は相当に大きいだろう。

結論として、われわれに今言えることはこうである。意識、心、魂などと呼ばれるもろもろの機能的実体とされるものは、実はどこにも存在せず、それらはすべて脳の中の一個のサブ・ルーチンが生み出すまったくの虚像にすぎないらしい。恐らくそれは、領域的にもかぎられた脳内のごく一部において生み出される感覚であり、当然、クオリアなどというものも、そのさらに下位にある脳機能の一つであると考えられる。

したがって、脳内の情報の完全ダウンロードとシミュレーションが可能になった時、そこに含まれる「自分」という意識の主体も必然的にダウンロードされ、意識は連続性を保ったままコンピュータ内部に再現されるに違いない。もはやその点において心配することは何もないだろう。さらには、将来われわれは人工的な人格を完全に備えたロボットや、コンピュータ内部で合成するシミュレーション人格も生み出せるだろう。肉体から解放され、コンピュータ内部で不死の存在に転生した人格も、最初からシミュレーションとして作られた人工人格も、法的な人権を認められ、人間の定義は、ある大規模な複合情報ユニットが蓄積した経験的記憶と、それを統合する特定のくせを持つ人格サブ・ルーチンの組み合わせ、といった所に落ちつくだろう。

そうとなれば、もはや人間存在の不死化をはばむ原理的障害要因はすべて存在しなくなったわけである。今後の研究課題は、具体的な人格サブ・ルーチンの構造とメカニズムの解析、なぜ、いつ頃そのような機能が人間に宿るようになったか、という問題の追求などに絞られてくる。特に後者は進化史的な観点から非常に興味深い。人格という幻想を脳が持つことは、守るべき自分、生きつづけたいと願う自分という基本プログラムを肉体（＝遺伝子増幅装置）が持つということだから、意識の生成は進化史的な必然性があったと考えられる。それはヒトにかぎらず、多くの動物でも同じことだ。したがって、意識というものは、進化史上、ある程度以上複雑な脳を持った者にはすでに備わっており、高等哺乳類などはわれわれと同等の意識を持つ可能性が高い。

意識はいつ脳に宿ったか

他方、意識という機能は、脳の進化の中でもよほど最近になってから付け加えられたまったくの新参者であると考える研究者もある。プリンストン大学のジュリアン・ジェインズによれば、古代人は自己を客観視し、内省によって自己をさぐるという近代的な意味での思考（自己の追求）を行っておらず、右脳の発する創発的な思考内容を、「神の声」としてとらえていたという。しかし、紀元前千数百年頃に全世界を襲った何らかの天変地異の際、極度の環境悪化による過負荷から、脳はジェインズの言うこの「二房性の心」の状態を自ら打ち破り、初めてその創造性を自由に発揮できるようになったという。この説によれば、古代メソポタミア、インダス、エジプトなどの文明の創設者たちは皆意識を持たず、神のお告げだけであの文明を築いたことになる。この、古代の天変地異というあたりからして、すでに典型的なオカルト理論の臭いがする。

ノーレットランダーシュにいたってはもっと極端で、一度はこうしてた目覚めた人間の意識も、紀元五世紀頃には再び消失してしまい（この仮説自体は彼自身のものではないが）、一〇世紀頃からまた発達し始めた。最終的に現代人が継続して意識を持つようになったのは、実に一九世紀以降のことであるという。しかし、にも係わらず、現代人はほんの数世代前の祖先がそもそも意識など持たなかったという事も忘れ果て、自分たちはこれまでずっと意識によって世界と対峙してきたと考えているのである（したがって、紫式部は『源氏物語』を、清少納言は『枕草子』を無意識の内に自動筆記的に書いたのだろう）。

しかし、このような議論もいずれは必ず終息し、意識の起源についても決定的な答えがでるようになるだろう。なぜなら、われわれが今目指している未来像は、ヒトの脳がどのように進化し、成長してきたか、系統発生・個体発生のどの段階で意識がどのように脳に宿るのか、それもすべてシミュレーションできることを大前提としているからである。

コンピュータ内の「真の」生命

われわれは、いずれ、コンピュータ内部に人格のすべてを完全に再現され、その世界において、自分が望むかぎり永遠の存在として生きつづけることになるだろう。原理的に、それを否定する根拠がもはや失われたと考えられる以上、今度はそうならないことを否定するのは困難である。禁止か強制か、という、自然科学のすべてに共通する二者択一の原則はここでも作用するだろう。

人格の完全なダウンロードが可能であるなら、そこから先の技術的課題、すなわちそれをコンピュータ内部で生かしつづけることなど、ずっとたやすい仕事に違いない。

コンピュータ内部で、一連のプログラムに生命を模倣した活動を行わせる研究は、それこそ近代コンピュータの歴史の黎明期である一九五〇年代から始まっていたが、挙動のみを生物的に見せかけるゲームのキャラクターのような代物ではなく、それ自身がちゃんと自前の遺伝子と細胞質を持ち、文字通りコンピュータ内に再構築された自然生命のシミュラクラとしてその活動を再現する、本格的な「人工生命」の研究が始まったのは、一九九六年のことである。

この年、慶応大学先端生命科学研究史の冨田勝教授らは、「E‐CELLプロジェクト」と呼ばれるきわめて野心的な計画を発足させた。これは、最終的に、一個の細胞の代謝をすべてシミュレーションすることを目標とするもので、このバーチャル細胞は完全なゲノムを持ち、そこから合成されるアミノ酸とタンパク質の働きを分子一つ一つごとに追尾・再現し、細胞が行うエネルギー代謝、膜輸送、DNAからRNA、リボソームへと続く情報の転写、複製など、あらゆる機能を生きた細胞と同じように実行できるものである。

当初、冨田教授らは、この時点で知られていたもっとも小さなゲノム（五八〇〇〇〇塩基対、遺伝子数四八〇）を持つマイコプラズマ菌（*Mycoplasma genitalium*）をバーチャライズの対象として選んだが、これでもなおシミュレーションの規模が大きすぎるため、さらにその中から菌の生存のために最小限必要な一二七個の遺伝子を選びだし、これでシミュレーションを行った。その結果、このバーチャル・マイコプラズマ菌は、細胞膜を通してグルコースを取り込み、それを分解して細胞内のエネルギー通貨であるATP（アデノシン三リン酸）を合成し、細胞膜を新たに作り、遺伝子を転写・翻訳するという、生きた細胞とまったく同じ機能を示して見せた。

これを踏み台として、同チームは一九九九年、ヒト・バーチャル赤血球を完成させ、続いてヒト心筋細胞、神経細胞など、他の細胞のバーチャル化も実現させた。さらに、慶応大学を中心に、米カリフォルニア大学、カナダのエドモントン大学、製薬会社グラクソ・スミスクライン社などが合同で、マイコプラズマの約一〇倍のゲノム量を持ち、はるかに複雑な生理機能を持つ大腸菌の完全なバーチャル化計画も二〇〇二年から始まった。この計画は、いちおう二〇二〇年の完成を目指してはいるが、すでにカナダ、オランダ、ロシアなどでも同様のバーチャル細胞開発計画が始まっており、ヒトゲノム計画がそうであったように、これが一気に世界のバイオ・サイエンス業界の大きなトレンドとなって、研究が爆発的に加速する可能性は高い。

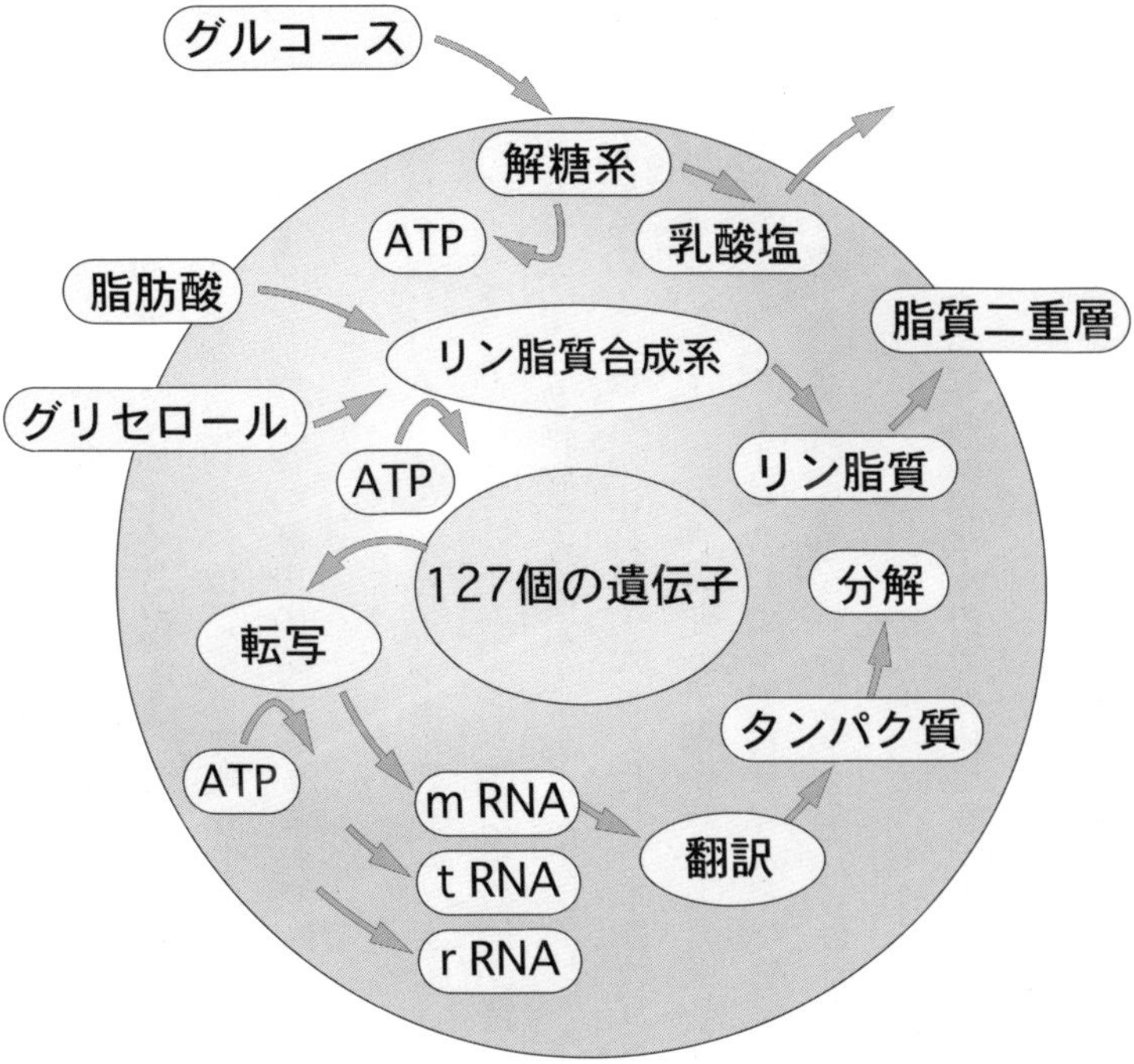

[最初のE-CELLの模式図]
最初にコンピュータ上で実行されたE-CELLのシミュレーションでは、127個の遺伝子がRNAに転写され、タンパク質が合成され、細胞の維持と生存に必要な最小限の過程が完全に再現された。

いずれ、そう遠くない将来（ひょっとしたらほんの数年以内に）、どこかの研究所のモニターの上で、さかんに餌を食い、活発な代謝を行い、DNAを複製していたバーチャル大腸菌が、分裂して二つの個体に分かれる瞬間が必ずやってくるだろう。その時、生命の歴史はまったく新しい次元に突入することとなる。すなわち、物質に依存する物理的生命の進化の果てに、物質の殻を脱ぎ捨て、情報だけで構成された情報生命の歴史の第一歩がこれで踏み出されたことになるのである。

やがて、バーチャル大腸菌の次にはバーチャル線虫が誕生し、バーチャルショウジョウバエ、バーチャルフグ、バーチャルラット、バーチャルチンパンジーがその後に続くだろう。バーチャル大腸菌の研究者たちの中には、すでに多細胞生物のバーチャル化を視野に入れている人もいる。そして、いつの日か、現在のものよりはるかに高速・大容量化した未来のコンピュータの中で発生を始めたバーチャル脳は、無数のシナプスを伸ばし、外部からの入力を受けて視覚や聴覚の処理機能を成熟させ、言語を習得し、アポトーシスによって大量の余分な配線を削除し、一個の人間として意識を持つに至るはずだ。物質の肉体からコンピュータ内へ転生をとげる最初の人間と、どちらが先になるかはわからない。しかし、こうなったら、どっちが先だろうと出自がどうあろうと本質的な違いはない。彼らはともに新しいヒトの形の体現者であり、ヒトの直系の後継者である。

生命の本質は物質にあるのではない。その精髄はあくまで、物質によって担われる情報の側にある。生命の自己複製機能は情報を増幅するためにあり、代謝機能は情報を複製するのに必要なエネルギーと物質を確保するためにある。ヒトの文化は情報を蓄積し、次の世代に継承する営みに他ならず、大脳の容量がいっぱいになると、ヒトは文字を発明し、絵を描き、写真や磁気メモリーや光ディスクを開発し、際限なく体の外に情報を蓄積してきた。その営みをとめどなく加速させてきた結果、ヒトはどのような環境の変化をもねじふせ、なみの生物なら簡単に絶滅してしまうような環境の激変をも強引に乗り越えるだけの力を獲得した。しかし、その一方で、ヒトの物理的要素の部分は、その維持だけのために地球を食いつぶし、地球と共倒れになる危険を日々増大させつつある。

ならば、ここらで一つ、生命や文明の本質についてじっくりと考え直し、そのもっとも本質的な部分以外をきれいにこそげ落とすことを真剣に検討してもいいのではないだろうか？　それによって、われわれはより永続的でさらに過酷な環境の変化にも耐えられ、しかもその維持運営に際して物理的にごくわずかな自然界への干渉しか必要としない生命形態、文明形態へと積極的に移行することが可能になるのである。

だが、その前に、ヒト一人分の完全なシミュレーション、あるいは現実世界と同等の情報密度を持った世界全体のシミュレーションを、本当にコンピュータの中に構築できるものだろうか、と今のわれわれは思わないではいられない。

ヒトの脳は、基本的にはパルス電流と化学反応によって演算を実行するアナログ・コンピュータである。その作動速度は、現在の汎用デジタル・コンピュータにくらべて著しく遅い。コンピュータの論理ゲートは、例えば一ギガヘルツの作動速度を持つ機種ならば一秒間に一ギガ回、つまり一〇億回の演算を実行できる。これをさらに並列に配列すれば、システム全体の能力はさらに飛躍的に大きくなる。二〇〇五年現在、世界最高速のウルコンである米ローレンス・リバーモア国立研究所の「ブルージーン／L」は、毎秒三六〇兆回の演算をこなし、NEC、日立製作所などが二〇一〇年の実用化を目標に開発中の機種は、毎秒一〇〇〇兆回の演算が可能である。一方、脳の演算素子にあたる神経細胞が入力を受けて発火し、パルス電流を発することができるのは、どんなに多くても一秒間に七～八〇〇回程度である。しかも素子と素子の間は直接結線されているわけではなく、素子同士の隙間は化学物質によってシグナルが物理的に受け渡される。

実際にヒトの脳の中で毎秒どれくらいの情報が処理されているのか、定量的に求めるのは容易ではないが、カール・セーガンは一九七五年の著書『エデンの恐竜』の中で、次のような試算を行っている。まず、ヒトの目の分解能は〇・〇四度で、目の瞬間視野角は二度である。したがって、ヒトの視野は二五〇〇画素で構成され、各画素ごとの色調を表すのに二〇ビット必要である。しかし、画像をスキャンするのに一〇秒を要するため、毎秒ごとの脳の視覚情報処理レートは五万ビットとなる。ヒトの外界からの情報入力は七〇％まで視覚に頼るとすれば、ヒトの脳の処理レートは毎秒一万ビット以下だろう。

むろんこれは、単に視覚情報処理系という一個のサブ・ルーチンを基準にした試算にすぎず、これ以外にどれほど意識によって把握されない脳内活動が行われているのか、知る由もない。もっとも、一方で、その意識自体が驚くほど帯域幅の狭い小規模なサブ・ルーチンにすぎないとする意見もある。ノーレットランダーシュによれば、意識の中で行われる情報処理レートは毎秒わずか四〇ビットほどにすぎないというが、それでは、小学生がプレステ2でRPGを楽しむことすら不可能だろう。

ともあれ、脳の個々の神経細胞は、コンピュータのハードウエアに比較すると、演算能力では圧倒的に分が悪い。

だが、にも関わらず、脳はシステム全体としては今なおコンピュータもはるかに及ばない能力を示すことができる。将棋のように、終盤に近づくにつれて逆に可能な指し手が急激に増えていくタイプのゲームでは、現在最強のソフトでもアマ四、五級の人間とようやく互角の勝負ができる程度の力しかもたないし、訪ねてきた知人の顔を瞬時に見分け、その用事まで推測するなどという芸当も、コンピュータには決して真似できない。

これは、ひとえに脳の持つ極端なまでの多重並列処理能力のなせる技である。コンピュータはプログラムの指し示す手順に従ってその内部状態を逐次変更して行くという基本構造を持ち、今でも数から言えば、全世界のほとんどすべてのコンピュータは、一度に一ステップという逐次処理型（フォン・ノイマン型）に属する。さすがに近年では、処理装置を多数並列させ、いっせいに分散処理を行うという方法がメイン・フレーム・マシンでは珍しくなり、また、多数の（大規模なものでは数百万台の）パソコンをネットでつないで分散処理を行わせる「グリッド・コンピューティング」もふつうに行われるようになった。しかし、それでも、脳がとりうる内部状態の量は、それを圧倒的に上回る。セーガンの試算によれば、脳の神経細胞が、それぞれシナプス連接を通じて他の神経細胞とつながり、構築するネットワークの状態数は、実に二の一〇兆乗にのぼるという。この数字を実感することのできる人間などどこにもいないことは確かだが、納得の行かない方は、ためしに筆算で二の一〇〇乗を計算してみるといい。

人格の完全なシミュレーションを行うということは、これだけの内部状態を一〇〇%完璧に再現し、現物と同じように作動させるということである。もちろん、それらの内、同時に作動しているものは全体のごくわずかにすぎないが、ヒトの人格の基盤となるのは、そのネットワークの中にしみ込み、いつどんな刺激で呼び起こされるかわからない全記憶である。本人も覚えていることを知らない記憶というのが、いったいどれくらい脳の中に蓄積されているのか、今のところはまるで見当もつかない。

ヒトそのものの完全シミュレーションとは、かくも難題なのである。まして、これはあくまで、たった一人の人間を対象とした場合の話にすぎない。われわれが目指すのは、数十億の人口を擁し、都市も人工物も、自然環境も、オリジナルの物質世界そのままに再現された世界全体のシミュレーターなのである。果して、現在のコンピュータ技術の延長線上に、それは本当に姿を現すのだろうか？

恐らく…いや、まず間違いなく、フォン・ノイマン型アーキテクチャの枠組みから完全に脱却できたとしても、それだけの容量と演算速度を、現在のコンピュータの子孫に求めることはかなり困難だろう。何か、原理的にまったく今日のコンピュータからかけ離れた超絶的な未来型マシンにその仕事は委ねられるに違いない。

このような話になると、まず多くの方が真先に思い浮かべるその有力候補が、いわゆる「量子コンピュータ」ということになるだろう。

意識の器としての量子コンピュータの可能性

現在のコンピュータの処理速度と容量を飛躍的に引き上げ続けてきた、集積回路の高密度化技術も、しだいに頭打ちの傾向を見せつつある。あまりにも回路を微細にすると、その回路上を流れる電子が、古典的な粒子としての姿をしだいに失い、不確定性原理にもとづいて、波としての性質を現し始めるのである。

電子が量子としての本性を現し始めると、従来の「電子計算機」には非常に困ったことになるが、逆に、量子特有の性質を積極的に利用すれば、これは非常に大きな可能性をコンピュータの未来にもたらしてくれるだろう。古典物理では、素粒子はあくまでも確固たる実体を持つ存在で、その位置も、運動も、エネルギーも、厳密に数字で示すことが可能である。しかし、量子力学的な観点からすれば、それらはいずれも確率的にしか表示することができない不確定なもので、決してそのすべてを同時に、確定的に観測することはできない。ある瞬間の素粒子の位置を厳密に特定すれば、その粒子がどちらに向かってどのように運動しているのかがまったく不明となり、運動のみを観測によって確定すれば、その粒子が今どこにあるのかがわからなくなる。量子力学では、素粒子などというものは単なる可能性の塊にすぎず、それを観測しようとしても、そこに見えるのはぼんやりと雲のようににじんだあいまいな存在のみである。観測の目を細かくすればするほどその不確定性は増大し、ついに「プランク長さ」と呼ばれるあるスケール（一〇のマイナス三三乗センチメートル）で、その不確定性は無限大となる。この領域以下では、この物理世界を支えるすべての法則、定数が意味を失うのである（逆に、この領域でなら、時間や空間を瞬時に飛び越えることも、エントロピーを逆転させることもすべて許される）。

そこで、例えば、一個の電子を使って演算操作を行うとしよう。古典的コンピュータでは、一個の単位電荷は単に一ビットの情報を表すだけだが、実際にはこの電子は無限個の状態、つまり、ここにある可能性、そこからちょっとずれた場所にある可能性、確率は低いが、さらにずれた場所にある可能性が無数に重なり合った状態にある。別な言い方をすれば、その電子は、われわれの宇宙に並行して存在する多元宇宙間にまたがった存在であり、一個の電子を用いて演算を行うということは、実は、無数の並行宇宙において同時に同じ演算操作を施すことに他ならないのである。つまり、こちらが何もしなくても、期せずしてものすごい量の多重並列処理が行われている、ということだ。したがって、この特性を生かしたコンピュータは、想像を絶する計算容量を持つことになる。

例えば、その能力を端的に示すのが、巨大数の素因数分解である。現代の商用暗号は一般に、二〇〇ケタ、三〇〇ケタの巨大数と、その素因数を暗号化と復号化の鍵に用いている。暗号を送る側は、公開されたこの巨大数を使って平文を暗号化するが、受ける側はそれを解読するための鍵として、巨大数の素因数を使う。暗号化の鍵が公開されてしまっているのだから、それを因数分解すれば自動的に解読の鍵も入手できるはずだが、巨大数の素因数分解はフォン・ノイマン型のアーキテクチャを持つコンピュータのもっとも苦手なジャンルの一つである。なぜなら、逐次的に一つのCPUで仕事をこなすコンピュータでは、一ステップごとにメモリーの内容を書き換えねばならず、この間にメモリーとCPUの間を行き来するデータのほとんどは、単なるデータのアドレスにすぎないからである。一ギガ・フロップ程度の演算能力しかもたないコンピュータで二〇〇ケタの素因数分解を実行すると、ある試算では一〇兆年の時間を要するとされる。つまり、鍵をわざと公開することにより、解読のための計算で相手の一生を縛ってしまうというわけだ。

もっとも、近年、世界中のマニアがよってたかって自分たちのパソコンをネットでつなぎ、とてつもない容量のグリッド・コンピュータを作って、一年とかからずに世界最強の公開鍵暗号を破る、などということも実際に起こっており、単純に巨大な計算量を要する仕事においては、超多重並列処理がいかに大きな威力を持つかということをを広く一般に印象づけた。しかるに、量子コンピュータは、理論上この仕事をたった一台で、一時間ほどで片づけてしまうという。

量子コンピュータの概念は、一九五二年、アメリカの物理学者リチャード・ファインマンによって初めて提唱されたが、この時点では、むろんそのアイデアに現実的な裏付けは何も存在せず、ただ単に量子特有の挙動を計算に利用することによって、コンピュータの性能が飛躍的に向上することが示唆されたのみだった。

一九八四年、英オックスフォード大学の理論物理学者デヴィッド・ドイッチュは、個々の演算子が0と1の間のあらゆる状態の重ね合わせである場合も、それをそのまま用いて演算が可能である理論的可能性を明らかにし、「量子コンピュータ」という概念に初めて実用的な定義を与えた。しかし、量子コンピュータが導き出すのは、あくまでも、その中に正解を含む無限の答えの重ね合わせ状態であり、それをどうやってわれわれが求めるただ一つの答えに収束させるか、という原理的な大問題は残されたままだった。

だが、一九九四年、AT&Tベル研究所に在籍していたピーター・ショアーが、量子コンピュータによって巨大数の因数分解を実行するための、初めての実用的なアルゴリズムを発見したことにより、世界中の研究者の関心は一気にこの新しいジャンルへと集中することになった。以来、その研究は急速にヒートアップしており、二〇〇一年には、ＩＢＭとマサチューセッツ工科大の共同研究チームにより、液体中のフッ素と炭素の原子核のスピンの向きを「量子ビット（キュビット）」演算子とした、七キュビットのきわめて小規模な量子コンピュータによる演算が実施された。この演算子を、核磁気共鳴装置で操作することにより、同チームは一五を三と五に素因数分解することに成功し、ショアーのアルゴリズムが実際に有効であることを立証した。この方法では、実用的な数百万キュビットの演算能力をコンピュータに持たせることは実質的に不可能だが、二〇〇五年、東京大学と科学技術振興機構の共同研究チームは、その実用化に不可欠とされるキュビット演算用の固体素子を、ガリウム・砒素半導体で開発することに成功した。恐らく、数年以内にこのような固体素子が続々と登場し、最初の半導体量子コンピュータが誕生するだろう。

量子コンピュータの未来がどうなるかはいまだまったくの未知数である。実用的な量子演算のアルゴリズムといえば、今のところ素因数分解の他、ファイル検索の時間を短縮するものくらいしか見つかっておらず、いかに計算が早くとも、そんな仕事しかできないようでは何の意味もない（それに、いずれすべての暗号は、やはり量子力学の原理にもとづく、本質的に解読不可能な量子暗号にとって替わられるだろう）。それに何より、さまざまなタスクにおいて量子コンピュータの出力をわれわれの求める答えに収束させる方法はなお不明のままである。

いずれ、もっと汎用性の高いアルゴリズムが発見され、無数の可能性の中から唯一の答えを取り出す、何らかの飛躍的なブレイク・スルーが起これば、量子コンピュータはまさにわれわれの求める人間シミュレーターにはうってつけのハードウエアとなる。そのコンピュータに求められるのは、ともかく大規模な超並列処理能力だけであり、ヒトの脳そのものが持つ高度な発見的・創造的能力が必要なわけではない。

いや、仮に量子コンピュータの将来が行き詰まり、実用化不可能となったとしても、まだまだ本質的に異なる概念にもとづく、未来型のコンピュータの登場する余地は残されているだろう。その進化に長い年月をかけてきたとはいえ、基本的に脳は有限の系であり、人格はその中で有限の時間内に実行される一連の情報処理の総和にすぎない。脳の作動原理はすでにあらかたわかっている。それを人工的に再現することが原理的に不可能であるとはとうてい思われない。必ずわれわれは、脳の全機能を脳より早くシミュレートする装置を遅かれ早かれ手に入れるだろう。これだけは絶対確実と断言してよい。

ヒトは情報生命へと進化する

話を元に戻そう。

有機的肉体の呪縛を解かれ、情報生命としての進化の道を歩みはじめた人類には、どんな未来が待ち受けているのだろう。

恐らく、その時ヒトは史上空前にして恐らくは絶後の極端な多様化をとげることになるだろう。すなわち、情報生命として宇宙のあらゆる環境をその活動領域に取り込み、果てし無く宇宙へ拡散して行く種と、有機質の肉体に固執する種である。

いったん有機質の肉体を脱ぎ捨て、純粋に情報だけの存在となった時、ヒトは逆にどのような強靱なハードウエアに自分をダウンロードすることもできるし、あるいは、極限環境用探査体にリンケージすることもできる。木星のようなガス惑星の大気圏の中、冥王星表面のような低温物理的環境下、高温高圧の金星の表面、どんな場所でも自分の故郷のように快適に活動することができるだろう。磁場とプラズマのみで構成されるハードウエアを用いれば、太陽の表面ないし内部も人類の活動領域に加えることができる。

しかし、人類の本当の故郷は、太陽から遠く離れた恒星間宇宙そのものになるだろう。高真空と低温はコンピュータにとってもっとも快適な環境である。エネルギーさえ確保できるなら、これほどハードウエアの保持につごうのいい場所はない。そこには、巨大な容量を持つ人類のコロニー、すなわち世界シミュレーターが次々に建設され、個々の世界は新たな知識、新たな創造物を蓄積し、人類の保有するデータベースを果てしなく豊かなものにして行く。

情報生命と化した人類をサポートするのは、完全に自動化され、自己修復・自己再生および進化という機能を与えられた機械である。彼らは、人間の同僚として、あるいは人間そのものを宿した人間社会の可動ユニットとして、太陽系内やその周辺の空域から素材とエネルギー源を収集し、新たなコロニーをつくり出し、さらには、他の星系へ向けて新たな人類のコロニーの種子を送り出して行く。たどりついた先で、自己再生システムは新たに同じ作業を開始し、やがて、人類のコロニーは銀河中に拡散して行くだろう。

もはや人類にとって時間は何の障壁にもならない。もし、恒星間播種船に情報生命化した人間を多数乗せて行く必要があるとしたら、彼らをリアルタイムで走らせるべき理由はまったくない。好きなだけシミュレーション速度を遅らせてもいいし、完全に凍結したメモリーとして連れていってもいい。あるいは、宇宙船だけを先に送り込み、受信施設を建設させてから、データ化した植民者を送信してもいい。もっとも、植民とは言っても、すでに人類は物質的にはいかなる星系にも用はない。ただ、探査ユニットを星系内に送り込み、必要最小限の物資を小惑星や彗星から吸収するのみだ。

やがて、いつの日にか、銀河系内の星系はすべて情報生命の作り上げたネットワークに包み込まれ、その前線は銀河間の深淵を超えて行くに違いない。あるいは、その過程で、人類は他の知性種族と遭遇を果たすこともあるだろう。そして、もし彼らが人類と同じように有機質の肉体をもって進化し、その限界に直面していたとしたら、当然の論理的帰結として、彼らもまた情報生命への飛躍を果しているだろう。

結局のところ、知性を持つに至った生命は、自然生命の段階で絶滅するのでなければ、情報生命へと積極的に自らを進化させて行くのが、その宿命と考えていいのではないだろうか。宇宙は本来、生身の肉体を持った生命にとって好適な環境とはとうてい言い難い。そこに自らを適合させる能力を身につけたものだけが、真に宇宙レベルで知性種族の名に値するものとなれるのかも知れない。

しかし、もちろん一方において、四〇億年の進化の歴史のすべてを体現した生身の肉体に、最後まで執着し続ける人々もいるだろう。彼らは、自らの人口と使用可能なテクノロジーに厳しい制約を課してでも、地球に留まり続けることを選ぶかも知れない。

もし、人間がそれを望むなら、近未来の遺伝子工学をもってすれば、逆にどれほど世代を重ね、環境が変わっても、人間はいっさいの進化を拒否し、ホモ・サピエンスとしてのアイデンティティを永久に維持することも可能である。すなわち、自らのゲノムに生じたすべての変異を校正・削除すればいいのである。地球に残った少数の人間は、地球生態系にいかなる干渉も及ぼす事なく、オブザーバーとして地球の生命史の変遷を最後まで観察し続ける道を選ぶかも知れず、あるいは文明そのものと決別して、野性化の道をたどるかも知れない。いずれにせよ、地球は今後一〇億年ほどで、太陽定数の上昇により、地表温度が一〇〇℃を超え、水が液体の状態で存在できなくなり、有機質の生命の歴史は本来ならここで終わることになる。筋から言えば、情報生命への進化を拒否した人類の一部は、この時地球と運命をともにすべきであろう。ただし、もししかるべき理由があれば、地球そのものを太陽から遠ざけ、適正な入力エネルギー量を保つことによって、地球を本来の寿命よりはるかに長く生き延びさせることも決して不可能ではない。が、それはすでに本書のテーマとは関係がない。

不死の知性体となったヒトの末裔は、最終的にどのような運命をたどることになるのだろうか？　現在の宇宙論が指し示すところによれば、宇宙は外向きに開いており、このまま永遠に、どこまでも膨張を続け、果てしなく希薄化して行く未来が待っている。いずれすべての銀河も燃え尽き、重力散乱過程を経てばらばらに崩れさるか、ブラックホールに呑み込まれて消滅する。われわれが知っている形では、宇宙からエネルギー源そのものが消滅し、情報生命の依るべきハードウエアも維持は不可能になるだろう。

だが、これをもって、この宇宙におけるすべての生命活動の終焉と考えるのはまだ尚早である。数千億、数兆年の歴史を重ね、その頃には、もはやわれわれのはるかな末裔は、現在のわれわれが概念的に把握することすらできない超知性の高みに到達している可能性はきわめて大きい。あるいは彼らは、すでに時空構造そのものの枠組みを自在に組み換えるほどの技術を手中にしているかも知れず、あらゆる物理定数を自在に設定して、まったく宇宙の存在形態を変更してしまっているかもしれない。はたまた、とっくにこの宇宙を捨てて、量子論的多元宇宙の中を自由に転移する存在となっているかも知れない。まさにそれは、神のみぞ知る結末である。

それでも、彼らはまぎれもなくわれわれの直系の子孫である。彼らの保有する超絶的な容量のデータベースの片隅には、はるかな過去に消え去った地球とその全生命の記憶、人間が生み出したあらゆる文化と芸術、ホメロスもシェイクスピアもバッハもピカソも手塚治虫も、すべてが保存され、また、それらを今日のわれわれと同じように味わう感性も、そっくりそのまま再現可能であるに違いない。そうあってこそ、不老不死の存在となることを目指すわれわれの努力にも、それを上回る意義が生じるのだろう。

あとがき

近年、「不老」や「不死」という言葉をタイトルに冠した書籍が、書店で目につくようになってきた。それらの中には、いわゆるアンチ・エイジング系の美容法や健康法について語った、本当の意味での不老不死にはほど遠いものも多いが、一方では、老化のメカニズムについてさまざまな方面から研究してきた専門家が、それぞれの根拠にもとづいて本格的にヒトの不老化、不死化を語ったものも少なくない。

それにともない、最近では、ヒトの老化のメカニズムについて一般のマスコミが言及する機会も増え、テロメアが細胞分裂の回数を制限している、だとか、活性酸素が体内で老化を促進させる、だとか、ちょっと前までは専門知識の領域に属していた話題が広く知れ渡るまでになった。

要するに、不老不死という概念が、現実的根拠のないものではないという認識がそれだけ社会に定着し、それを声高に語ることに誰もいかがわしい思いを抱かなくなった、ということなのだろう。

恐らく、現在の老化研究がまったく未知の原理的な障害にぶつからないかぎり、いずれ遠くない将来、万人に有効で、かつ経済的にも多くの人が利用可能な不老医療が完成し、さらには、脳の活性を永久に維持するという、真の意味での肉体的不死化さえも可能になるだろう。本当にそれが可能であるとすれば、今世紀中には誰かが必ずそれを実現に移すに違いない。

そのような結論に達した研究者も、むろんこれまでに何人となく存在した。しかし、残念なことに、老化のメカニズムそのものについて語ることを主眼とした書籍では、通常そこで論旨の展開は止まってしまい、その先に待ち受ける真の問題、すなわち肉体的に不死になってしまった人類が直面するであろう物質的な危機、そして、そこから脱出するための終極的な解決法について言及したものは皆無と言ってよかった。

生身の肉体を背負ったままの不老不死は、結局人類全体にとっていい結果など何ももたらしはしない。それは自明の理である。肉体という重荷を切り捨て、人間の本質の部分のみを独立して存続させることができれば、すべての問題は解決する。すなわち、一個の人格を形成する全記憶と、それを統合し、自己という認識を生み出すサブ・ルーチンとしての「意識」を脳から外部のシステムへとダウンロードし、純粋な情報のみからなる生命としての生をいつまでも好きなだけ続けるのである。

真の意味での不老不死はこれしかないだろうと筆者はつねづね考え、断片的な形ではこれまで繰り返し、あちこちに同じことを書いてきた。初めてこの自分なりの死生観を文章化したのがいつの頃だったかはもう覚えていないが、今回、それを一冊の本にまとめるにあたり、いつかこの未来像が現実のものになるであろうとの確信はますます強いものになってきた。

恐らく、そうと気づく人はまだほとんどいないだろうが、われわれは今、知性の進化の歴史上最大の転回点を迎えつつあるものと思われる。すでにわれわれは、有機質の肉体に代わる新たな知性の器としてのコンピュータを生み出し、そのコンピュータはゆっくりとではあるが着実に、生身の脳へと近づきつつある。一方脳の方は、非常に原始的な段階ではあるものの、しだいにコンピュータとの融合を進めつつあり、いずれ遠くない将来、この両者の間の境界はなし崩しに消滅してしまうだろう。その時、知性は進化の新たな段階へと踏み出し、惑星表面のきわめて特殊な環境でのみ存続しうる化学反応系、すなわち有機質の脳という宿命的な軛（くびき）を離れ、初めてこの宇宙そのものを自らの故郷（あるいは生息環境）と呼べる存在になるわけである。これは進化の必然であり、この流れはもはや何者にも押し止めることはできない。

とは言うものの、それがわれわれのとるべき唯一の選択肢であるとも筆者は思わない。そのような未来を絶対に拒絶するという人も、あるいは今の時点ではなお多数派かも知れないし、ホモ・サピエンス種のアイデンティティにこだわりを持ちつづける人には、当然それなりの未来（死というリスクをも含む）を受け入れる権利がある。死は好むと好まざるとに係わらずすべての人間の上に訪れる宿命ではなくなり、単なる好みの問題へと変わって行くだろう。死の絶対性を相対化してしまった人類の精神がどのように変化して行くか、そこは是非とも知りたいところではあるが、残念ながらそれを見届けるには少々筆者は早く生まれすぎたようだ。

今から数十年後、死とは何かということが想像できなくなった最初の世代が現れた頃、もしどこかのデータベースの片隅にでも本書がひっそりと消え残っており、それをたまたま見いだした誰かが、ヒトに有限の生しか許されていなかった時代のことを思って何がしかの感慨を抱いてくれたなら、それでもって筆者はひとまず満足するとしよう。

最後になったが、今回もまた、予定を大幅に遅れてようやく脱稿にこぎつけた筆者の遅筆ぶりに辛抱強くおつきあい下さった八幡書店の堀本敏雄さん、非常にあいまいな発注内容を絵にまとめて下さったイラストレーターの細江道義さん、他お世話になった皆様に厚く御礼申し上げます。

二〇〇六年三月

金子隆一

究極(きゅうきょく)のサイエンス 不老不死(ふろうふし)

2006年6月16日 初版発行

[著者]
金子 隆一

[発行者]
堀本 敏雄

[発行所]
(株) 八幡書店
東京都品川区上大崎2-13-35ニューフジビル2F
電話 03(3442)8129 〒振替 00180-1-95174

[装幀]
勝木 雄二

[本文イラスト]
細江 道義

[印刷所]
互恵印刷+トミナガ

[製本所]
難波製本

ISBN4-89350-400-2 C0040 ¥2400E